AF566286

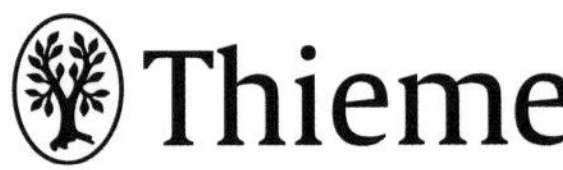
Thieme

Praxisanleiter

pflegen, ausbilden, begleiten

Sieglinde Denzel

4. überarbeitete Auflage

52 Abbildungen

Georg Thieme Verlag
Stuttgart • New York

Impressum

Dipl.-Psych. Sieglinde **Denzel**
Martinsberg 14
78564 Reichenbach am Heuberg
Deutschland

Bibliografische Information der Deutschen Nationalbibliothek
Die Deutsche Nationalbibliothek verzeichnet diese Publikation in der Deutschen Nationalbibliografie; detaillierte bibliografische Daten sind im Internet über http://dnb.d-nb.de abrufbar.

Ihre Meinung ist uns wichtig! Bitte schreiben Sie uns unter:
www.thieme.de/service/feedback.html

Wichtiger Hinweis: Wie jede Wissenschaft ist die Medizin ständigen Entwicklungen unterworfen. Forschung und klinische Erfahrung erweitern unsere Erkenntnisse, insbesondere was Behandlung und medikamentöse Therapie anbelangt. Soweit in diesem Werk eine Dosierung oder eine Applikation erwähnt wird, darf der Leser zwar darauf vertrauen, dass Autoren, Herausgeber und Verlag große Sorgfalt darauf verwandt haben, dass diese Angabe **dem Wissensstand bei Fertigstellung des Werkes** entspricht.
Für Angaben über Dosierungsanweisungen und Applikationsformen kann vom Verlag jedoch keine Gewähr übernommen werden. **Jeder Benutzer ist angehalten**, durch sorgfältige Prüfung der Beipackzettel der verwendeten Präparate und gegebenenfalls nach Konsultation eines Spezialisten festzustellen, ob die dort gegebene Empfehlung für Dosierungen oder die Beachtung von Kontraindikationen gegenüber der Angabe in diesem Buch abweicht. Eine solche Prüfung ist besonders wichtig bei selten verwendeten Präparaten oder solchen, die neu auf den Markt gebracht worden sind. **Jede Dosierung oder Applikation erfolgt auf eigene Gefahr des Benutzers.** Autoren und Verlag appellieren an jeden Benutzer, ihm etwa auffallende Ungenauigkeiten dem Verlag mitzuteilen.

1. Auflage 1997
2. Auflage 2003
3. Auflage 2007
Autoren der 1. Auflage:
Sieglinde Denzel, Else Gnamm
Mitarbeiter der 1. Auflage:
Lucio Cecconi, Ulrich Mack

Rüdigerstr. 14
70469 Stuttgart
Deutschland

Printed in Germany

Zeichnungen: Grafikbüro Schaaf, Germersheim
Umschlaggestaltung: Thieme Gruppe
Umschlaggrafik: Julia Böger
Satz: L42 AG, Berlin
gesetzt in 3B2
Druck: Westermann Druck Zwickau GmbH, Zwickau

DOI 10.1055/b-006-163220

ISBN 978-3-13-242505-7 3 4 5 6

Auch erhältlich als E-Book:
eISBN (PDF) 978-3-13-242506-4
eISBN (epub) 978-3-13-242507-1

Die abgebildeten Personen haben in keiner Weise etwas mit der Krankheit zu tun.
Die Personen und Fälle in diesem Buch sind frei erfunden. Etwaige Ähnlichkeiten mit tatsächlichen Begebenheiten oder lebenden oder verstorbenen Personen wären rein zufällig.
Wo datenschutzrechtlich erforderlich, wurden die Namen und weitere Daten von Personen redaktionell verändert (Tarnnamen). Dies ist grundsätzlich der Fall bei Patienten, ihren Angehörigen und Freunden, z.T. auch bei weiteren Personen, die z.B. in die Behandlung von Patienten eingebunden sind.

Vorwort

Die neuen Erkenntnisse der Hirnforschung zum menschlichen Lernen haben gezeigt, dass die meisten Lehrangebote im Grunde an den Möglichkeiten unseres Gehirns vorbeigehen und dadurch das Lernen häufig zu einer eher mühseligen Aufgabe machen. Vor diesem Hintergrund ist das Angebot des Lernens in der Praxis, das Lernen im „Echtfeld der Arbeit" durch konkretes Erleben und *Be-Greifen* eine große Chance. Den Personen, die die Lernenden in diesem Erleben begleiten, den PraxisanleiterInnen, fällt damit eine überaus wichtige Rolle zu.

Bei der fachlichen, persönlichen und kreativen Gestaltung dieser Rolle zu unterstützen, ist das Anliegen des vorliegenden Buches. Dass es nun schon in vierter – diesmal wieder völlig neu überarbeiteter – Auflage erscheinen darf, weist darauf hin, dass es offensichtlich wichtige Aspekte der Praxisanleitung thematisiert. Wie Studien und Umfragen zu diesem so zentralen Bereich der Ausbildung zeigen, ist Praxisanleitung in hohem Maße ein Beziehungsgeschehen und genau hier werden von Anleitenden auch die meisten Probleme erlebt. Das Vorleben und Vermitteln sozialer und emotionaler Kompetenz im Verein mit hoher Fachlichkeit stellt vor besondere Herausforderungen. Aus diesem Grund gilt das Augenmerk des Buches in besonderem Maße der Beziehungsarbeit.

Weitere wichtige Themen:

- Selbstverständnis und Selbstfürsorge der Anleitenden
- Kommunikation als entscheidendes Beziehungselement
- Lernbündnis und Lerncoaching

Im Hinblick auf die Zusammenführung der Pflegeberufe durch eine generalistische Ausbildung wurde das ursprüngliche Konzept beibehalten, drei Tätigkeitsfelder der Pflege anzusprechen, d. h. über die Gesundheits- und Krankenpflege und die Altenpflege hinaus wird auch die Arbeit mit Menschen mit Behinderung in den Blick genommen, da diese drei Tätigkeitsbereiche sich in wertvoller Weise ergänzen und inspirieren können. Die eingestreuten Fallbeispiele sind deshalb häufig ganz bewusst nicht ausdrücklich einem Bereich zugeordnet, um voneinander zu lernen. Genauso interdisziplinär sind auch die Oberbegriffe der Beurteilungskriterien im letzten Kapitel formuliert.

Die Verwendung der Maskulinum-Form, also *Auszubildender/Praxisanleiter*, ist als reiner Terminus technicus zu verstehen. Es ist mir absolut bewusst, dass hochqualifizierte Fach-Frauen in Pflegeberufen sehr stark repräsentiert sind und wie ihre männlichen Kollegen in der Praxisanleitung wichtige Arbeit als Lernbegleiterinnen tun.

Nach wie vor ist das Buch als Arbeitsbuch sowohl für erfahrene AnleiterInnen wie für neu ins Anleitungsgeschehen Einsteigende gedacht und soll durch Anregungen, Fragen und Auswertungsbögen zur kritischen Auseinandersetzung verlocken, ohne dass der Spaß dabei verlorengeht. Die einzelnen Kapitel sind so gestaltet, dass sie in sich abgeschlossen sind und unabhängig voneinander gelesen werden können.

Ich selbst bin beim Schreiben angeregt worden von Kolleginnen und Kollegen, hier danke ich besonders Peter Näser, der die Pflegeteile durchgesehen hat. Entscheidende Impulse kamen aber vor allem aus meinen zahlreichen Begegnungen mit PraxisanleiterInnen der verschiedenen Berufsgruppen. Der Praxisanleiterkurs für Heilerziehungspflege 2018 hat an einigen Schaubildern entscheidenden Anteil – danke!

Großer Dank gilt auch meiner Redakteurin Johanna Hämmerling, die das Buch hervorragend betreut hat.

Allen erfahrenen und neuen AnleiterInnen möchte ich Mut machen, sich auf das spannende und lohnende „Abenteuer Praxisanleitung" einzulassen.

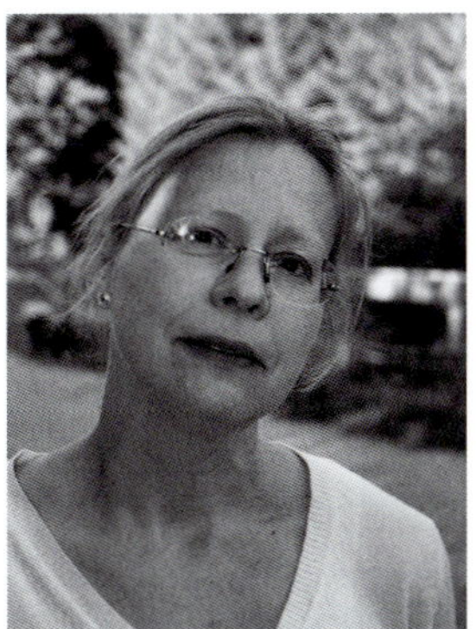

Linde Denzel

Widmung

*Im Gedenken an Else Gnamm († 2018),
wichtige Wegbegleiterin und Initiatorin
der ersten Auflage dieses Buches.*

Inhaltsverzeichnis

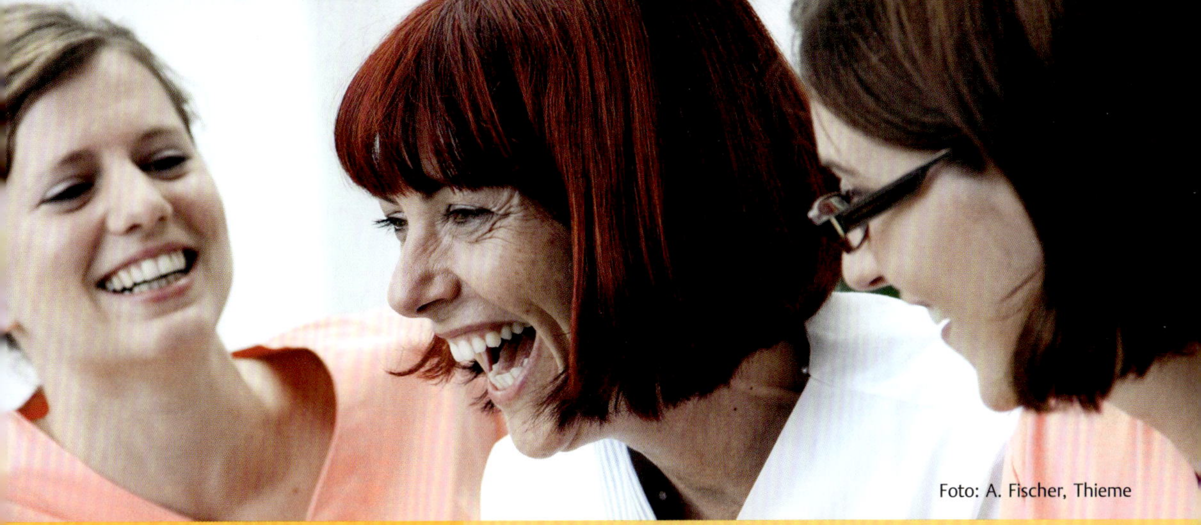

Foto: A. Fischer, Thieme

Kapitel 1

Praxisanleitung als Abenteuer

1 Praxisanleitung als Abenteuer

1.1 Für Neulinge und „alte Hasen“

Gesucht wird...

... eine examinierte Pflegekraft mit mehrjähriger Berufserfahrung und einer Zusatzqualifikation im Bereich der Pflegepädagogik. Eine kritische Aufgeschlossenheit gegenüber neuen Erkenntnissen und Methoden in der Pflege und Freude an der Arbeit mit den unterschiedlichsten Personengruppen sind Voraussetzung. Das Verständnis für die besondere Lebenslage junger Menschen in Ausbildung ist ebenfalls unabdingbar. Außerdem sollte die Person über herausragende organisatorische, kommunikative und soziale Fertigkeiten verfügen. Ein überdurchschnittliches Urteilsvermögen, Motivations- und Konfliktfähigkeit und ein hohes Maß an Selbstreflexion runden ihr Profil ab.

So oder ähnlich könnte eine Ausschreibung für eine Stelle als Praxisanleiter aussehen. Ein großer, komplexer Strauß von Anforderungen und Fähigkeiten – finden Sie nicht auch? Aber vielleicht ist es genau dieses Anforderungsprofil, das Sie herausfordert und weswegen Sie sich auf den Weg gemacht haben, Praxisanleiter zu werden. Oder: Sie sind bereits Praxisanleiter und finden sich in der Beschreibung wieder, möchten sich aber in dem einen oder anderen Punkt weiterentwickeln?

▶ **Zielgruppe des Buchs.** Beiden Personengruppen soll das vorliegende Buch zum Lernen dienen. Es soll Leitfaden, Anregung und Reflexionsrahmen für Neueinsteiger und erfahrene Anleiter in den Berufsfeldern der Altenpflege, der Gesundheits- und Krankenpflege und der Heilerziehungspflege sein. Das ist zweifellos ein hochgestecktes Ziel: Da sind zum einen die sicherlich in vielem unterschiedlich gelagerten Fragen und Bedürfnisse der „Neulinge“ und der „alten Hasen“ im Anleitungsgeschäft. Und da sind drei Berufsgruppen, die sich bei aller Gemeinsamkeit in ihrem Grundanliegen, Menschen zu unterstützen, doch stark voneinander unterscheiden, was z. B. die Pflegeempfänger angeht, die Ziele der Arbeit und auch die Ausbildungsvoraussetzungen und -wege.

Kann, was für Neulinge gesagt wird, auch für Fortgeschrittene interessant sein und umgekehrt? Wir meinen: ja.

Für Neueinsteiger ist es unerlässlich, sich einen Einblick in das gesamte Spektrum der Anleitertätigkeit zu erarbeiten, entsprechendes fachliches, pädagogisches und psychologisches Wissen zu erwerben und in der Praxis zu erproben. Damit dies möglich ist, ist es notwendig, das Anleitungsgeschehen in seiner ganzen Vielschichtigkeit in den Blick zu nehmen.

Für erfahrene Anleiter wiederum mag es wichtig sein, zu den gesammelten Erfahrungen auf Distanz zu gehen und sie in einem nächsten Schritt vielleicht aus einer neuen, veränderten Perspektive zu betrachten. Im Mittelpunkt steht hier die Möglichkeit, mit diesem Buch Wissen aufzufrischen, sich Anregungen für Problemsituationen zu holen, das eigene Selbstverständnis und Verhalten zu reflektieren.

Im Hinblick auf diese unterschiedlichen und jeweils gleich ernst zu nehmenden Bedürfnisse sind die über das Buch verteilten Anregungen und Reflexionsanstöße so konzipiert, dass sie vom eigenen Schwerpunkt her verstanden und auf die ganz persönliche Situation zugeschnitten werden können.

1.2 Begriffsbestimmung: Was ist Praxisanleitung?

Bei der Praxisanleitung handelt es sich um geplante, prozesshafte Aktivität, bei der ein Auszubildender während eines Praxiseinsatzes an pflegerische bzw. betreuerische Handlungsweisen herangeführt wird. Eine Praxisanleitung basiert auf individuellen Lernzielen und ist dem allgemeinen Ausbildungsziel – der beruflichen Handlungskompetenz – verpflichtet.

Das Tätigkeitsfeld des Praxisanleiters liegt also in der Vermittlung von praktischem Fachwissen unter Berücksichtigung theoretischer Inhalte. Dies ist wohl eine richtige Beschreibung des Berufsbildes, gibt aber tatsächlich nur einen Ausschnitt dessen wieder, was ein Praxisanleiter leisten muss. Die Arbeit als Praxisanleiter ist darüber hinaus geprägt von Kommunikation (S. 62) und Beziehung (S. 56). Ein Anleiter ist immer auch Ansprechpartner, Ratgeber und 5.4.1 – auch wenn dies wohl niemals in einer offiziellen Stellenbeschreibung auftauchen würde. Diese zwischenmenschliche Komponente wird in den unterschiedlichen Kapiteln immer wieder herausgearbeitet, da sie unabdingbare Grundlage einer gelungenen Anleitung ist.

▸ **Begriffsabgrenzung.** Der Begriff der Praxis*an*leitung muss vom Begriff der Praxis*be*gleitung abgegrenzt werden, da es hier immer wieder zu missverständlichem Gebrauch kommt. Die Praxisanleitung ist für die praktische Ausbildung auf Station bzw. in der Wohngruppe zuständig. Bei der Praxisbegleitung handelt es sich um einen Praxisbesuch der Lehrkraft der Ausbildungsstätte, die ggf. auch benotet wird. Im Rahmen der generalistischen Ausbildung muss gemäß der neuen Prüfungsverordnung seit 2020 in jedem Orientierungs-, Pflicht- und Vertiefungseinsatz mindestens ein Besuch im Sinn einer Praxis*be*gleitung in der Einrichtung stattfinden (§ 5 PflAPrV). Die Praxis*an*leitung muss mindestens 10 % der in einem Einsatz absolvierten Zeit abdecken (u. a. § 4 (1) PflAPrV).

1.3 Anleitung in (sozial-)pflegerischen Berufen – Versuch eines integrativen Ansatzes

1.3.1 Integrierende Perspektive als Chance

Können nun also Anleitungskonzepte, die für die Alten- oder Gesundheits- und Krankenpflege entwickelt wurden, auch für die Arbeit mit Menschen mit Assistenzbedarf geeignet sein? Diese Frage ist sicherlich nur bedingt zu bejahen. Einerseits wirken sich unterschiedliche Arbeitsfelder und Zielsetzungen auch auf die Formen der Anleitung aus. Andererseits ist im Hinblick auf die beschlossene Generalisierung der Pflegeausbildung das Bemühen um einen integrativen Ansatz in der Anleitungskonzeption ein logischer Schritt. Auch in der Praxis sind die unterschiedlichen Bereiche nicht mehr eindeutig zu trennen. Dies zeigt sich nicht zuletzt an der zunehmenden Zahl alter, multimorbider, z. T. dementer Patienten, die auch in den Krankenhäusern adäquat versorgt und betreut werden müssen. In der Heilerziehungspflege wird die Überschneidung dort offensichtlich, wo die Versorgung von Menschen mit Behinderung immer auch einen großen Teil medizinisch-pflegerischer Tätigkeiten umfasst.

Einen weiteren wichtigen Berührungspunkt schafft die Tatsache, dass in der Praxis bereits viele Absolventen sozialpflegerischer Ausbildungsstätten berufsübergreifend tätig sind, und zwar in multiprofessionellen Teams: Da arbeiten Fachkräfte für Teilhabe und Pflege in Altenheimen, Altenpfleger in psychiatrischen Einrichtungen, Gesundheits- und Krankenpfleger in der ambulanten und stationären Versorgung alter Menschen oder in Wohngruppen für Menschen mit Assistenzbedarf. Und viele von ihnen üben, unabhängig von ihrer beruflichen Herkunft, eine Anleitungsfunktion in ihrem jetzigen Tätigkeitsbereich aus. Der Blick über den Tellerrand des eigenen, berufsspezifischen Arbeitsfeldes ist hier schon längst Realität.

Die gegenseitige Ergänzung der Berufsgruppen und der Erfahrungsaustausch scheinen vor diesem Hintergrund ebenso reizvoll wie notwendig. Man lernt, die Dinge mit den Augen des anderen zu sehen, schaut sich vielleicht die eine oder andere Bewältigungsstrategie ab. Oder man entdeckt auch ganz bewusst die unterschiedlichen Gewichtungen, begreift, dass ein und dieselbe Situation ganz unterschiedlich wahrgenommen werden kann und dass die verschiedenen Perspektiven sich eigentlich positiv ergänzen.

Ein Ziel dieses Buches ist es deshalb, im Rahmen eines einheitlichen Anleitungskonzepts Momentaufnahmen aus den unterschiedlichen Arbeitsfeldern zu vermitteln. Wir möchten den Anleitenden, die ja aus den verschiedensten Arbeitsfeldern kommen und häufig mit Lernenden aus anderen Berufsgruppen zu tun haben, Mut machen zum Hinhören und Hinschauen. Denn gerade beim Thema Anleitung wird die Berechtigung eines einheitlichen Ansatzes besonders deutlich.

Auch wenn mit der neuen Ausbildungsverordnung für Pflegeberufe ein generalistischer Ansatz verfolgt wird, werden die Anleitungeraufgaben auch in Zukunft vom jeweiligen Einsatzgebiet und der damit verbundenen Rollendefinition beeinflusst sein. Aus diesem Grund sollen die spezifischen Perspektiven der verschiedenen Praxisfelder beschrieben werden. Der kurze Überblick umfasst den Pflege- und Betreuungsalltag sowie den Personenkreis, mit dem die verschiedenen Berufsgruppen arbeiten.

1.4 Altenpflege

1.4.1 Arbeitsfelder und zu begleitender Personenkreis

Altenpfleger finden heute nach Beendigung der dreijährigen Ausbildung und Erlangung der staatlichen Anerkennung ein relativ vielfältiges Spektrum beruflicher Möglichkeiten vor. Neben ihrem klassischen Tätigkeitsbereich in Alten- bzw. Altenpflegeheimen arbeiten Altenpfleger verstärkt in der ambulanten Pflege, z. B. in Sozialstationen, bei privaten Pflegediensten, vereinzelt auch in der Privatpflege, in Tagesstätten für alte Menschen, in gerontopsychiatrischen Heimen und Tageskliniken, in der Psychiatrie, hier wieder verstärkt auf gerontopsychiatrischen Stationen, aber auch in Einrichtungen für Menschen mit Assistenzbedarf.

Wer heute in der Altenpflege arbeitet, ist mit Veränderungen konfrontiert, die zum einen strukturell sind, zum anderen aufgrund der sich verändernden Bedürfnisse der Patienten entstehen. Vermehrt werden Patienten zu Hause von ambulanten Pflegediensten versorgt. In der häuslichen und der stationären Versorgung beschränkt sich die Pflege selten auf die rein körperliche Komponente. Vor allem die Arbeit mit psychisch veränderten, verwirrten oder dementen alten Menschen, die einen immer breiteren Raum einnimmt, ist eine große Herausforderung

An diesen spezifischen Herausforderungen wird auch die Einführung der neuen generalistischen Ausbildung ab 2020 nichts ändern. Auch die künftigen generalistischen Pflegefachfrauen und -männer, die im Bereich der Alten- und Langzeitpflege arbeiten, werden dieses Spektrum an Aufgaben vorfinden.

1.4.2 Tätigkeitsschwerpunkte und berufsspezifische Prägungen

Einen alten Menschen – auch und gerade einen desorientierten oder völlig bettlägerigen alten Menschen – vor dem Hintergrund seines gelebten Lebens zu sehen und zu verstehen, Fähigkeiten und geistige Ressourcen zu erhalten und andererseits bereit zu sein, eine Verschlechterung zu akzeptieren und Abschied zu nehmen, ist eine fachlich und psychisch anspruchsvolle Aufgabe. Hier ist die Praxisanleitung – ähnlich wie in den anderen sozialpflegerischen Berufen – in besonderer Weise gefordert, die Auszubildenden nicht nur im Erwerb pflegerischer Kompetenz (S. 106) zu fördern, sondern sie auch im Hinblick auf psychosoziale Lern- und Entwicklungsprozesse einfühlsam zu begleiten.

Die beiden Schwerpunkte der Altenpflege, die entsprechend breit in der Ausbildung und damit auch im fachpraktischen Ausbildungsteil vertreten sind, sind der medizinisch-pflegerische Bereich und der Bereich der Mobilisierung und Aktivierung, in dem es um die Erhaltung und Entfaltung vorhandener geistiger und körperlicher Ressourcen der begleiteten Menschen geht. Mit dieser Zielsetzung steht die Altenpflege gleichsam zwischen der Krankenpflege und der stärker pädagogisch orientierten Heilerziehungspflege, wobei die Altenpflege natürlich vorrangig gerontomedizinisches bzw. geriatrisches Wissen verlangt.

Diese Zwischenstellung wird wohl ebenso häufig positiv gewertet wie problematisiert. In den folgenden Fallbeispielen wird deutlich, wie verschieden die unterschiedlichen Arbeitsweisen wahrgenommen werden können.

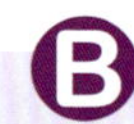

Beispiel

Altenpflegeschülerin im Krankenhaus

Eine Altenpflegeschülerin berichtet nach dem Krankenhauspraktikum, die Patienten hätten sie auf ihre so einfühlsam, wohltuend und gründlich durchgeführten Pflegehandlungen angesprochen und nach ihrem beruflichen Hintergrund gefragt: „Wenn Sie kommen, freuen wir uns immer." Ganz anders nahm die für die Schülerin zuständige Anleiterin, eine Pflegekraft, die Situation wahr. Sie bemängelte, dass die Schülerin für alles „viel zu lange gebraucht" habe und dadurch keine Hilfe, sondern fast eher eine Belastung auf der Station gewesen sei.

Hier wird, abgesehen von allen denkbaren anderen Aspekten – die Auszubildende könnte z. B. wirklich langsam gewesen sein oder ihre Anleiterin könnte eifersüchtig auf ihren „Erfolg" bei den Patienten gewesen sein – ein grundlegender Unterschied in der Gewichtung der Anteile des eigenen Tuns deutlich.

Beispiel

Heilerziehungspfleger im Altenheim

Ähnlich ungeduldige Reaktionen wie die Gesundheits- und Krankenpflegerin im vorangegangenen Beispiel zeigte wiederum eine Anleiterin in der Altenpflege einem Heilerziehungspflegeseminarist gegenüber. Gewöhnt an improvisierte, der rasch wechselnden Aufnahmefähigkeit der alten Menschen angepasste, kurze „Aktivierungen", warf sie dem Schüler vor, er brauche für die Planung und Vorbereitung seiner Maßnahmen so viel Zeit und Material, dass es kaum einmal zur Durchführung komme, und seine Vorstellungen von dem, was die Bewohner noch leisten könnten, seien ohnehin viel zu hoch angesetzt. Der Seminarist dagegen hatte das Gefühl, dass die Bewohner „außer ein bisschen Singen und Vorlesen" keinerlei interessante Anregung hätten. Er plante einen kurzen Ausflug in ein kleines Heimatmuseum, der letztlich bei der – zugegebenermaßen relativ kleinen – Gruppe, die mitging, großen Anklang fand und zum Anknüpfungspunkt für weitere Angebote wurde.

1.5 Gesundheits- und Krankenpflege

1.5.1 Arbeitsfelder und zu begleitender Personenkreis

Auch ein Gesundheits- und Krankenpfleger findet nach dreijähriger Ausbildung vielfältige berufliche Möglichkeiten vor. Die grundsätzliche Entscheidung für ihn ist, ob er eine stationäre oder ambulante Tätigkeit ausüben möchte. Der zu begleitende Personenkreis umfasst Pflegeempfänger aller Altersstufen.

Der am häufigsten gewählte Arbeitsplatz nach der Ausbildung ist die Klinik, die mit ihren verschiedenen Disziplinen eine Vielzahl von Spezialisierungsmöglichkeiten bietet wie z. B. im Operationsdienst, in der Intensivpflege, Chirurgie, Orthopädie, Inneren Medizin, Gynäkologie, Geriatrie. Zunächst besteht bei den „Frischexaminierten" häufig der Wunsch, ihr Fachwissen zu vertiefen und praktische Erfahrungen zu sammeln, um sich später entweder in einem Fachgebiet zu spezialisieren oder für eine ambulante Tätigkeit gut gerüstet zu sein.

Die in der Bezeichnung „*Gesundheits*- und Krankenpflege" zum Ausdruck kommende Erweiterung des Verständnisses von Pflege weist auf Pflegeaufgaben im Bereich der Prävention, Gesundheitsförderung und Rehabilitation hin. Im Zuge des neuen Pflegeberufegesetz wird dieser Aufgabenbereich weiterhin einen hohen Stellenwert haben.

Ein weiterer sich rasch entwickelnder Arbeitsbereich für Pflegende tut sich in der Palliativpflege und -betreuung auf.

1.5.2 Tätigkeitsschwerpunkte

Die Tätigkeitsschwerpunkte im Krankenhaus sind:

- Aufnahme und Betreuung von Kranken, häufig in Akutsituationen, wie z. B. Herzinfarkt, Schlaganfall, Verletzung nach einem Unfall
- Planung und Durchführung individueller und ganzheitlicher Pflegemaßnahmen
- Anregung gesundheitsfördernder und -erhaltender Maßnahmen wie z. B. einer Diabetikerschulung, physikalischer Maßnahmen, Ernährungsberatung
- Hilfestellung bei der Eingliederung bzw. Wiedereingliederung in den Lebensraum des Kranken, evtl. in Zusammenarbeit mit dem Sozialdienst und/oder mit den Angehörigen (z. B. beim Umzug in ein Pflegeheim)
- Begleitung und Unterstützung von Menschen aller Altersstufen, auch in ihrer letzten Lebensphase

Die Arbeit ambulant tätiger Gesundheits- und Krankenpfleger findet in der Regel in Diakonie- oder Sozialstationen statt, seit Einführung der Pflegeversicherung auch zunehmend bei privaten Pflegediensten. Der ambulant zu betreuende Personenkreis entspricht im Allgemeinen dem der ambulant tätigen Altenpfleger.

Empathie für den kranken Menschen

Auszubildende lernen in der Schule theoretisch den Umgang mit dem Patienten kennen. In verschiedenen Lehrformen (z. B. Fallbesprechungen, Rollenspielen) wird im Laufe der Ausbildung versucht, ihnen die individuelle Situation eines Menschen in seiner Krankheit nahezubringen. Sie sollen für die psychische Belastung durch eine Erkrankung und die Bedeutung von Lebenskrisen Verständnis entwickeln, sensibel werden für akute und chronische Schmerzzustände, für Abhängigkeit, Hilflosigkeit und Pflegebedürftigkeit. Erfahren und erleben können sie derartige kritische Situationen im Klassenzimmer nur kognitiv. Die Fähigkeit, sich in die reale Situation eines Kranken hineinzuversetzen, ist jedoch nur begrenzt theoretisch zu vermitteln.

In der Praxis werden diese Situationen täglich mit allen Sinnen erlebt. Hier haben die Anleiter die Möglichkeit, dem Auszubildenden durch gezielte Beobachtungsaufgaben und Hinweise einen menschlichen und individuellen Umgang mit Patienten auf der Erlebnisebene zu vermitteln und die entsprechenden Lernziele anzuvisieren. Die Vorbereitung auf belastende Situationen, Hilfestellung während der Begleitung von schwer kranken Patienten und Entlastung in Nachgesprächen sind hier wichtige Instrumente. Damit kann die anleitende Person das Einfühlungsvermögen der Lernenden und ihr Verständnis für die Situation des Kranken ebenso fördern wie ihre fachliche Kompetenz (S. 106) im Umgang mit pflegerischen Aufgaben.

1.6 Arbeit mit Menschen mit Assistenzbedarf

1.6.1 Arbeitsfelder und zu begleitender Personenkreis

Das Berufsfeld der Heilerziehungspflege ist in den letzten Jahren deutlich breiter geworden. Entsprechend den unterschiedlichen Tätigkeitsfeldern sieht sich ein in der Ausbildung befindlicher Heilerziehungspfleger nicht mehr nur der klassischen Zielgruppe der geistig und/oder körperlich eingeschränkten Menschen in Vollzeiteinrichtungen gegenübergestellt. Er hat mit Menschen mit ganz unterschiedlichem Assistenzbedarf in vielfältigen Wohn- und Betreuungsformen zu tun. Das Grundsatzpapier der Bundesarbeitsgemeinschaft der Ausbildungsstätten für Heilerziehungspflege nennt u. a. Tagesstätten, Sozialstationen, Sprachfördereinrichtungen, Freizeitstätten, Beratungsstellen, ambulante Pflegedienste, Berufsbildungswerke, sonderpädagogische Einrichtungen, beschützende Werkstätten. In Baden-Württemberg sind Heilerziehungspfleger auch als Fachkräfte in Regelkindergärten anerkannt. Ein weiteres großes Arbeitsfeld ergibt sich in der Begleitung von Kindern und Jugendlichen an Schulen im Zuge der Inklusion. Daneben steht die Arbeit mit Menschen mit z. T.schwerer Mehrfachbehinderung und ein zunehmender Unterstützungsbedarf bei älteren Menschen mit Behinderung und einer zusätzlichen demenziellen Erkrankung. Die Praxisanleitung muss diesen speziellen Bedingungen der Pflegeempfänger Rechnung tragen.

1.6.2 Bildungspläne und berufsspezifische Prägungen

Aufgrund der Differenzierung des Praxisfeldes bleiben die Aussagen zur fachpraktischen Ausbildung eher allgemein. In der Heilerziehungspflegeverordnung Baden-Württemberg heißt es dazu z. B. „Die fachpraktische Ausbildung dient der Entwicklung sozialpädagogischer und pflegerischer Kompetenzen durch Anwendung, Erprobung und Übung der im Unterricht erworbenen Kenntnisse, Fertigkeiten und Fähigkeiten." (APrO HeilErzPfl 2004, § 5/Landesgesetz BW). Auch die hier genannten Lehrplaneinheiten könnten in Lernzielkatalogen (S. 108) anderer sozialpflegerischer Ausbildungen stehen: Gestaltung des Alltags, Wahrnehmung besonderer Aufgaben, Begleiten und Fördern, Kennenlernen weiterer Arbeitsbereiche, rechtliche Aspekte, Selbstwahrnehmung. Unterschiede zwischen den Berufsgruppen werden erst deutlich, wenn es um das Erreichen von Zielen geht. In multiprofessionellen Teams – die in Einrichtungen für Menschen mit Behinderung immer häufiger anzutreffen sind – kann man die Grundsatzdiskussionen erleben, die z. B. entstehen, wenn zwischen pflegerisch ausgebildeten Mitarbeitern und pädagogisch orientierten Kollegen Fragen der Hygiene, der Körperpflege oder des Selbstbestimmungsrechts des Einzelnen thematisiert werden.

Von einer Pflegekraft, die als „medizinische Fachkraft" in sozialpsychiatrischen Wohngruppen ihre ersten Erfahrungen mit Heilerziehungspflegern machte, stammen folgende Aussagen:

- „Mein Vorschlag, bei Frau X mal wieder einen Blutzuckertest zu machen, wurde als übertriebene Fürsorglichkeit hingestellt. Die pädagogischen Mitarbeiter wollten die Bewohnerin nicht zum medizinischen Fall umdefinieren."
- „Die Ablehnung von Einmalhandschuhen war eindeutig. Die Mitarbeiter hatten das Gefühl, damit auf Distanz zum Bewohner zu gehen."
- „Niemand wollte in die Handhabung des neuen Patienten-Lifters eingewiesen werden. Die Abwehrhaltung hatte, wie ich später erfuhr, mit der Vorstellung zu tun, dieses Pflegehilfsmittel habe etwas von einer eisernen Schwester an sich."

Einer Heilerziehungspflegerin fiel dagegen an ihrer „Kollegin Krankenschwester" auf, dass sie es „nicht gelernt hatte, auch einmal nichts zu tun, sich herauszuhalten und abzuwarten, was vonseiten des Bewohners kommt". Dass es auf einer Wohngruppe für geistig eingeschränkte Erwachsene darum geht, mit diesen Menschen zu leben und nicht ständig an ihnen etwas zu tun, war für die von der Betriebsamkeit des Krankenhauses geprägte Pflegefachkraft mit einem Umgewöhnungsprozess verbunden.

Auch wenn sich diese Einzelaussagen sicherlich nicht verallgemeinern lassen, wird doch deutlich, dass es Unterschiede in der Gewichtung und Einschätzung einzelner Betreuungsaufgaben gibt. Die Mitarbeiter verschiedener Berufsgruppen werden, gemäß ihrer subjektiven Wahrnehmung und beruflichen Sozialisation, jeweils eigene Schwerpunkte setzen.

1.7 Aufgaben der Praxisanleitung

1.7.1 Die Kernkompetenzen

Die Absolventen aller drei hier vorgestellten Ausbildungsrichtungen eint ein entscheidendes Grundmotiv: das Bestreben, Menschen, die in irgendeiner Weise hilfsbedürftig sind, einfühlsam zu begleiten, sie bei der Lösung ihrer Probleme zu unterstützen und ihr Befinden zu bessern. Noch stärker stimmen die jeweiligen Anleiter in ihrem Grundanliegen überein: Sie möchten Personen mit den oben geschilderten Motiven beim Erwerb der erforderlichen professionellen Handlungskompetenz im Umfeld der Praxis fördern und begleiten. Mag das Anleitungsgeschehen dabei fachlichinhaltlich variieren, die von der Anleitungsperson selbst geforderten Kompetenzen sind identisch: Neben der je nach Tätigkeitsgebiet spezifischen fachlichen Kompetenz ist es vor allem die soziale und personale Kompetenz und die pädagogisch-didaktische Kompetenz, die im Anleitungsgeschäft gefordert sind. Während die Fachkompetenz durch das erfolgreiche Absolvieren der entsprechenden Fachausbildung sichergestellt sein sollte sowie durch eventuelle Weiterqualifikationen und das Sammeln praktischer Erfahrungen in mehrjähriger Berufstätigkeit, geht es in der Qualifizierung als Praxisanleiter vorrangig um die beiden anderen Kompetenzfelder. Sie bilden folgerichtig den Schwerpunkt dieses Buches.

Aufgaben des Praxisanleiters

Der Praxisanleiter

- führt die Auszubildenden schrittweise an die eigenständige Umsetzung beruflicher Aufgaben (Wahrnehmen und Beobachten, allgemeine und spezielle Pflegeaufgaben, Prophylaxen, Ressourcenförderung etc.) heran.
- ist für das Erreichen der Ausbildungsziele (S. 106) mitverantwortlich.
- begleitet die Lernerfahrung (S. 95) des jeweiligen Auszubildenden.
- ist für die adäquate Umsetzung von theoretischen Ausbildungsinhalten in die praktische Arbeit mitverantwortlich.
- hilft bei der Gestaltung personen- und prozessorientierter Pflege und Betreuung.
- arbeitet eng mit der Praxisbegleitung der Schule zusammen.
- ist die verantwortliche Ansprechperson in allen Fragen der Schüleranleitung und Ausbildung in der Einrichtung bzw. auf Station.
- ist wichtiger Ansprechpartner für den Auszubildenden im Praxiseinsatz.
- erstellt und bewertet Lernaufgaben für den Auszubildenden.
- führt mit dem Auszubildenden Reflexionsgespräche (Vor-, Zwischen- und Abschlussgespräch (S. 143)).
- bereitet zusammen mit den Verantwortlichen der Schule die praktische Prüfung vor und hat beratenden Funktion bei der praktischen Abschlussprüfung (S. 150).

1.7.2 Der Anleiter an der Schnittstelle zwischen dem Lernort Schule und dem Lernort Praxis

Zusammenspiel mit der Schule

Pflegerische Ausbildungen bauen auf einer für das Lernen äußerst wünschenswerten engen Verzahnung der beiden Lernorte Schule und Praxisstelle auf.

Merke

Schnittstelle Praxisanleiter

Während die Schule in besonderer Weise für die Vermittlung von Fachwissen verantwortlich ist, soll in der Praxis dieses Wissen mit konkretem Handeln verknüpft und auf diese Weise in berufliche Handlungskompetenz überführt werden. Der Praxisanleiter stellt die Schnittstelle zwischen Schule und Praxis dar.

In der Ausbildungsordnung für die Berufe in der Krankenpflege von 2003 (KrPlfAPrV) werden die Aufgaben der Praxisanleitung im Zusammenspiel mit der Schule sehr gut beschrieben:

1. *„Während der praktischen Ausbildung (...) sind die Kenntnisse und Fähigkeiten zu vermitteln, die nach § 3 des Krankenpflegegesetzes erforderlich sind. Es ist Gelegenheit zu geben, die im Unterricht erworbenen Kenntnisse zu vertiefen und zu lernen, sie bei der späteren beruflichen Tätigkeit anzuwenden."*
2. *„Die Einrichtungen der praktischen Ausbildung stellen die Praxisanleitung der Schülerinnen und Schüler (...) durch geeignete Fachkräfte sicher. Aufgabe der Praxisanleitung ist es, die Schülerinnen und Schüler schrittweise an die eigenständige Wahrnehmung der beruflichen Aufgaben heranzuführen und die Verbindung mit der Schule zu gewährleisten (...)"*
3. *„Die Schulen stellen die Praxisbegleitung der Schülerinnen und Schüler in den Einrichtungen der praktischen Ausbildung (...) sicher. Aufgabe der Lehrkräfte der Schulen ist es, die Schülerinnen und Schüler in den Einrichtungen zu betreuen und die für die Praxisanleitung zuständigen Fachkräfte zu beraten. Dies ist auch durch regelmäßige persönliche Anwesenheit in den Einrichtungen zu gewährleisten."*

An diesen Aufgaben und Zielen der Praxisanleitung wird sich auch nach Einführung der Generalistik 2020 nichts Wesentliches ändern. Das neue Pflegeberufereformgesetz (PflBRefG) sieht jedoch eine etwas höhere Gewichtung der Praxisanleitung vor (S. 22).

Verbesserte Kooperation zwischen den Lernorten

Sowohl Schule als auch Praxis sind demnach dem Ausbildungsziel verpflichtet. Sie sollen dazu beitragen, dass der Auszubildende den Berufsabschluss erlangt. Eine gut funktionierende Kooperation der beiden Lernorte ist dafür die Basis.

Der Deutsche Bildungsrat für Pflegeberufe (DBP) hat das Verhältnis von Schule und Praxis in der Pflegeausbildung in seinem Positionspapier von 2017 beschrieben. Am Lernort Schule steht, so der DBP, die Vermittlung des expliziten Wissens im Vordergrund. Die Problematiken der Berufswirklichkeit lassen sich hier jedoch nicht konkret darstellen, obwohl handlungsorientiert unterrichtet wird. In der Praxis geschieht das Lernen weniger strukturiert und ohne die nötige Reflexion, wie dies im Rahmen des schulischen Unterrichts der Fall ist. Die Auszubildenden erwerben in der praktischen Ausbildung jedoch einen großen Fundus an implizitem Wissen, das für die spätere Berufsausübung wichtig ist.

Strukturell zeigen beide Lernorte also Lücken, die vom jeweils anderen prinzipiell gefüllt werden können. Entscheidend ist hierfür eine funktionierende Vernetzung (▶ Abb. 1.1), die einige Qualitätskriterien (nach Meinung des DBPs) erfüllen muss:

- Zwischen den Lernorten herrscht Einigkeit über
  - die Ausrichtung der Ausbildung,
  - das pflegerische Selbstverständnis,
  - den Lehrplan in Theorie und Praxis.
- Die Kompetenzen und Verantwortlichkeiten sind klar zugewiesen.
- Die Kommunikation zwischen den Bereichen ist systematisch geregelt.
- Die erworbenen Kompetenzen der Auszubildenden sind dokumentiert und so für alle Beteiligten einsehbar.

Werden diese Bedingungen erfüllt, verknüpfen sich die Lernorte in eine einheitliche, auf das Ziel ausgerichtete Ausbildung.

Die Grafik zeigt einen dritten Lernort, an dem explizites und implizites Wissen gezielt zusammengeführt werden sollen. Der DBP nennt die Simulation einer Pflegesituation als Beispiel für diesen ergänzenden Lernort. Bei der Skillslab-Methode wird eine Szene aus der Pflegepraxis nachgestellt. Die Pflegeempfänger werden also durch „Schauspieler" (Kollegen, Mitauszubildende, Lehr-

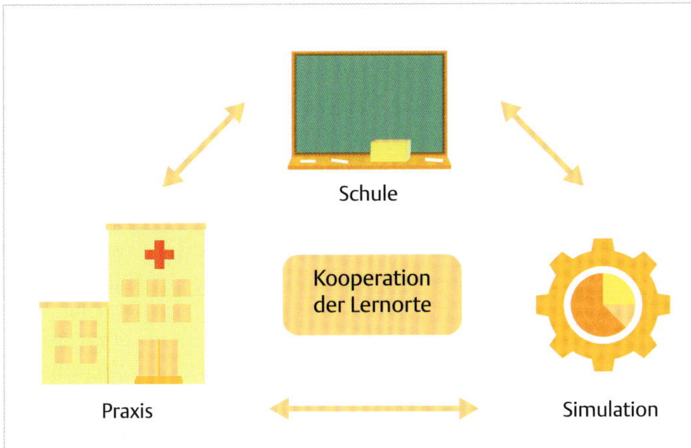

Abb. 1.1 Zusammenarbeit der Lernräume. Die Qualität der Pflegeausbildung hängt stark vom Zusammenwirken der verschiedenen Ausbildungsbereiche ab.

kräfte) ersetzt. Diese Herangehensweise bietet dem Auszubildenden eine Möglichkeit, sich neue, komplexe Handlungsweisen in einem sicheren Raum anzueignen. Fehler haben hier keine Konsequenz, das Üben und Ausarbeiten neuer Ansätze ist erwünscht. Um die Simulation lernwirksam werden zu lassen, ist die anschließende Reflexion der entscheidende Schritt. Der Anleiter hat hier eine etwas anders akzentuierte Rolle als im Klinikalltag. Idealerweise tritt er ein Stück in den Hintergrund, wird zum Moderator, der die Selbstlernkompetenz der Auszubildenden fördert.

Eine funktionierende Lernortvernetzung gibt der Praxisanleitung die Möglichkeit, ihrerseits Impulse zu stärker problem- und handlungsorientierter Wissensvermittlung in den schulischen Bereich zu geben und zugleich in der Praxis selbst auf verknüpfendes Denken und daraus resultierendes situationsangemessenes Handeln hinzuwirken (Theorie-Praxis-Theorie-Transfer). Die Praxisanleitung ist damit Schnittstelle und verbindendes Element. Die didaktischen Anforderungen an die Anleiter sind vielleicht etwas höher, ihre Aufgabe ist aber auch eindeutig spannender geworden.

Der Praxisanleiter als Vermittler und Rollenmodell

Auch in ihrer Persönlichkeits- und Sozialkompetenz sind Praxisanleiter gefordert. Sie versuchen durch ihr gesamtes eigenes Verhalten und die darin deutlich werdende Haltung, die Sozialkompetenz der Lernenden zu fördern, sie in ihrer beruflichen Identitätsfindung zu unterstützen und zu teamfähigen Mitarbeitern zu machen.

Die Anleitungsperson begleitet den Auszubildenden bei der praktischen Umsetzung des in der Schule erworbenen Wissens, leitet ihn in einfachen wie komplexen Arbeitsgängen an, korrigiert Fehler, gibt Anregungen zu eigenständigem Lernen und Fragen, ermutigt zur Übernahme von Verantwortung. Sie ist Diskussions- und Ansprechpartner für Fragen der Auszubildenden und bei eventuell auftauchenden Problemen des Auszubildenden mit dem Team oder in der Beziehung zu den Pflegeempfängern.

Daneben steht die Anleitungsperson im Austausch mit der Ausbildungsstätte und den übergeordneten Instanzen der Institution (Heim-, Pflegedienst-, Wohngruppenleitung). Sie unterstützt den Auszubildenden bei der Vorbereitung auf Praxisprüfungen seitens der Schule, begleitet den Auszubildenden darin, das im „Studienbuch" oder „Praxisleitfaden" vorgesehene Aufgabensoll zu erarbeiten und zu üben, und beurteilt den Auszubildenden am Ende der Praxisphasen. Siehe dazu die Kapitel Zielgeleitetes Fördern (S.92), Stufen der Ausbildung (S.106), Formalisierte Rückmeldung (S.142). An der praktischen Abschlussprüfung ist die Anleitungsperson beteiligt und erfährt Rückmeldung über die Qualität der Leistungen des Auszubildenden.

Doch Praxisanleitung hat – wie gesagt – nicht nur das Ziel, dem Auszubildenden zu einer soliden beruflichen Qualifikation (S.106) zu verhelfen. Anleitung ist in erster Linie Beziehungsarbeit, in der der Anleiter in vielfacher Weise zum „Lotsen" oder gar zum pädagogischen oder psychologischen Modell im vielschichtigen Bereich zwischenmenschlichen Umgangs wird und auf die Persönlichkeitsbildung der Lernenden einwirkt. Auf jeden Fall wird das in der Praxisanleitung und in der Begegnung mit dem Mentor Erlebte in positiver wie in negativer Hinsicht mitbestimmend für die Berufsmotivation (S. 99) und den späteren Arbeitsstil der Auszubildenden sein. Der Praxisanleiter hat hier Vorbildfunktion. Siehe dazu die Kapitel Selbstverständnis des Anleiters (S. 30), Beziehung Anleiter-Auszubildende (S. 56), Zielgeleitetes Fördern (S. 92).

Um diese Aufgaben gut bewältigen zu können, braucht der Anleiter Wissen über die Wirkkräfte menschlicher Interaktion, gute kommunikative Fertigkeiten (S. 62), die Fähigkeit, sich empathisch auf die Lernenden einzulassen, und nicht zuletzt ein gutes Selbstmanagement. Er muss wissen, wie Erwachsene lernen (S. 92), wie man sie motiviert (S. 99) und wie Lernprozesse (S. 92) effektiver gestaltet werden können. Er muss aber auch die Fähigkeit besitzen, sich immer stärker aus dem aktiven Unterstützung zurückzuziehen und den Lernenden in die Selbstständigkeit zu entlassen.

1.8 Qualifikation und Bezahlung

▶ **Qualifikation zum Praxisanleiter.** Diesem anspruchsvollen Arbeitsauftrag entsprechend ist Praxisanleitung mittlerweile grundsätzlich an eine Qualifikation gekoppelt. Wie diese Qualifikation im Einzelnen gestaltet wird, variiert leicht, je nach Berufsfeld und Anbieter. In der Pflege wurde die geforderte Mindestdauer einer entsprechenden Weiterbildung zuletzt deutlich angehoben (s. u.). In der Heilerziehungspflege liegt sie aktuell zumeist immer noch bei 200 Stunden. Gleichzeitig macht sich auch im Praxisanleiter-Bereich ein Trend zur Akademisierung bemerkbar. So spricht sich der Deutsche Wissenschaftsrat 2012 in seinen „Empfehlungen zu hochschulischen Qualifikationen für das Gesundheitswesen“ dafür aus, auch die Weiterbildungsangebote in den Pflegeberufen auf Hochschulniveau zu gestalten. Dies würde dann auch die Praxisanleiterausbildung betreffen. Die Fachhochschule Bielefeld bietet bereits den Studiengang „Berufliche Bildung Pflege“ an. Der Abschluss Bachelor of Arts liefert die Voraussetzung dafür, im Anschluss einen weiterführenden Masterstudiengang „Berufspädagogik Pflege und Therapie“ zu absolvieren. Ein flächendeckendes Studienangebot für den Bereich der Praxisanleitung ist jedoch noch nicht zu erkennen.

Dass sich in naher Zukunft die Ausbildung zwangsläufig ändern muss, ergibt sich auch aus dem neuen Pflegeberufereformgesetz. Die neue Ausbildungs- und Prüfungsversordnung verlangt für die Zeit ab 2020 eine Erhöhung der Ausbildungszeit von 200 auf 300 Stunden. Zudem ist festgeschrieben, dass sich die Praxisanleiter kontinuierlich berufspädagogisch fortbilden müssen – mindestens in einem Umfang von 24 Stunden jährlich (PflAPrV 2017, § 4). Für die verlängerte Ausbildungsdauer wird vorgeschlagen, dass die Ausbildung „wissenschaftlich basiert, auf problem-, erfahrungs- und handlungsorientiertes Lernen ausgerichtet sein sowie pädagogische, psychologische und rechtliche Zusammenhänge vermitteln“ soll (DBP, 2017).

▶ **Vergütung.** Seit 2017 gibt es für Beschäftigte des öffentlichen Dienstes (TVöD-P) eine Eingruppierung der Praxisanleiter in die Entgeltgruppe P8. Für die Gesundheits- und Krankenpflege ist die berufspädagogische Zusatzqualifikation nach bundesrechtlicher Regelung Bedingung. Für die Altenpflege gibt es noch keine flächendeckende Vergütungsregelung für Praxisanleiter. Darüber hinaus ist die Anleiterfunktion auch für die berufliche Selbstdarstellung wertvoll und kann Sprungbrett für den Aufstieg in andere Leitungsaufgaben sein. Sie muss selbstverständlich im Arbeitszeugnis berücksichtigt werden.

1.9 Rechtliche Rahmenbedingungen

1.9.1 Rechte und Pflichten des Lernenden

Innerhalb ihrer Ausbildung in Theorie und Praxis haben Auszubildende klare Rechte und Pflichten. ▶ Tab. 1.1 erfasst die relevanten Passagen aus dem Krankenpflege- und dem Altenpflegegesetz (KrPflG, AltPflG).

1.9.2 Recht auf Anleitung

Die Gesamtverantwortung für die Ausbildung liegt bei der Ausbildungsstätte, die für die Organisation der theoretischen und praktischen Unterweisung zuständig ist. Aus dem Recht auf Anleitung aufseiten des Auszubildenden leitet sich also eine Pflicht aufseiten des Ausbildungsträgers ab. Er ist für die

Tab. 1.1 Rechte und Pflichten des Auszubildenden.

Rechte	Pflichten
• Recht auf eine planmäßig, zeitlich und sachlich gegliederte Ausbildung gemäß dem Ausbildungsziel • Recht auf kostenlose Ausbildungsmittel • Recht darauf, dass an den Auszubildenden übertragene Aufgaben seinem Ausbildungstand und seinen physischen und psychischen Kräften entsprechen • Recht auf angemessene Ausbildungsvergütung • Recht auf tariflich festgelegten Urlaub und Freizeit	• Pflicht zur Teilnahme an den Ausbildungsveranstaltungen • Pflicht zur sorgfältigen Durchführung der an den Auszubildenden übertragenen Aufgaben • Pflicht zu Wahrung der Schweigepflicht, siehe dazu Kapitel „Datenschutz“ (S. 25) • Pflicht zur Befolgung von Weisungen und Verordnungen (z. B. Arbeitsschutz- und Hygieneverordnung, Dokumentationspflicht) • Pflicht, die Rechte des Pflegeempfängers zu achten

Gewährleistung einer qualifizierten Praxisanleitung verantwortlich. Dies legt das Krankenpflegegesetz (KrPflG) in § 4 fest. Das neue Pflegeberufereformgesetz (PflBRefG) vom Juli 2017 sieht vor, dass mindestens 10 Prozent der Praxisstunden als Praxisanleitungen nachgewiesen werden müssen (PflBRefG 2017; § 6). Diese sehr konkrete Anforderung ist eine Verbesserung, die das Recht der Auszubildenden, aber auch die Qualität der Pflege stärken soll. Das Positionspapier des Deutschen Pflegerates (Frühjahr 2017) empfiehlt einen noch höheren Anteil, sodass ein Auszubildender bei einer wöchentlichen Anleitung auf 60 praktische Anleitungssituationen in der 3-jährigen Ausbildung kommt. Die Institution, die Praxisanleitung anbietet, geht also die Verpflichtung ein, dass diese auch in angemessenem zeitlichen Rahmen und unter Bereitstellung der erforderlichen Räumlichkeiten und Ausstattung sowie nötiger Hilfsmittel durchgeführt werden kann. Ist aus personaltechnischen oder anderen Gründen die Realisierung des Anleitungsauftrags und das Erreichen bestimmter Lernziele nicht möglich, so muss unbedingt Abhilfe geschaffen werden, da hier eine massive Einbuße für die Lernmöglichkeiten des Auszubildenden droht, die im Extremfall sogar rechtliche Konsequenzen haben könnte. Eine Möglichkeit ist es, Anleitungsengpässe ähnlich einer Überlastungsanzeige schriftlich an die Leitungsebene zu melden.

Merke

M!

Auszubildender als Lernender

Die praktische Ausbildung ist zur Erreichung der beruflichen Kompetenz elementar. Deshalb ist es zwingend erforderlich, dass Auszubildende als Lernende wahrgenommen und nicht wie examinierte Pflegekräfte eingesetzt werden!

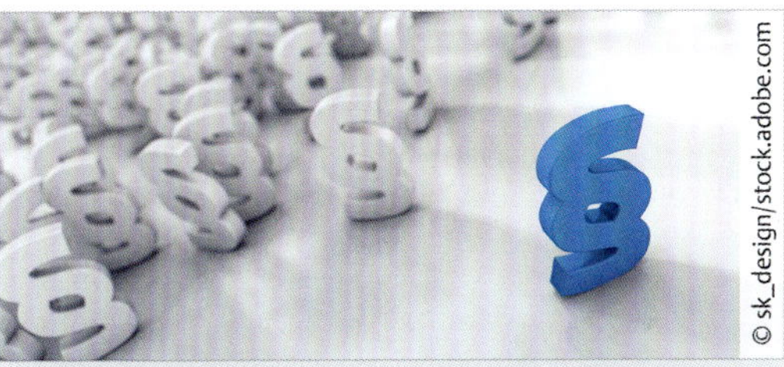

© sk_design/stock.adobe.com

Abb. 1.2 Rechtliche Rahmenbedingungen. Verschiedene Gesetze sind für die Arbeit des Praxisanleiters relevant. (Foto: sk_design – stock.adobe.com)

1.9.3 Jugendarbeitsschutz

Für junge Auszubildende unter 18 Jahren sind die Vorschriften des Jugendarbeitsschutzgesetzes (▶ Tab. 1.2) zu beachten. Da die Praxisanleiter häufig mit jugendlichen Auszubildenden zusammenarbeiten, sollten auch sie die Details des Jugendschutzes kennen und auf die Einhaltung achten.

1.9.4 Sonstige arbeitsrechtliche Aspekte

Die folgenden arbeitsrechtlichen Bestimmungen sollte der Anleiter in ihren Grundzügen kennen. Sie dienen nicht zuletzt dem Eigenschutz des Anleiters und der (angehenden) Pflegekräfte.

▶ **Allgemeines Gleichbehandlungsgesetz (AGG).** Umgangssprachlich wird das AGG auch Antidiskriminierungsgesetz genannt. Ziel ist es, Benachteiligungen aufgrund von Rasse und ethnischer Herkunft, Geschlecht, Religion, Behinderung, Alter und sexueller Identität zu verhindern und zu beseitigen.

Tab. 1.2 Jugendarbeitsschutzgesetz.

Paragraf	Details
§ 1 Geltungsbereich	• Gilt für alle Personen unter 18 Jahren, die in einem Berufsausbildungsverhältnis stehen.
§ 8 Dauer der Arbeitszeit	• Jugendliche dürfen nicht länger als 8 Stunden • und nicht mehr als 40 Stunden wöchentlich arbeiten.
§ 9 Berufsschule	• Der Jugendliche ist für die Teilnahme am Berufsschulunterricht freizustellen. • Er darf vor einem um 9 Uhr beginnenden Unterricht nicht beschäftigt werden (gilt auch für Berufsschulpflichtige über 18 Jahre). • Er darf außerdem nicht an einem Berufsschultag mit mehr als 5 Unterrichtsstunden und während eines planmäßigen Blockunterrichts von 25 Stunden an mindestens 5 Tagen in der Praxis eingesetzt werden. • Berufsschultage werden mit 8 Stunden angerechnet, Berufsschulwochen mit 40 Stunden.
§ 10 Prüfungen	• Jugendliche sind für die Teilnahme an einer Prüfung • sowie an dem Arbeitstag, der unmittelbar der schriftlichen Prüfung vorangeht, freizustellen.
§ 11 Ruhepausen	• Angemessene Ruhepausen müssen dem Jugendlichen gewährt werden. • Die Pause für eine Arbeitszeit von 4,5–6 Stunden beträgt 30 min. • Die Pause bei einer Arbeitszeit von 6 Stunden beträgt 60 min. • Als Ruhepause gilt eine Arbeitsunterbrechung von mindestens 15 min.
§ 12 Schichtzeit	• Bei Jugendlichen darf die Schichtzeit 10 Stunden nicht überschreiten.
§ 13 Tägliche Freizeit	• Nach Beendigung der täglichen Arbeitszeit muss eine Erholungszeit von mindestens 12 Stunden ohne Unterbrechung gewährt werden.
§ 14 Nachtruhe	• Jugendliche dürfen von 6–20 Uhr beschäftigt werden. • Ab 16 Jahre dürfen Jugendliche in Mehrschichtbetrieben (Krankenhäusern) bis 23 Uhr arbeiten.
§ 15 Fünf-Tage-Woche § 16 Samstagsruhe § 17 Sonntagsruhe	• Jugendliche dürfen nur an 5 Tagen in der Woche arbeiten, wobei die beiden wöchentlichen Ruhetage nach Möglichkeit aufeinander folgen sollten. • In Krankenhäusern sowie Alten-, Pflege- und Kinderheimen ist die Samstags- und Sonntagsarbeit für Jugendliche erlaubt. • Mindesten zwei Sonntage im Monat müssen beschäftigungsfrei bleiben.
§ 18 Feiertage	• An gesetzlichen Feiertagen dürfen Jugendliche nicht beschäftig werden. • Dies gilt auch für den 24. Dezember und den 31. Dezember nach 14 Uhr.
§ 19 Urlaub	• Der Urlaubsanspruch beträgt mindestens 27 Werktage jährlich, wenn der Jugendliche zu Beginn des Kalenderjahrs noch nicht 17 Jahre ist. • Der Urlaubsanspruch beträgt mindestens 25 Werktage jährlich, wenn der Jugendliche zu Beginn des Kalenderjahrs noch nicht 18 Jahre ist.

▸ **Arbeitsschutzgesetz (ArbSchG).** Der Arbeitsschutz dient der Verbesserung von Sicherheit und Gesundheitsschutz der Beschäftigten. Die grundsätzliche Verantwortung für die Einhaltung der Bestimmungen liegt beim Arbeitgeber. Danach muss die Arbeit so gestaltet werden, dass eine Gefährdung für Leben und Gesundheit sowie Folgeschäden der Berufstätigkeit vermieden werden. Beschäftigte haben aber auch eine Mitverantwortung für ihre Sicherheit und müssen Geräte, Arbeitsmittel und Schutzausrüstung ordnungsgemäß verwenden. Dazu zählt z. B. das Tragen von Handschuhen bei entsprechender Tätigkeit oder der Gebrauch des Kanülenabwurfs.

▸ **Arbeitszeitgesetz (ArbZG).** Grundsätzlich beträgt die maximale Arbeitszeit 8 Stunden täglich (Ausnahmeregelung beachten). Die Pause bei einer Arbeitszeit von > 6 Stunden liegt bei 30 Minuten. Überschreitet die Arbeitszeit 9 Stunden, erhöht sich die Pause auf 45 Minuten. Die gesetzlich vorgeschriebene ununterbrochene Ruhezeit beträgt 11 Stunden. Die Nachtarbeit ist für den Zeitraum von 23–6 Uhr definiert. Für Nacharbeiter in Pflegeberufen besteht das Recht auf eine regelmäßige arbeitsmedizinische Untersuchung.

▶ **Mutterschutzgesetz (MuSchG).** Das Mutterschutzgesetz schützt Mütter in der Schwangerschaft, nach der Entbindung und in der Stillzeit. Ziel ist es, die Frauen und das (ungeborene) Kind vor Gesundheitsschäden zu schützen. Verboten ist z. B. schwere körperliche Arbeit und das regelmäßige Tragen von Lasten von > 5 kg und dauerhaftes Stehen. Die Arbeitszeit darf 8,5 Stunden täglich nicht überschreiten. Nachtarbeit ist nicht erlaubt. Sonn- und Feiertagsarbeit sind grundsätzlich verboten, aber in Pflegeeinrichtungen und Krankenhäusern als Ausnahme erlaubt. Für die 6 Wochen vor und die 8 Wochen nach Geburt gilt ein Beschäftigungsverbot. Das Kündigungsverbot besteht während der Schwangerschaft und für die 4 Monate nach Geburt.

1.9.5 Haftungsrechtliche Aspekte

Der Träger ist verantwortlich und haftet damit für die Stellenbesetzung mit qualifiziertem Fachpersonal und die Qualitätskontrolle der geleisteten Arbeit. Die Mitarbeiter sind wiederum für ihr fachliches Handeln verantwortlich und haftbar. Dies gilt auch für die Praxisanleiter. Sie sind zwar als qualifizierte Fachkräfte eingesetzt, sind aber für die Richtigkeit und Vollständigkeit ihrer Anleitung eigenverantwortlich.

▶ **Delegation.** Auf den Praxisanleiter kommen zusätzliche Verantwortlichkeiten zu. Er ist verpflichtet, den Auszubildenden fachlich qualifiziert zu unterweisen, Lerninhalte mit ihm ausreichend zu üben und den Lernprozess zu dokumentieren. Erst dann kann er eine Aufgabe an den Auszubildenden delegieren, d. h. ihm eine bestimmte Tätigkeit übertragen. Wird ein Auszubildender mit Aufgaben betraut, die seinen Ausbildungsstand oder seine durch Beobachtung als mangelhaft belegten Fähigkeiten übersteigen, so trägt der Anleiter die Schuld. Stark risikobehaftete Tätigkeiten sollten immer vom Anleiter überwacht und dokumentiert werden.

▶ **Übernahmeverantwortung.** Ein Auszubildender darf eine pflegerische Tätigkeit nur dann übernehmen, wenn er zuvor von einem dafür ausgebildeten Praxisanleiter geschult wurde. Nach einer Übungsphase sollte der Anleiter davon überzeugt sein, dass der Auszubildende die Tätigkeit nicht nur verstanden hat, sondern auch die praktische Durchführung gelingt. Am Ende muss sich der Auszubildende selbst sicher und qualifiziert fühlen, um die Übernahmeverantwortung zu tragen. Es liegt also in seiner Verantwortung, Weisungen zu befolgen, sich aber auch zu äußern, wenn er sich einer Aufgabe nicht gewachsen fühlt. Der Anleiter muss hier beurteilen, ob die Selbsteinschätzung des Auszubildenden mit seiner Einschätzung übereinstimmt. Die Lernentwicklung sollte gut dokumentiert werden.

▶ **Durchführungsverantwortung.** Ist der Auszubildenden angeleitet und fühlt er sich für die entsprechende Handlung qualifiziert, übernimmt er die Durchführungsverantwortung. Er gewährleistet so die kompetente und sorgfältige Durchführung der Maßnahme. Wie in jedem Anordnungs-Durchführungs-Verhältnis (z. B. Arzt-Pfleger) muss der Auszubildende außerdem folgende Punkte berücksichtigen:

- Die Delegation durch den Anleiter darf nicht gegen ein Gesetz verstoßen (z. B. kann der Anleiter nicht zu Gewalt gegen Pflegeempfänger auffordern).
- Die Aufgabe muss im Tätigkeitsfeld des Auszubildenden liegen (z. B. ist das Schreiben von Dienstplänen als Aufgabe nicht zulässig).
- Die Maßnahme darf nicht zur Schädigung des Pflegeempfängers führen (bei Medikamentenverabreichung bietet z. B. die 5-Regel [Richtiger Patient? Richtiges Medikament? Richtige Dosierung? Richtiger Applikationsort? Richtige Applikationszeit?] für den Auszubildenden Rückversicherung).
- Die Durchführung muss für den Auszubildenden zumutbar sein (es ist z. B. nicht zumutbar, dem Auszubildenden die Körperpflege von 15 Schwerstpflegefällen in einer Schicht zu übertragen).

1.9.6 Datenschutz

Die in der Pflege allgemein gültigen datenschutzrechtlichen Bestimmungen gelten selbstverständlich auch für die spezielle Situation der Praxisanleitung. Insbesondere aufgrund der seit Mai 2018 eingeführte Europäische Datenschutz-Grundverordnung (DSGVO) sollten Klinikmitarbeiter noch aufmerksamer mit personenbezogenen Daten umgehen und für etwaige Verstöße sensibilisiert sein.

Beim Umgang mit personenbezogenen Daten sind vor allem die Persönlichkeitsrechte (▶ Abb. 1.3) jedes Menschen zu beachten. Sie werden im Artikel 1 und 2 des Grundgesetzes formuliert, in dem die „freie Entfaltung der Persönlichkeit“ und das Recht

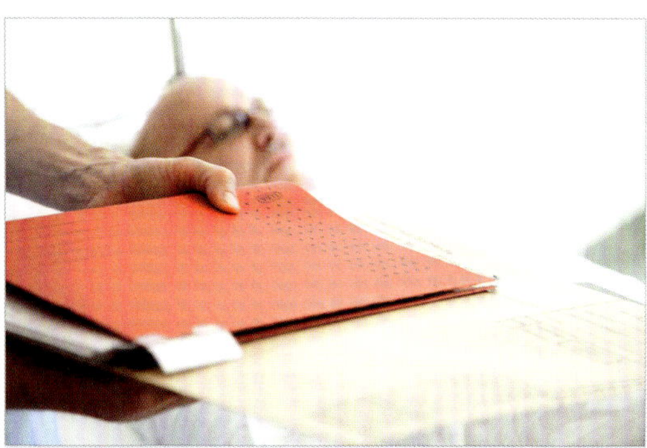

Abb. 1.3 Datenschutz. Pflegende müssen auf die Persönlichkeitsrechte der Menschen achten. (Foto: A. Fischer, Thieme)

auf Leben und körperliche Unversehrtheit" für jeden Menschen verankert ist. Die Einhaltung des Privatgeheimnisses (§ 203 StGB) beinhaltet die Schweigepflicht. Diese umfasst alle pflegerischen, medizinischen, krankheits- und personenbezogenen Daten. Sie besteht über den Tod hinaus.

Die Entbindung von der Schweigepflicht gilt im Klinikkontext

- für alle an der Genesung direkt beteiligten Personen,
- wenn gesetzliche Meldepflicht besteht (z. B. bei bestimmten Infektionskrankheiten,
- für die gesetzlichen Vertreter,
- bei Rechtsgüterabwägung (Planung krimineller Handlungen),
- bei Meldung an die Sozialversicherung (Geburt/Tod),
- wenn der Patient eine Einwilligung erteilt.

In der Praxis muss der Anleiter den Datenschutz gewährleisten und den Auszubildenden darüber unterrichten. Maßnahmen zur Wahrung des Datenschutzes können sein:

- die Patientenakten nicht offen liegen lassen
- den PC vor unbefugter Nutzung sichern
- Besucher zur Visite vor die Tür bitten
- Telefongespräche diskret führen

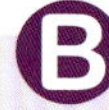

Beispiel

Filmaufnahmen

Um den Lernfortschritt zu dokumentieren, möchte eine Auszubildende ihre Pflegehandlung mit dem Handy dokumentieren. Die Praxisanleiterin verbietet dies, da die Gefahr besteht, dass die Persönlichkeitsrechte des Pflegeempfängers verletzt werden.

Zur Umsetzung einer solchen – durchaus sinnvollen – Maßnahme könnte sich aber die Simulation (S. 20) einer Pflegesituation eignen.

1.10 Digitalisierung

Wie in andern gesellschaftlichen Bereichen ist die Digitalisierung auch im Gesundheitssektor das Thema der kommenden Jahre. Sie bietet einen Hebel dafür, die Herausforderungen des Gesundheitssystems, das sich mit einer alternden, zunehmend chronisch erkrankten Gesellschaft konfrontiert sieht, anzugehen. Die deutsche Bundesregierung hat mit der Einführung der elektronischen Gesundheitskarte (eGK) und der Verabschiedung des E-Health-Gesetzes (beides im Jahr 2015) die ersten Weichen gestellt. Im Jahr 2019 sollen alle Arztpraxen und Krankenhäuser an Deutschlands größtes digitales Gesundheitsnetz angeschlossen werden.

Die Einsatzmöglichkeiten neuer Technologien im Gesundheitssektor sind vielfältig und werden in Zukunft große Veränderungen für alle Akteure des Gesundheitswesens mit sich bringen. Es geht demnach um weit mehr als nur um die Erfassung von Daten, sondern auch um die Behandlung, Beratung und Überwachung der Patienten per Datenleitung (Telemedizin).

Für die Anleiter und Auszubildenden in Pflegeberufen ermöglicht die Digitalisierung den lernortübergreifenden Wissenserwerb (Deutsche Bildungsrat für Pflegeberufe 2017). Somit ist der digitale Lernort als Ergänzung der in ▸ Abb. 1.1 dargestellten Strukturen zu sehen. Es wird empfohlen, dass Anleiter digitale Angebote in ihrer Methodenwahl berücksichtigen. Der große Vorteil ist der Zugang zu Informationen auf dem aktuellsten Stand der Wissenschaft und der direkte Austausch, den E-Learning-Plattformen ermöglichen.

1.11 Das „Basislager“ – Beginn des Abenteuers Anleitung

1.11.1 Die „Grundausrüstung“

Um der beschriebenen Herausforderung mit Spaß an der Sache gerecht werden zu können, bedarf es einer „Grundausrüstung“. Hat man sich zunächst die inneren und äußeren Anforderungen der Situation bewusst gemacht, muss man sich im nächsten Schritt die entsprechenden „Ausrüstungsgegenstände“ zurechtlegen:

▶ **Möglichkeit zum kollegialen Austausch.** Der Anleiter braucht Menschen außerhalb seines Teams, mit denen er seine Anleitungserfahrungen austauschen und an die er sich wenden kann, wenn er Fragen hat. Besonders hilfreich ist der Austausch mit anderen Anleitern.

▶ **Kooperation im Team.** Der Anleiter braucht die Unterstützung und Mitarbeit des Teams (S. 34). In der Praxissituation ist Co-Anleitung durchaus realistisch und vertretbar, sofern sichergestellt ist, dass bei Fragen, Problemen und Rückmeldungen allgemeinerer Art der Anleiter als Bezugsperson zur Verfügung steht. Durch eine solche zeitweilige Arbeitsteilung haben auch andere im Team die Möglichkeit, Anleitungserfahrungen zu sammeln, und fühlen sich in den Anleitungsprozess eingebunden. Dem Anleiter fällt hierbei die Rolle des Koordinators zu.

▶ **Beitrag des Auszubildenden.** Der Anleiter braucht die Kooperationsbereitschaft des Auszubildenden. Der Auszubildende kann und soll unbedingt in die Planung des Anleitungsgeschehens einbezogen werden. Er lernt dabei, die Zwänge und Forderungen des normalen Arbeitsablaufes mit seinen Bedürfnissen als Lernender in Beziehung zu setzen, und kann zugleich – abgestimmt auf seinen Ausbildungsstand – die ersten Schritte zu eigenverantwortlichem Handeln einüben.

▶ **Dialog mit der Ausbildungsstätte.** Der Anleiter braucht den Kontakt zur Einrichtung und zur Ausbildungsstätte, um inhaltliche Richtlinien für sein Anleitungskonzept zu erhalten und immer wieder auf dem neuesten Stand zu sein. Umgekehrt liefern seine Rückmeldungen aus der Praxis neue Impulse für den Unterricht.

▶ **Gute Zeitabsprachen.** Der Anleiter braucht Absprachen mit allen Beteiligten zum Ablauf und zeitlichen Rahmen der Anleitung. Ein gemeinsam mit dem ganzen Team vereinbarter Zeitplan erspart, bei allen durch die aktuelle Situation vielleicht notwendig werdenden Abweichungen, unnötiges Kämpfen um Anleitungszeit.

▶ **Ständige Selbstreflexion.** Der Anleiter muss neben den Erwartungen der anderen auch seine eigenen klären, was seine Rolle und sein Selbstverständnis als Anleiter betrifft, siehe Kapitel Selbstverständnis des Anleiters (S. 30). Dazu braucht er immer wieder auch die heilsame Distanz zu seiner Rolle und zu seinem Verhalten und Rückmeldung aus dem Team wie auch vom Auszubildenden.

▶ **Anleitungswissen.** Vor allem aber braucht er fachliches, pädagogisches und psychologisches Wissen darüber, was Anleitung bedeutet. Er braucht Fachwissen und Techniken, die ihm helfen, auf positive Weise mit dem Auszubildenden und dem Team in Beziehung zu treten und Konfliktsituationen zu bewältigen. Er braucht ein Anleitungskonzept, an dem er sich orientieren und auf das er immer wieder zurückgreifen kann.

1.11.2 „Wo stehe ich?“ – ein persönliches Fazit

Die folgende Fragenliste hilft Ihnen bei einer ersten orientierenden Bestandsaufnahme in Ihrem „Basislager“:

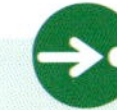

Reflexion

Leitfaden

1. ***Orientierung und Begleitung***
    - Welche Schulungs-/Fortbildungsmöglichkeiten nutze ich/habe ich besucht?
    - Gibt es Kontakte zu anderen Anleitern (etwa über Arbeitsgruppen oder Internetforen)?
    - Wer ist mein nächster Ansprechpartner?
2. ***Absprachen und Klärung von Rahmenbedingungen***
    - Welche Erwartungen gibt es
        - beim Team?
        - beim Auszubildenden?
        - bei anderen Instanzen der Einrichtung?
        - bei der Schule?

- Welche zeitlichen Rahmenbedingungen bestehen?
  - Wie ist meine Anleitungsfunktion zeitlich umschrieben?
  - Welche Zeiten wären für die Anleitung geeignet?
- Welchen Einfluss hat das Team?
  - Wo kann ich mir im Team für meine Anleitungsfunktion Unterstützung holen?
  - Wer übernimmt eventuell notwendig werdende Co-Anleitung?
  - Welche Stärken im Team sind für die Anleitungssituation wichtig?
- Welche Lernangebote gibt es?
  - Welchen Spielraum hat der Auszubildende?
  - Welche Lernmöglichkeiten bieten wir dem Auszubildenden?
  - Wie ist die Kooperation mit der Schule geregelt?

3. ***Termine und Gespräche für Auswertungseinheiten während der Praxisphase***
   - Wann gibt es Gesprächsmöglichkeiten für Auszubildenden und Anleiter?
   - Wann und in welchen Abständen können die regelmäßigen Auswertungseinheiten mit dem Auszubildenden stattfinden?
   - Wo bestehen Austauschmöglichkeiten für Anleiter, Auszubildende und Team über die von allen gemachten Erfahrungen?
4. ***Wo stehe ich selbst?***
   - Worauf freue ich mich bei der Anleitung am meisten?
   - Was erwarte ich für mich selbst Positives von der Anleitungssituation?
   - Was ist meine schlimmste Befürchtung für die Anleitungssituation?
   - Was möchte ich an den Auszubildenden unbedingt weitergeben?
   - Welche Impulse sehe ich für das Team?

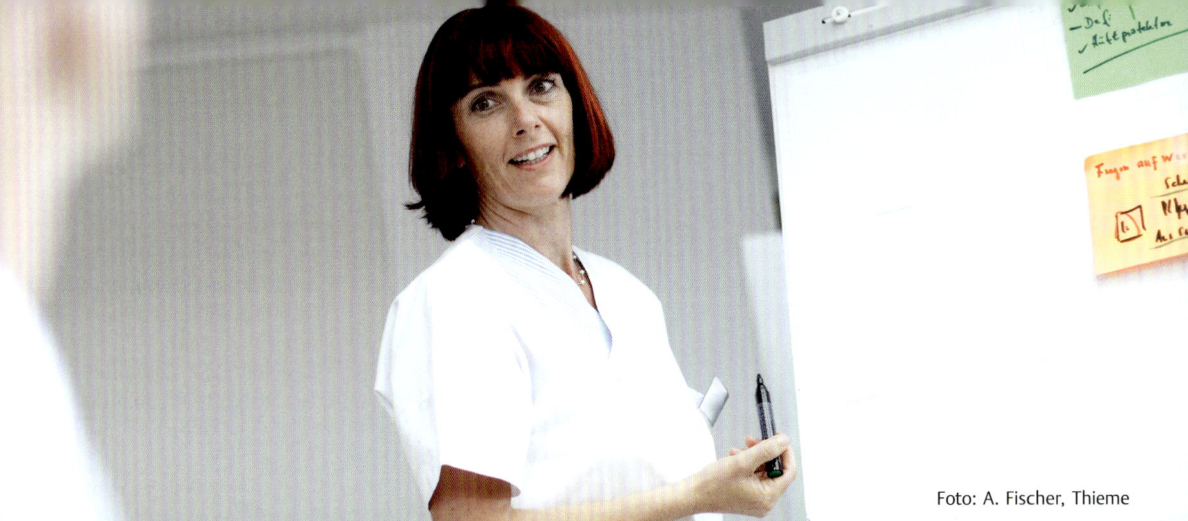
Foto: A. Fischer, Thieme

Kapitel 2

„Ich“ sagen – das Selbstverständnis des Anleiters

2 „Ich“ sagen – das Selbstverständnis des Anleiters

2.1 Eine Rolle – viele Forderungen

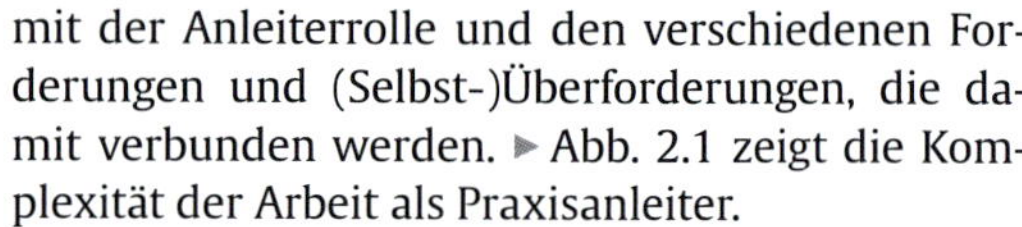

Erfahrung

Selbstüberforderung

„Eigentlich war es von Beginn der Ausbildung an mein Ziel, mal eine Stellung mit Verantwortung zu haben, Schüler anzuleiten oder eine Stationsleitung zu übernehmen. Ich hatte so viele Ideen, was ich besser machen wollte. Aber jetzt würde ich manchmal am liebsten alles hinschmeißen. Ich habe das Gefühl, dass alle gegen mich sind: Heimleitung, Pflegedienstleitung, Mitarbeiter, Bewohner und dazu noch die Schülerin – jeder will was von mir. Ich merke selbst, wie mir dabei jeder Schwung verloren geht und dass ich eigentlich nichts von dem umsetze, was ich wollte.“ (Ein Anleiter in der Altenpflege)

Erfahrung

Realistische Planung

„Anfangs habe ich mich bei der Anleitung wahnsinnig unter Druck gesetzt – ich wollte einfach hundertfünfzigprozentig sein. Bis ich gemerkt habe, dass ich durch meinen Perfektionismus in eine ganz ungute Position gerate. Keine Schülerin konnte mir was recht machen, und dazu kam ich mir wie der ärmste Mensch auf Station vor. Ich habe alle mit meiner Hektik und Gereiztheit angesteckt. Es war gar nicht so leicht, mir einzugestehen, dass meine Ansprüche überhöht waren. Aber noch schwerer war es, mit den anderen offen darüber zu reden. Geholfen hat mir der Austausch mit Kolleginnen, die auch Auszubildende anleiten. Heute plane ich meine Arbeit sehr viel realistischer und spreche mich mehr mit den anderen ab. Sobald ich merke, dass ich Dinge wie Schülergespräche vergesse und ständig genervt bin, weiß ich, dass ich mich zurücknehmen muss.“ (Eine Anleiterin in der Krankenpflege)

Besonders wer neu in die Anleitungsaufgabe hineinwächst, aber auch der erfahrene Anleiter, sieht sich immer wieder Problemen gegenüber, die weniger mit dem pädagogischen oder inhaltlichen Aspekt von Anleitung zu tun haben als vielmehr mit der Anleiterrolle und den verschiedenen Forderungen und (Selbst-)Überforderungen, die damit verbunden werden. ▸ Abb. 2.1 zeigt die Komplexität der Arbeit als Praxisanleiter.

Während der Anleiter im ersten Erfahrungsbericht ganz in der Überforderungssituation steckt, hat die Anleiterin im zweiten Fallbeispiel Wege gefunden, bewusst mit sich und ihrem Aufgabenbereich umzugehen.

Im Rahmen einer Mentorenfortbildung für Heilerziehungspfleger wurden Anleiter dazu befragt, welche äußeren und inneren Ursachen ihrer Ansicht nach zu einem „negativen“, d.h. der Anleitungssituation abträglichen Anleiterverhalten führen. Genannt wurden die folgenden Punkte:

- Eingebundensein des Anleiters in allzu vielfältige Rollen und Anforderungen
- ständige Zeitknappheit
- beschränkte Handlungsfreiheit (Fremdbestimmtheit) des Anleiters durch Druck von anderen Instanzen (Leitung, Ausbildungsstätte)
- negative persönliche Befindlichkeit des Anleiters
- Unsicherheit des Anleiters
- Schwierigkeit, sich mit der eigenen Rolle zu identifizieren
- überhöhte Leitbilder des Anleiters, durch die er sich überfordert fühlt
- eigene, z. T. negative Anleitungserfahrungen
- z. T. gleichgültige oder störende Schülerverhalten
- Antipathie, bei der Anleiter und Auszubildender nicht auf der „gleichen Wellenlänge“ liegen

Es fällt auf, dass die ersten acht Punkte alle in den Bereich der Rahmenbedingungen sowie des Rollen- und Selbstverständnisses des Anleiters fallen und nur die beiden letzten Aspekte unmittelbar die Anleiter-Auszubildenden-Beziehung (S. 56) betreffen.

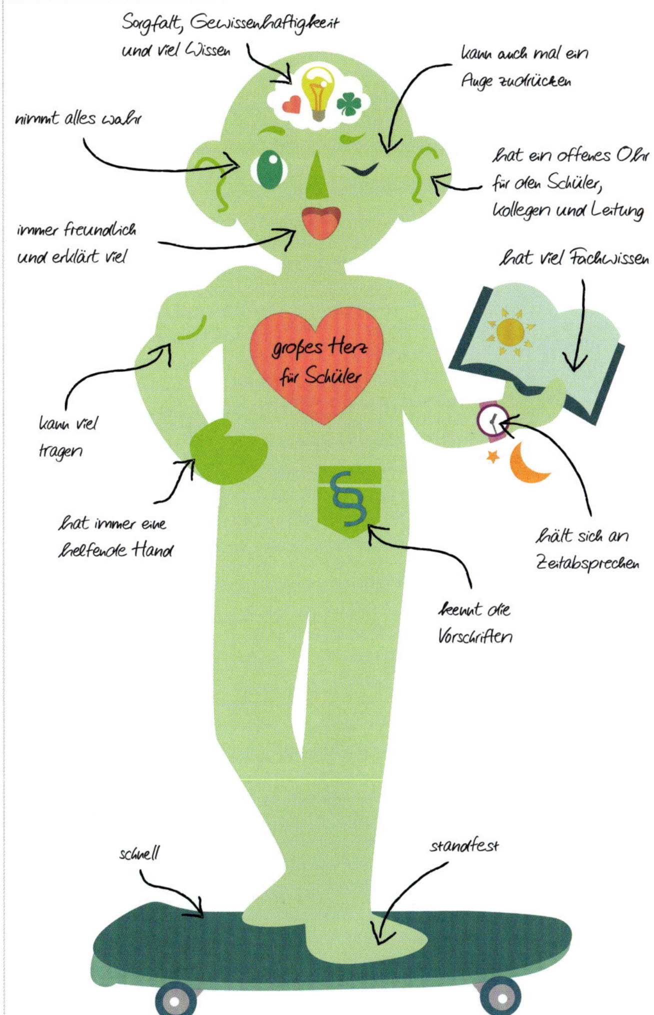

Abb. 2.1 Der perfekte Praxisanleiter. Karikatur, entstanden in einer Weiterbildungsveranstaltung für Praxisanleiter: Anforderungen und Fähigkeiten, die das vielfältige Berufsbild voraussetzt (nach Vorlage von S. Denzel; grafische Umsetzung: J. Böger, Thieme)

2.2 Das Rollenverständnis des Anleiters

2.2.1 Das „System Institution" – offizielle Rollensegmente

Doch die Anleiterrolle hat noch weit mehr Dimensionen. Sie ist ebenso definiert von Forderungen ganz verschiedener Bezugsgruppen wie von Forderungen, die der Anleiter an sich selbst stellt. ▶ Abb. 2.2 stellt diese Dimensionen dar.

Die Protagonisten des Stücks „Praxisanleitung" bewegen sich mit ihrer Rollengestaltung nicht allein im zwischenmenschlichen Raum. Den Hintergrund des Geschehens, die „Bühne", bilden die Rahmenbedingungen wie

- gesetzliche Vorgaben zur Anleitung,
- curriculare, inhaltliche Vorgaben (Lernfelder, Module),
- institutionelle Rahmenbedingungen,
- Zeitbudget.

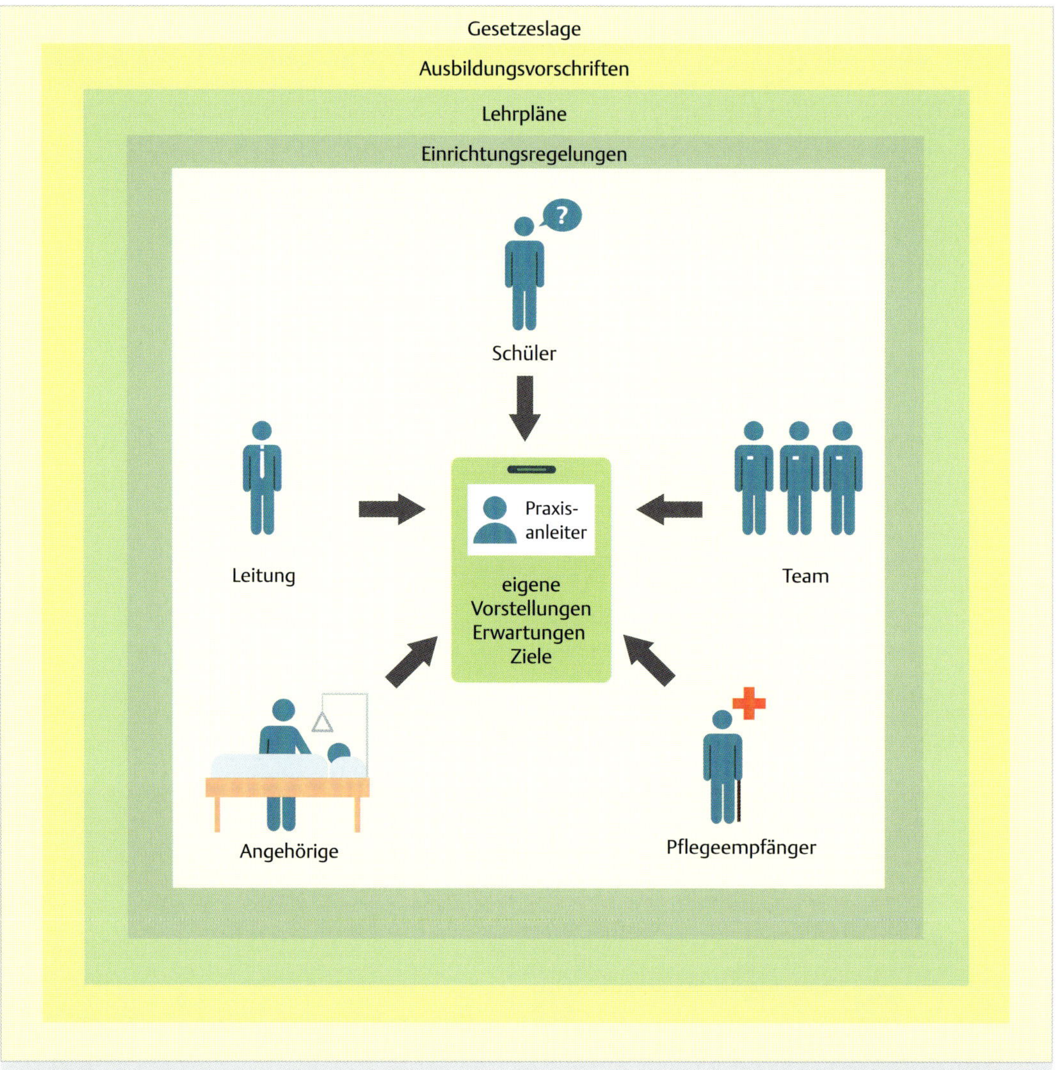

Abb. 2.2 Praxisanleiter im Zentrum. Die Arbeit des Praxisanleiters muss unterschiedlichen Anforderungen gerecht werden.

2.2.2 Das „System Team“ – inoffizielle Rollensegmente

Wer eine Anleitungsfunktion übernimmt, beginnt damit kein neues Leben, er bleibt Teil desselben Systems, ja – noch schwieriger – Teil mehrerer Systeme, wie z. B. des beruflichen Umfelds, der Familie, des Freundeskreises usw. Jedes dieser Systeme trägt sich selbst, „funktioniert“ durch das Zusammenwirken aller seiner Teile – ein Zusammenwirken, das sich meist über längere Zeit eingespielt hat.

Jeder Mitspieler in diesem Stück hat seine ganz eigene Rolle. Das Zusammenspiel und das Gleichgewicht, das sich so selbst aufrechterhält, muss dabei durchaus nicht immer harmonisch sein. Die Funktion des „Sündenbocks“, des „Störenfrieds“ kann darin ebenso fest eingebaut sein wie der Part des „Friedensstifters“ und des „Spaßvogels“.

Reflexion

Betrachten Sie einmal unter diesem Blickwinkel Ihr eigenes Team: Gibt es nicht auch da die „Stillen“, die „Hilfsbereiten“, aber auch die, die allen gewaltig auf die Nerven gehen und die anderen dadurch solidarisch zusammenschweißen? Würde nicht etwas fehlen oder sich zumindest tiefgreifend verändern, wenn sie sich plötzlich anders verhielten? Gibt es in Ihrem Team vielleicht schon unausgesprochene „Skripte“ zum Anleiter- oder zum Schülerverhalten?

Mit der Übernahme einer Anleitungsfunktion durch einen der Mitspieler und dem Hinzukommen eines neuen Darstellers, dem Auszubildenden, kommt Bewegung in das eingespielte „System Team“. Häufig aber spürt zunächst nur der Anleiter, dass sich seine Rolle geändert hat, ändern muss, während die anderen noch versuchen, am alten Drehbuch festzuhalten. Das kann zu Belastungen für Anleiter und Auszubildenden und zu Spannungen im Team führen.

2.2.3 Wenn Forderungen kollidieren: Rollenkonflikte

In jedem Fall läuft die Erfüllung der Vielzahl von Rollenanforderungen nicht ohne Konflikte ab, die bewältigt werden müssen. Diese Konflikte ergeben sich zum einen aus der Reibung zwischen zwei Rollen, z. B. „Pflegefachkraft sein“ und „Anleiter sein“ (Inter-Rollenkonflikt). Aber auch innerhalb einer einzigen Rolle können verschiedene Forderungen aufeinanderprallen, wenn z. B. das Team ganz andere Erwartungen an den Anleiter hat als der Auszubildende (Intra-Rollenkonflikt).

Typische Konflikte in der Anleitungssituation entstehen,

- wenn die Kooperation mit dem anderen Lernort (S. 20), der Ausbildungsstätte, nicht gut funktioniert,
- wenn Kollegen wenig Verständnis für den Arbeitsaufwand der Anleitung zeigen oder sich ohne Absprache in die Anleitung einmischen,
- wenn die Leitungsebene wenig Unterstützung und Wertschätzung für die Anleitungssituation erkennen lässt,
- wenn der Lernende andere Wünsche und Vorstellungen von Anleitung hat als der Anleiter.

Außerdem sind da noch unsere persönlichen Vorstellungen davon, wie wir selbst unsere Rolle erfüllen möchten. Besonders schmerzhaft ist der Konflikt, der aufbricht, wenn es unmöglich ist, den eigenen Forderungen an sich selbst gerecht zu werden. So kann es mir etwa schwer zu schaffen machen, wenn ich durch die Anleitungsfunktion nicht mehr so viel Zeit für die Menschen habe, die ich betreue. Oder aber, wenn ich im Team nicht mehr wie bisher für andere einspringen kann. Oder wenn ich merke, dass ich bestimmte Fragen des Auszubildenden nicht, wie ich es eigentlich von mir erwarte, auf Anhieb beantworten kann, ja wenn ich mich möglicherweise sogar durch das, was er aus der Schule mitbringt, in meinem eigenen Arbeitsstil und beruflichen Selbstverständnis verunsichert fühle.

2.3 Wichtige Partner im Stück „Praxisanleitung“

2.3.1 Die Lernenden

Die Auszubildenden sind in der Regel auf die (momentanen) Lernmöglichkeiten der jeweiligen (Pflege-)Gruppe/Station angewiesen und werden in ihrem Lernprozess beeinflusst durch:

- die eigene Einstellung zu Krankheit, Altern, Behinderung und Pflegebedürftigkeit
- Alter, Geschlecht, Familienstand, soziale Einbindung
- die eigene psychische und körperliche Belastbarkeit
- die Fähigkeit zur Aneignung von theoretischem Wissen
- die Fähigkeit, Zusammenhänge zwischen Theorie und Praxis zu erkennen und Maßnahmen umzusetzen
- praktische Vorerfahrungen
- die Unterstützung seitens der Ausbildungsstätte

Jede neue Praxisphase (S. 112), besonders die allererste im Ausbildungsverlauf, wird daher mit besonderer Spannung erwartet.

Wünsche der Auszubildenden

Vor Beginn eines neuen Praxisblockes haben die Auszubildenden einer Altenpflegeschule ihre Erwartungen gesammelt. Sie wünschten sich:

- Zeit, Verständnis und Geduld beim Anleiter
- möglichst oft die gleichen Dienstzeiten wie die Anleiter

- einen einheitlichen Pflege- und Betreuungsstil
- klare Vorgaben und eine systematische Anleitung (S. 128)
- eindeutige Informationen, am Anfang nicht zu viele Fremdwörter
- Integration in die bestehende Teamstruktur (S. 84)
- die Beteiligung an möglichst vielen Tätigkeiten
- keine Über- oder Unterforderung, aber auch angemessene Herausforderungen
- Hilfe in besonders belastenden Situationen
- konstruktive Rückmeldungen (S. 142), Anerkennung, Ermunterung und eine objektive Beurteilung am Schluss (S. 143)

Die meisten Auszubildenden freuten sich darauf, (endlich wieder) praktisch arbeiten zu dürfen. Einige hatten Sorge, dass zu hohe Erwartungen an sie gestellt würden und sie ihre Anleiter enttäuschen könnten. Diese Sorge war vor allem bei theoretisch besonders gut benoteten Auszubildenden anzutreffen, häufig nach Zwischenprüfungen. Gemeinsam war jedoch bei allen der Wunsch vorhanden, möglichst schnell in das bestehende Team aufgenommen zu werden, ein gutes Arbeitsklima anzutreffen und nicht nur zur Belastung, sondern möglichst bald auch zur Entlastung wenigstens in Teilbereichen beizutragen.

Wünsche der Anleiter

Unabhängig davon sammelten auch Pflegekräfte bei einer Praxisanleiter-Fortbildung (derselben Schule) ihre Erwartungen an neue Auszubildende. Schon beim Nachdenken wurde ihnen bewusst, dass sie feste Vorstellungen von den Eigenschaften und Fähigkeiten ihrer zukünftigen Auszubildenden hatten und ihre Erwartungen oft unrealistisch waren. Sie beschlossen, in Zukunft offener und toleranter mit solchen Auszubildenden umzugehen, die nicht ihrem Wunschbild entsprechen, und sie so anzunehmen, wie sie sind, nämlich ihre guten Seiten zu sehen und sie darin zu bestärken, und sie dort zu unterstützen, wo sie nach ihrer Ansicht Schwächen zeigen, siehe dazu Kapitel Motivation des Auszubildenden (S. 99).

Folgende Wünsche wurden genannt, die Aufzählung erfolgt nach Häufigkeit der Nennung:

- körperliche und psychische Belastbarkeit
- Interesse am Beruf und Engagement
- zunehmende Entlastung der Mitarbeiter durch den Zuwachs an Handlungskompetenz des Schülers
- Zuverlässigkeit und Pünktlichkeit
- Achtung vor den zu Betreuenden
- Offenheit
- Eigeninitiative und Eigenverantwortlichkeit
- Verständnis für die Situation und das Verhalten der zu Betreuenden
- Teamfähigkeit
- Ehrlichkeit
- Kontaktfreudigkeit
- gepflegtes Erscheinungsbild
- Sorgfalt bei der Arbeit und im Umgang mit Material
- Fähigkeit zur Selbstkritik

Einig waren sich alle Teilnehmer darin, dass sie selbst und das ganze Team einen wesentlichen Beitrag zu einer positiven Lernentwicklung leisten können. Die gemeinsame Erfahrung aus beiden Befragungen war:

M!

Merke

Zusammenarbeit als Fundament

Alle an der Ausbildung Beteiligten müssen miteinander reden und einander ihre Erwartungen mitteilen. Der Grundstein für eine positive Entwicklung der praktischen Anleitung und der zukünftigen Pflege wird vorrangig durch eine gute Zusammenarbeit gelegt.

2.3.2 Das Pflegeteam – Teammitglieder als Co-Anleiter

Das Pflegeteam für eine Wohn- oder Pflegegruppe im Heim bzw. Krankenhaus bildet das pädagogische Umfeld für den Auszubildenden. Auch die Teammitglieder kennen die einzelnen Bewohner/Pflegeempfänger und ihre Bedürfnisse. An ihrem Verhalten kann sich der Auszubildende ebenfalls orientieren und Erfahrungen sammeln.

So wirkt das Handeln jedes Teammitglieds beispielhaft, im guten wie im schlechten Sinne. Damit ist das Team auch als „Co-Anleiter“ am Lernprozess beteiligt (S. 35).

Aufgaben des Pflegeteams sind:

- allgemeine Unterstützung des Anleiters
- Berücksichtigung seiner Aufgabe bei der Dienstplangestaltung
- Koordination der Arbeitsabläufe
- Absprachen über Pflegestile, Pflegestandards, Pflegeplanung und Dokumentation

- Schaffen eines kooperativen Arbeitsklimas, in dem ein partnerschaftlicher Führungsstil möglich wird

Umfang und Vielfalt der Anleitungsaufgabe erfordern Unterstützung vom kollegialen Umfeld. Nur wenn das Team sich mit der Anleitung als gemeinsamer Aufgabe identifiziert, kann es den Anleiter in wünschenswerter Weise entlasten und bei der Anleitung des Auszubildenden unterstützend mitwirken.

2.3.3 Die Pflegeempfänger

Anfang und Ende eines Praxisblockes oder einer längeren Praxiseinheit bringen in der Regel auch einen Wechsel der persönlichen Beziehungen mit sich, der besonders einschneidend für die Pflegeempfänger sein kann. Zwar ist jeder Anfang eine neue Chance für neue Begegnungen, aber jeder Abschied macht dafür immer wieder schmerzhaft die eigene Abhängigkeit bewusst.

Wenige andere Berufe erfordern so häufig eine emotionale Beziehungsaufnahme wie der Pflegeberuf, und jeder Abschied von einer Pflegekraft ist auch der Verlust einer zwischenmenschlichen Beziehung. Hier ist die Haltung des Anleiters als Vorbild für eine Beziehungsgestaltung (S. 101), die auch eine Belastung wie den Abschied aushält, besonders wichtig.

M!

Merke

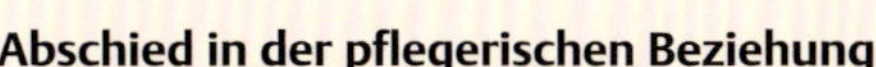

Abschied in der pflegerischen Beziehung

Eine pflegerische Beziehung muss auch zum Abschiednehmen fähig sein. Ist die Beziehung geprägt von der richtigen Balance aus Nähe und Distanz, der Echtheit in allen Fragen und der Achtung vor den gegenseitigen persönlichen Grenzziehungen, so ist auch ein Loslassen ohne Kränkung möglich.

Erwartungen der Pflegeempfänger

Der Pflegeempfänger erwartet bei einem Wechsel der Auszubildenden:

- Anregung durch Kennenlernen neuer Schüler
- freundliche Zuwendung
- Kontinuität im Tagesablauf und Sorgfalt bei der Betreuung/Pflege, Verständnis für seine Generation, seine Situation, seine Bedürfnisse
- Achtung vor dem alten, kranken oder Menschen mit Behinderung und seinen Lebenserfahrungen
- Taktgefühl und Einfühlungsvermögen

2.3.4 Die Ausbildungsstätte

Erwartungen der Ausbildungsstätte an den Praxisanleiter

Die Vertreter der Schule erwarten Unterstützung ihrer Arbeit durch:

- Kennenlernen der Alltagspraxis in der Einrichtung
- die Möglichkeit zur praktischen Umsetzung bisher erworbenen theoretischen Wissens im Einklang mit den steigenden Anforderungen der Ausbildung
- konstruktive Rückmeldungen an den Auszubildenden
- Mitwirkung bei der Leistungsbeurteilung
- gemeinsame Vorgehensweise bei der Zusammenarbeit in außergewöhnlichen Situationen (z. B. grobe Fehlleistungen, unentschuldigtes Fehlen)

Erwartungen des Anleiters an die Schule

Um die Kooperation zwischen Schule und Praxisstelle zu optimieren, gibt es regelmäßige Treffen für Praxisanleiter und Fachdozenten. Hier ist Raum für den Austausch über:

- organisatorische Fragen
- curriculare Fragen
- die Gestaltung der Besuche des Praxisbegleiters
- die Führung des Praxisbegleitbuches
- eventuell auftretende Probleme
- neue Ansätze und Methoden

2.4 Als Anleiter ein neues Gleichgewicht schaffen

Aus dem, was im Abschnitt „System Team“ (S. 32) zum Gleichgewicht von Systemen gesagt wurde, wird deutlich, dass es in der Anleitungssituation darum gehen wird, eine neue, veränderte Balance zwischen den Beteiligten zu finden. Das kann nicht geschehen, indem ich mich bemühe, allen alten Forderungen an mich, etwa seitens des Teams, nach wie vor gerecht zu werden und die neuen zusätzlich zu erledigen. Das würde ohnehin nicht gelingen und nur zu allgemeiner Unzufriedenheit führen. Siehe dazu die Erfahrungsbeispiele (S. 30) am Anfang dieses Kapitels.

Ein neues Gleichgewicht wird möglich, wenn sich das gesamte System ein bisschen verändert. Was kann ich als Einzelner dafür tun? Welche Bewältigungsstrategien kann ich mir aneignen?

▶ **Das Team einbeziehen.** Wie schon im ersten Kapitel betont, sollte sich der Anleiter nie als Einzelkämpfer begreifen, sondern seine Funktion ganz bewusst vor dem Hintergrund des ganzen Teams sehen. Das heißt:

- Schwierigkeiten, Ängste, Erwartungen an das Team offen ansprechen
- den anderen aber auch deutlich signalisieren, dass ich mich nach wie vor als Teil des Teams betrachte
- sich die Mithilfe und Unterstützung der Kollegen sichern, ganz praktisch im Sinne von Co-Anleitung, aber auch im Hinblick auf Ratschläge und Tipps
- Zeitabsprachen treffen

▶ **Den Lernenden einbeziehen.** Die gleiche Strategie der Offenheit und der klaren Signale gilt auch für die Zusammenarbeit mit dem Lernenden. Auch ihm muss deutlich werden, dass er zum Team gehört und dass er zugleich auch noch ein Zweierteam mit dem Anleiter bildet. Das geschieht durch:

- Offenheit des Anleiters, auch im Hinblick auf die eigene Rolle gegenüber dem Auszubildenden
- fest eingeplante Gespräche zwischen Anleiter und Auszubildendem
- Einbeziehen des Auszubildenden in Teambesprechungen
- Zuweisen von Teamaufgaben an den Auszubildenden (z. B. Protokoll einer Teamsitzung)
- Co-Anleitung durch andere Teammitglieder

Der Auszubildende begegnet damit gleich einer wichtigen Kompetenz für die sozialpflegerische Arbeit.

▶ **Den Pflegeempfänger einbeziehen.** Auch die begleiteten Menschen haben das Recht, über die Rolle des Anleiters informiert zu werden – sind sie doch die wichtigsten Partner einer erfolgreichen Anleitung. In der Regel stoßen sowohl Anleiter als auch Auszubildende hier auf viel mehr Einsicht und Wohlwollen als erwartet.

▶ **Beziehung zu Angehörigen und zur „Hierarchie".** Funktioniert das „neue Gleichgewicht" auf Wohnbereichs- bzw. Stationsebene, so ist es sehr viel einfacher, dies auch nach außen, gegenüber Heim- und Pflegedienstleitung und gegenüber Angehörigen, transparent zu machen und zu vertreten. Einen ganz wesentlichen Schritt muss der Anleiter jedoch allein tun:

Merke

Innere Systemveränderung

Ein neues Gleichgewicht in der Arbeit wird möglich, wenn sich mein eigenes System ein bisschen verändert.

▶ **Die eigenen Prioritäten prüfen und ggf. neu setzen.** Auch mit mir selbst werde ich Kompromisse eingehen und meine Prioritäten den Gegebenheiten der Anleitungssituation anpassen müssen. Eine wichtige Richtschnur sind hier die Fragen:

- Wie kann ich meine Aufgaben so erfüllen, dass die Menschen, mit denen ich zu tun habe, von mir und meiner Arbeit profitieren?
- Wo bin ich fremdbestimmt, wo bin ich selbstbestimmt?
- Welche Rahmenbedingungen finde ich vor, welche Freiräume könnte ich nutzen?

Reflexion

Schauen Sie die Liste in ▶ Abb. 2.3 durch. Ergänzen Sie dabei, was Ihrer Ansicht nach noch fehlt, und streichen Sie unrealistische Punkte. Unterstreichen Sie beim Durchlesen das, was Ihrer Ansicht nach im Augenblick am wichtigsten ist. Prüfen Sie nochmals nach: „Ist es wirklich wichtig?" Nummerieren Sie die einzelnen Punkte dann in der Spalte „meine Prioritäten" nach Wichtigkeit durch. Nun haben Sie Ihre ganz persönliche Prioritätenliste.

Betrachten Sie die ersten vier Rangplätze Ihrer Liste:

- Haben Sie das Gefühl, dass die gefundenen Prioritäten in Ihrem Handeln zum Tragen kommen?
- Was könnten Sie tun, um Ihre Prioritäten eventuell noch stärker Wirklichkeit werden zu lassen?
- Wer kann Ihnen dabei helfen?
- Wo müssen Sie Kompromisse schließen, wo Abstriche machen?

Personen/Gruppen und ihre Erwartungen	Meine persönlichen Prioritäten
1. Schüler wünscht sich:	
• qualifizierte und engagierte Anleitung	☐
• Freundlichkeit, Geduld, Diskussionsfreudigkeit, Aufgeschlossenheit	☐
• Anleiter als kompetenter Ansprechpartner bei Problemen und Fragen	☐
• Anleiter als menschliches und berufliches Vorbild, viel Zeit mit dem Anleiter zum Lernen und Üben	☐
Raum für Ergänzungen:	
2. Schule wünscht sich:	
• gute, qualifizierte Praxisanleitung für die Schüler	☐
• Einhaltung vereinbarter Standards	☐
• Erreichung vorgegebener Lernziele	☐
• Anleiter als Gesprächspartner	☐
Raum für Ergänzungen:	
3. Anleiter wünscht sich von sich selbst:	
• gute, qualifizierte Arbeit als Anleiter und Betreuer	☐
• gute Beziehung zu den begleiteten Menschen	☐
• Verlässlichkeit gegenüber dem Team	☐
• anerkannte, geschätzte Position im Team	☐
• hohe Fach- und Führungskompetenz als Anleiter	☐
• gute Beziehung zum Schüler	☐
Raum für Ergänzungen:	
4. Team wünscht sich:	
• Verlässlichkeit	☐
• qualifizierte Mitarbeit	☐
• Bereitschaft zur Übernahme von Aufgaben	☐
• Kollegialität und Solidarität	☐
• Aufgeschlossenheit	☐
• Motivation	☐
Raum für Ergänzungen:	
5. Leitung wünscht sich:	
• qualifizierte Arbeit	☐
• hohe Arbeitsmotivation	☐
• gute Anleitung und Ausbildung künftiger Mitarbeiter	☐
• Beitrag zum guten Ruf des Hauses	☐
• Einhaltung der vorgeschriebenen Arbeitszeit	☐
• geringe Fehlzeiten	☐
Raum für Ergänzungen:	
6. Pflegeempfänger wünschen sich:	
• fachkundige, einfühlsame Betreuung	☐
• viel Zeit und Zuwendung	☐
• feste Bezugsperson	☐
Raum für Ergänzungen:	
7. Angehörige wünschen sich:	
• Entlastung	☐
• gute Betreuung	☐
• freundliche, kompetente Ansprechpartner bei Fragen	☐
• qualifiziert ausgebildetes Personal	☐
Raum für Ergänzungen:	

Abb. 2.3 Eigene Prioritäten prüfen. Der Fragebogen dient dazu, die eigenen Erwartungen mit den Vorstellungen der anderen Personengruppen abzugleichen.

Hilfreich für einen gelassenen, konfliktarmen Umgang mit der Anleitungssituation im Ganzen des Systems ist eine bei aller Selbstkritik positive Grundhaltung zur eigenen Person und Leistung und auch ein entspanntes Verhältnis zu dem schwierigen Begriff „Autorität“. Auf beides soll im Folgenden eingegangen werden.

2.5 Das Selbstbild des Anleiters – Anleiteridentität

Um selbstsicher und *selbst-bewusst* im wahrsten Sinne in die Anleitungssituation und die Beziehung zum Auszubildenden hineingehen zu können, sollte der Anleiter sich selbst kennen, auf sich vertrauen und für sich sorgen können. Es gilt, das eigene Selbstbild zu klären, nach dem Motto: „Ich muss mich erst selbst wahrnehmen, bevor ich andere wahrnehmen kann.“ Die Frage, die der Anleiter sich dieser Situation stellen muss, lautet: „Bin ich mit mir und meiner Arbeit grundsätzlich zufrieden oder verlange ich eigentlich mehr oder anderes von mir?“

Wer unsicher oder mit sich unzufrieden ist, fühlt sich rasch überfordert oder gar bedroht, wenn er bei der Anleitung etwa mit Vorschlägen des Auszubildenden („Könnte man das nicht vielleicht auch so machen?“) oder mit anderen Arbeitsweisen („Wir haben das in der Schule aber anders gelernt.“) konfrontiert wird. Wer sich bedroht fühlt, der verteidigt sich und „schlägt zurück“. Er wird als Anleiter Ideen, die der Auszubildende einbringen möchte, von vornherein unterdrücken: „So was kann man bei uns sowieso nicht machen.“ Fragen wird er als Kritik auffassen oder „abwimmeln“. Zur gemeinsamen Reflexion und zum Üben schwieriger Aufgaben fehlt ihm nach eigener Aussage meist die Zeit. Die Förderung der Problemlösefähigkeit des Lernenden bleibt auf der Strecke.

Ebenso denkbar ist das Gegenteil: Der unsichere Anleiter gibt seinen „Widerstand“ gänzlich auf und überlässt dem dominanten Auszubildenden zu sehr das Feld.

Erfolgreich ist sicherlich der Anleiter, der sich und die eigene Leistung akzeptiert, der zugibt, wenn er etwas nicht weiß, der den Lernenden zu eigener Recherche ermutigt und sich gegebenenfalls selbst noch einmal informiert und offen – und vor allem sachlich! – auf Fragen und Ideen des Schülers eingeht. Sein Ziel ist es, die Stärken des Lernenden zu fördern (S. 92), ihn zur Auseinandersetzung mit seinen Schwächen anzuregen und ihn immer kompetenter und eigenständiger werden zu lassen.

2.5.1 Grundposition des Anleiters

Der Psychologe Eric Berne geht davon aus, dass Menschen in früher Kindheit Grundüberzeugungen entwickeln, mit denen sie „ihren Platz in der Welt“ definieren und in Beziehung zu anderen Menschen treten. Diese vier grundlegenden Lebenspositionen sind:

1. **„Ich bin nicht O.K. – die anderen sind O.K.“** Diese Position ist oft verbunden mit dem Rückschluss: Ich muss Vorbedingungen erfüllen, bevor ich akzeptiert werde. Berne spricht hier von einer depressiven Position.
2. **„Ich bin O.K., aber mit den anderen stimmt was nicht, sonst würden sie dafür sorgen, dass es mir nicht so schlecht geht.“** Eine Erweiterung dieser Position ist auch die Ansicht, die anderen sind gegen mich. Berne nennt diese Position entsprechend auch paranoid.
3. **„Ich bin nicht O.K., ich kriege mein Leben nicht geregelt und die anderen schaffen es auch nicht.“** Diese verzweifelte Position ist meist verbunden mit einem Gefühl tiefer Ziel- und Sinnlosigkeit. Berne spricht in diesem Fall von einer schizoiden oder suizidalen Position. Auch Menschen, die eigentlich gut stabilisiert sind, rutschen in Stresssituationen bisweilen in die Positionen 1 bis 3. Normalerweise wachsen Menschen aber an der Auseinandersetzung mit ihrer Umwelt und entwickeln dabei die folgende, reife Position:
4. **„Ich bin O.K., du bist OK.“** In dieser Haltung fühlt man sich weder über- noch unterlegen und braucht daher weder sich noch andere zu manipulieren. Fehler können sich und anderen durchaus zugestanden werden, führen aber nicht zur Abwertung der Person.

▸ Abb. 2.4 veranschaulicht diese Grundpositionen schematisch.

Anleiter müssen lernen zu erkennen, aus welcher Position heraus sie agieren. Es ist ihre Verantwortung, Mechanismen zu entwickeln, wie sie die vierte Position stabilisieren bzw. zu ihr zurückfinden können. Außerdem gehört es zu ihrer professionellen Rolle, ein Gespür dafür zu entwickeln, in welcher „Grundposition“ der anzuleitende Auszubildende sich befindet.

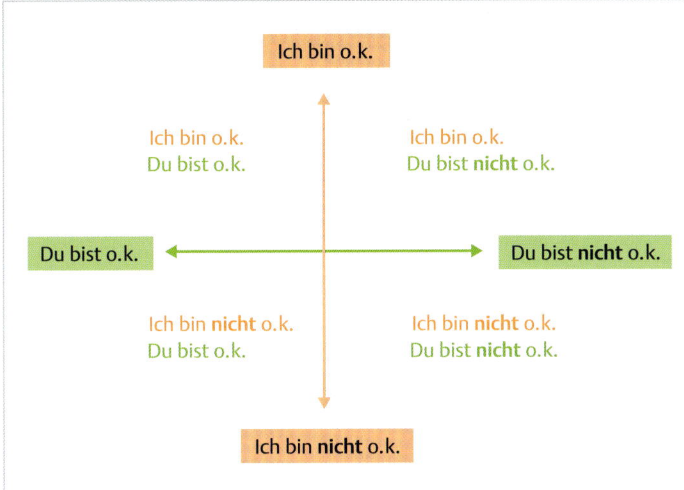

Abb. 2.4 Grundüberzeugungen nach E. Berne. Das Verhältnis von Du und Ich.

Wer gelernt hat, das eigene Gleichgewicht immer wiederherzustellen, sich und andere genau wahrzunehmen und bei aller Kritik zu akzeptieren, der ist schon ganz nah dran am echten Selbst-Bewusstsein und damit an der Entwicklung „natürlicher Autorität“.

Reflexion

Welche Grundposition erkennen Sie in Ihrer Ausgestaltung der Anleiterrolle? Gewisse Tendenzen lassen sich mithilfe des Fragebogens (▸ Abb. 2.5) feststellen. Die Auswertung finden Sie im Anhang (▸ Tab. 10.1).

Ihr Befragungsergebnis zeigt, welche Schwerpunkte Sie in der Beziehungsgestaltungzum Auszubildenden setzen. Meist kommt dabei ein recht gesundes Mischverhältnis zustande, da, wie bereits gesagt, Anleiter- und Schülerpersönlichkeit in Abstimmung gebracht werden müssen. Auch der Ausbildungsstand spielt eine Rolle – ein Lernender wird am Anfang stärker den „Lehrer“ und auch mal den „Chef“ brauchen, während zum Ende der Ausbildung der „Partner“ gefragt ist. Wirklich fragwürdige Anleiterpositionen wären lediglich der „Kumpel“ oder der „Elternteil“, da hier klar die professionelle Distanz und das Bewusstsein für die Erwachsenenposition des Auszubildenden fehlen würde.

2.5.2 Seiner selbst sicher sein – kann man Autorität lernen?

Autorität geht in der Regel mit Verantwortung und anspruchsvolleren Aufgaben Hand in Hand. Wer Auszubildende anleitet, bekommt damit automatisch „Autorität“ zugewiesen, er wird, ob er will oder nicht, zum „Lehrer“, zum Ansprechpartner, zum „Vorbild“.

Vorstellungen von Autorität

▸ **Autoritätsformen.** Wir unterscheiden ganz allgemein drei verschiedene Formen von Autorität (▸ Abb. 2.6):

A – die in der Persönlichkeit begründete Autorität (Persönlichkeitsautorität)

B – die in der Sachkompetenz begründete, fachliche Autorität (Fachautorität),

C – die an eine bestimmte Position gebundene Autorität (Amtsautorität).

Probleme tauchen meist im Zusammenhang mit C auf. Ideal wäre, wenn im Falle von C automatisch auch A und B gegeben wären, doch das ist natürlich nicht immer so. Das muss beiden Seiten klar sein – denen, die Leitung und Anleitung übernehmen, und denen, die Leitung und Anleitung erleben.

Meist überzeugen Menschen, die wirklich Führungsqualität haben, tatsächlich durch ihre fachliche Kompetenz und Tüchtigkeit. Doch das allein macht das Geheimnis echter Autorität noch nicht aus. Denken Sie an die vielen fachlich hervorragend tüchtigen Leute, die Sie kennen: Nicht je-

Bitte beantworten Sie die folgenden Aussagen spontan, ohne langes Nachdenken.	*ja*	*nein*
1. Eine enge persönliche Beziehung zwischen PA und S ist in meinen Augen sehr wichtig.	☐	☐
2. Ich sehe mich in meiner Anleiterrolle in erster Linie als Vorbild für den von mir zu begleitenden S.	☐	☐
3. Besonders schön ist es, wenn sich zwischen PA und S eine freundschaftliche Beziehung entwickelt.	☐	☐
4. In meinen Augen bringen die S gerade durch ihre Unverbrauchtheit sehr viel Positives in die Praxis ein.	☐	☐
5. PA hat für mich ganz eindeutig etwas mit Leitung zu tun.	☐	☐
6. PA und S müssen in besonderer Weise zusammenhalten.	☐	☐
7. Ein Problem in der PA können allzu selbstbewusste S sein, die sich für besser halten als ihre Anleiter.	☐	☐
8. Ich schätze an der PA besonders den ungezwungenen, kameradschaftlichen Austausch mit den S.	☐	☐
9. Es kommt durchaus vor, dass ich mir auch privat Gedanken mache, wie ich einem S, der in einer Krise steckt, helfen könnte.	☐	☐
10. Ich möchte den von mir begleiteten S an meiner Erfahrung und an meinem Wissen teilhaben lassen.	☐	☐
11. Ich würde dem von mir begleiteten S jederzeit mit Rat und auch mit Tat zur Seite stehen, wenn er Kummer oder private Probleme hat.	☐	☐
12. Einen wesentlichen Teil meiner Aufgabe als PA sehe ich darin, dem S das Rüstzeug für seine praktische Arbeit zu vermitteln.	☐	☐
13. Ganz wichtig ist mir die Diskussion, der fachliche und persönliche Austausch mit dem S.	☐	☐
14. Der S muss in der Anleitung klare Direktiven bekommen, die vom PA ausgehen.	☐	☐
15. Die Ansichten und die Arbeitsauffassung des S ist mir mindestens genauso wichtig wie die aller anderen Teammitglieder.	☐	☐
16. Ich habe kein Problem damit, einem S gegenüber einen Fehler zuzugeben und mich bei ihm zu entschuldigen.	☐	☐
17. Das Klären und Erklären professionellen Tuns für den S ist mir sehr wichtig.	☐	☐
18. Ich mache mir oft Sorgen um die jungen Menschen, die ich als PA begleite.	☐	☐
19. Oft gehört es auch zur Anleiterrolle, den S wieder ganz deutlich auf seine Rolle als Lernender zurückzuführen.	☐	☐
20. Ich lerne gerne etwas von dem von mir begleiteten S.	☐	☐
21. Ich fühle mich auch ganz persönlich für den jungen Menschen, den ich in der Praxis begleite, verantwortlich.	☐	☐
22. Oft stelle ich dem S bewusst schwierige Aufgaben, die er bewältigen muss und deren Ergebnis wir dann gemeinsam besprechen.	☐	☐
23. Ich halte es für problematisch, wenn die Anleitungsbeziehung allzu sehr auf der persönlichen Ebene läuft.	☐	☐
24. Die Verantwortung für eine gelingende Praxisanleitung liegt in meinen Augen gleichermaßen bei PA und S.	☐	☐
25. Ich würde es für antiquiert halten, dem S Vorschriften zu machen.	☐	☐
26. Wenn der von mir begleitete S persönliche Probleme hat, findet er bei mir jederzeit ein offenes Ohr.	☐	☐
27. Wichtig ist mir, dem S an wichtigen Stellen Wegweisung und Hilfestellung für seine Arbeit zu geben.	☐	☐
28. Ich würde mein Verhältnis zu den S, die ich begleite, als partnerschaftlich bezeichnen.	☐	☐
29. Der S darf von mir ganz klare Rückmeldungen über seine Leistung erwarten.	☐	☐
30. Manchmal bilden PA und S durch ihre besondere Arbeitsbeziehung eine ganz eigene Einheit im Team.	☐	☐

Abb. 2.5 Fragebogen zur Anleiterrolle. Welche Grundposition habe ich in der Beziehungsgestaltung?

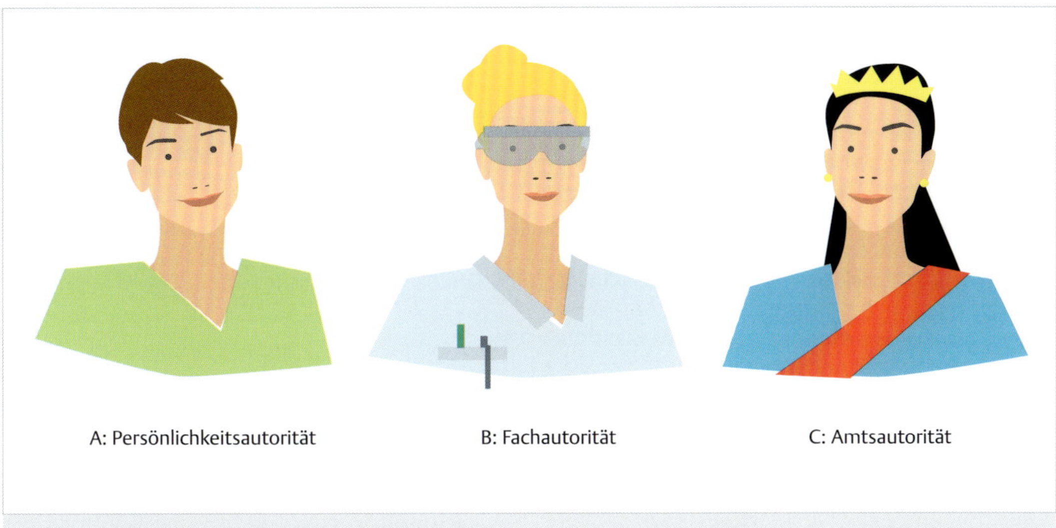

Abb. 2.6 Autoritätsformen. Drei Formen der Autorität.

der besitzt Autorität. Allzu oft wird Selbstsicherheit, „das Sich-seiner-sicher-Sein", mit Arroganz verwechselt. Dass wir uns oft so schwertun mit Autorität, ganz gleich auf welcher Hierarchiestufe wir stehen, ob wir sie verkörpern oder bei anderen akzeptieren müssen, liegt meist an falschen Vorstellungen und Erwartungen.

▸ **Irrige Vorstellungen von Autorität.** Autorität bedeutet nicht, so perfekt wie möglich zu sein, immer alles richtig zu machen, immer das rechte Wort zu finden. Autorität bedeutet nicht: „Andere haben nichts zu sagen." Autorität bedeutet nicht, für alles verantwortlich zu sein, alles nachprüfen zu müssen, was andere tun. Autorität muss nicht mit Zähnen und Klauen verteidigt werden, man muss nicht ständig klarmachen, „wer der Boss ist". Es ist ein Irrtum zu meinen, wer Unsicherheit zeigt, könne niemals Autorität haben. Ebenso falsch ist die Annahme, Fragen, Kritik und Verbesserungsvorschläge von anderer Seite kratzten die eigene Autorität an. Wer anderen Freiraum lässt und ihnen echte Wertschätzung entgegenbringt, muss deshalb nicht befürchten, seine Autorität zu verlieren.

▸ **Natürliche Autorität.** Ab und zu erleben wir Menschen, die sich scheinbar mühelos behaupten, die Dinge fast unmerklich im Griff haben und lenken und so etwas wie eine ganz natürliche, selbstverständliche Autorität ausstrahlen. Woran liegt das?

Selbstbild prüfen: Will ich perfekt sein?

Einige der oben aufgeführten Missverständnisse beziehen sich auf das Selbstbild, d. h. auf das, was ich von mir selbst verlange, um Autorität zu verkörpern: perfekt sein, immer sicher und richtig reagieren, alles wissen, alles sehen, für alles verantwortlich sein. Hier spielen – meist unbewusste – Muster eine Rolle, die uns schon in unserer Kindheit anerzogen werden.

Überforderung durch innere Antreiber

Vor allem in schwierigen Lebenssituationen folgen wir inneren Impulsen (Antreibern), um wieder in Ordnung zu kommen. E. Berne unterscheidet fünf dieser „Antreiberdynamiken" (nach E. Berne) (S. 46):

1. Ich bin O.K., wenn ich stark bin.
2. Ich bin O.K., wenn ich perfekt bin.
3. Ich bin O.K., wenn ich gefällig bin.
4. Ich bin O.K., wenn ich mich beeile.
5. Ich bin O.K., wenn ich mich anstrenge.

Es ist sicherlich interessant zu fragen, zu welchem Typ ich mich zählen muss. Es kann durchaus sein, dass ich nur in bestimmten Situationen für bestimmte Antreiber anfällig bin. Entscheidend ist aber die Erkenntnis, dass die Forderungen dieser „inneren Antreiber" unerfüllbar sind und letztlich ins Leere laufen. Ob und wie stark Sie von inneren Antreibern geleitet werden, können Sie mit einem Fragebogen (▶ Abb. 2.9) prüfen.

Es ist tröstlich, dass es oft gar nicht die „Perfekten" sind, die zu Vorbildern werden. Gibt es doch im Grunde, wenn wir ehrlich sind, nichts Langweiligeres und nichts Deprimierenderes als Perfektion. Ganz abgesehen davon ist Perfektionismus, wie Untersuchungen zeigen, geradezu schädlich! Nicht nur, dass Perfektionisten durch ihre ständige Überforderung sich selbst und anderen das Leben schwer machen – sie leisten letztlich weniger und sind weniger kreativ und spontan.

Merke

Natürliche Autorität
Wer natürliche Autorität besitzt, kennt seine Stärken und Fähigkeiten und ist sich ihrer sicher, weiß aber auch um seine Grenzen. Zugleich ist ein solcher Mensch fähig und bereit, anderen mit echter Wertschätzung zu begegnen und von ihnen zu lernen.

Das bedeutet für die Arbeit:

- Sie/Er hat keine Angst um die eigene Position.
- Sie/Er begegnet anderen mit einer Grundhaltung der Offenheit und Wertschätzung.
- Sie/Er kann Irrtümer und Wissenslücken zugeben.
- Sie/Er gesteht auch anderen Verantwortung und Kompetenz zu, nutzt und fördert ihre Fähigkeiten.
- Sie/Er begegnet neuen Vorschlägen und Ideen sachlich und offen.
- Sie/Er geht sachlich und ohne emotionale „Seitenhiebe" mit anderen um.
- Sie/Er lebt das Verhalten vor, das sie/er von anderen erwartet.

Die mit einer besonderen Position (Autoritätstyp C) betraute Person, in unserem Fall der Anleiter, hat grundsätzlich die Möglichkeit, sich als kompetenter, offener und vor allem sachlicher Partner zu erweisen. Dazu gehört auch, die eigenen Kenntnisse und Fähigkeiten realistisch einzuschätzen und sie immer wieder auf den neuesten Stand zu bringen (Autoritätstyp B).

Reflexion

In welchen Situationen fühle ich mich sicher, in welchen unsicher? Gibt es möglicherweise einen Weg, souverän und doch ehrlich mit Unsicherheit umzugehen? Wie könnte er aussehen? Wo muss ich auf jeden Fall sicher werden durch den Erwerb von Wissen oder Techniken? Welche Möglichkeiten zum Wissenserwerb möchte ich nutzen?

Die Auseinandersetzung mit der eigenen Vorstellung von Autorität führt zu der Frage danach, wie diese Autorität in der Anleitungssituation zum Ausdruck kommt. Anleiten heißt leiten, d. h., der Anleiter übernimmt im Verhältnis zum Auszubildenden in gewisser Weise die Führung. Das kann, je nach Autoritätsverständnis und Selbstbild des Anleiters, ganz unterschiedlich aussehen – und unterschiedlich nutzbringend für das Anleitungsgeschehen sein.

2.6 Das Leitungsverständnis des Anleiters – Führung übernehmen, aber wie?

2.6.1 Der autoritäre Führungsstil

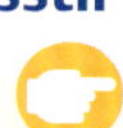

Erfahrung

Hierarchiedenken
„Ich hatte mich so gefreut, auf eine Station zu kommen, wo eine ehemalige Schülerin von unserer Schule meine Mentorin wird. Ich dachte, da sind wir uns wenigstens in den Vorstellungen von Altenpflege einig, und ich kann was einbringen. Pustekuchen! Die hat mir gleich von Anfang an klargemacht, dass sie das Sagen hat und ich nichts zu melden habe. Ich bin total enttäuscht." (Eine Altenpflegeschülerin)

Die Person in leitender Funktion gibt Anweisungen, die dann befolgt werden müssen. Sie formuliert die zu erreichenden Ziele, gibt aber auch den Weg vor, auf dem diese Ziele erreicht werden sollen. Abläufe werden nicht besprochen, sondern festgelegt. Abweichungen werden nicht geduldet.

▶ **Vorteile.** Eine autoritär gestaltete Anleitungssituation vermittelt dem Anzuleitenden in der Re-

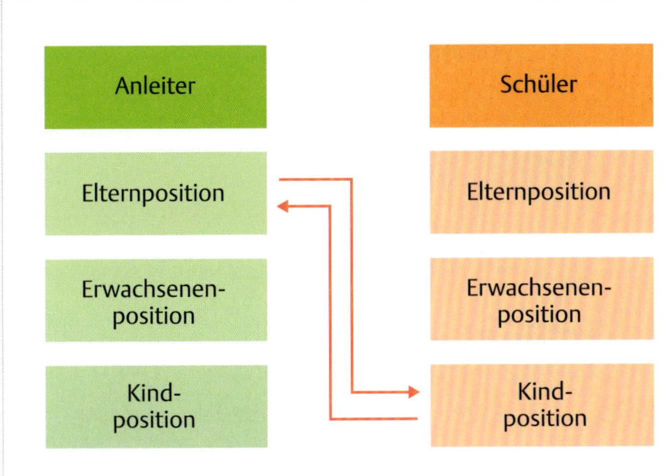

Abb. 2.7 Autoritärer Führungsstil. Transaktionsanalyse nach Eric Berne.

gel ein einheitliches, da vorgegebenes Arbeitskonzept. Die Arbeit läuft – zumindest auf den ersten Blick – reibungslos und zielgerichtet. Überflüssige Arbeitsgänge und Experimente, das Ausprobieren von Neuem werden vermieden. Es wird Zeit gespart, auch Besprechungszeit. Der Auszubildende weiß genau, woran er ist.

▸ **Nachteile.** Lernen heißt nicht zuletzt hinterfragen, selbst entdecken, sich etwas erobern. Wo dies nicht möglich ist, wird die Eigeninitiative und damit die Motivation des Schülers abgeblockt. Er fühlt sich zum Befehlsempfänger und zur billigen Arbeitskraft abgewertet und wird unzufrieden. Es kommt zu Spannungen in der Anleiter-Auszubildenden-Beziehung. Das schlechte Beziehungsklima wirkt sich negativ auf die Lernbereitschaft, die Arbeitsleistung und schließlich auch auf die begleiteten Menschen aus. Ursprünglich motivierte Auszubildende resignieren in dieser Situation, versuchen die Ausbildungsstelle zu wechseln oder wandern gar in andere Berufe ab.

Beziehungsgefüge: Eltern/Kind

Die Beziehung zwischen Anleiter und Auszubildendem ist beim autoritären Anleitungsstil geprägt durch ein starkes Gefälle: Der Anleiter übernimmt gleichsam die Rolle eines strengen Elternteils. Der Auszubildende hat die Möglichkeit, sich unterzuordnen und anzupassen, also die Rolle des „braven Kindes“ (E. Berne) zu übernehmen oder zu rebellieren, wofür er vom Anleiter leicht als „trotziges Kind“ eingestuft wird. Anleiter, die den autoritären Stil bevorzugen, schätzen daher in der Regel besonders angepasste Auszubildende und umgekehrt. In (▸ Abb. 2.7) ist der autoritäre Führungsstil nach Eric Berne grafisch veranschaulicht.

Manche Auszubildende weisen dem Anleiter aber auch von sich aus die Elternrolle zu, indem sie sich sehr unselbstständig und hilfesuchend verhalten. Dahinter kann Unsicherheit, aber durchaus auch Bequemlichkeit stecken. Der Anleiter muss sich also gut überlegen, wie weit er auf den Appell an sein Eltern-Ich eingeht, da er den Lernenden zu Eigeninitiative und Eigenverantwortung ermutigen möchte.

Im (Ausnahme-)Fall extremer Unsicherheit beim Anleiter und extremer Selbstsicherheit beim Auszubildenden kann dieses Beziehungsgefüge übrigens ins Gegenteil kippen – ein Alarmsignal für den Anleiter, sein Selbstverständnis zu überprüfen, da diese „verkehrte Welt“, in der der Anleiter zum „Kind“ und der Auszubildende zum „Elternteil“ wird, der fachlichen und persönlichen Entwicklung beider Protagonisten zutiefst schadet. Nötigenfalls muss hier Hilfe von außen in Anspruch genommen werden, siehe dazu Psychohygiene von außen (S. 52).

2.6.2 Der Laissez-faire-Führungsstil

Erfahrung

Ohne Anleitung

„Eigentlich werde ich überhaupt nicht angeleitet. Mein Anleiter nimmt kaum Notiz von mir. Wenn ich nachfrage, heißt es, du bist jetzt im dritten Ausbildungsjahr, du kannst das. Das Positive daran ist, dass ich sehr viel selbstständig machen kann und auch schon ein paar Dinge, die mir wichtig waren, einfach geplant und durchgeführt habe. Das macht mich natürlich auch stolz. Oft fühle ich mich durch die Verantwortung aber auch überfordert. Dann nehme ich die Arbeit im Kopf mit nach Hause und grüble noch stundenlang, ob ich alles richtig gemacht habe.“ (Eine Heilerziehungspflegeseminaristin)

In diesem Fall überlässt die mit der Anleitung betraute Person es völlig dem Lernenden, wie er seine Arbeit gestalten will. Sie gibt keinerlei Orientierung oder Anweisungen, auch keine Hilfestellung, mischt sich in nichts ein, überlässt den Schüler sozusagen sich selbst. Rückmeldungen über Lernfortschritte bleiben aus.

▶ **Vorteile.** Der Auszubildende hat die Möglichkeit, Anregungen und eigene Vorstellungen in seine Arbeit einzubringen, und lernt außerdem, wenn auch zum Teil unfreiwillig, eigenständig und eigenverantwortlich zu arbeiten.

▶ **Nachteile.** Durch fehlende Zielvorgaben kommt es leicht zu Unsicherheit und Uneinheitlichkeit in der Arbeit. Man „wurstelt vor sich hin“, nach eigenem Ermessen. Geleitetes fachliches Hinzulernen ist unmöglich. Es kann zu gravierenden Fehlern kommen. Auch die Zusammenarbeit mit den anderen Mitarbeitern leidet unter Umständen, da der Auszubildende in der Anleitungsbeziehung nicht gelernt hat, Hand in Hand zu arbeiten oder Vorschläge zu besprechen und sich mit einem Gegenüber auf gemeinsame Ziele zu einigen. Auch hier kommt es zu Spannungen zwischen dem Auszubildenden und dem Anleiter. Der Auszubildende fühlt sich vom Anleiter im Stich gelassen, häufig auch bei Konflikten mit dem Team und anderen Instanzen wie Wohnbereichs-, Stations- oder Pflegedienstleitung. Die Pflegeempfänger erleben eventuell eine uneinheitliche und z. T. widersprüchliche Betreuung oder sogar schwere Pflegefehler.

Beziehungsgefüge: Beziehungslosigkeit

In der Laissez-faire-Situation besteht eigentlich keine Beziehung zwischen dem Anleiter und dem Auszubildenden. Man könnte hier das Bild des gleichgültigen Elternteils gebrauchen, das keine Berührungs- und damit auch keine Angriffsfläche bietet. Dem gegenüber steht das überforderte Kind, das um Anpassung und Leistung bemüht ist und das zu früh in die Erwachsenenrolle gedrängt wird.

Laissez-faire – kontraindiziert!

Die völlige Orientierungslosigkeit des Laissez-faire-Stils ist auf jeden Fall in der Anleitungssituation kontraindiziert, gleichwohl in der Realität leider bei überlasteten oder frustrierten Anleitern anzutreffen.

2.6.3 Der partnerschaftliche Führungsstil

Erfahrung

Gute Anleitung

„Meine Praxisanleitung lief so optimal, dass man sich kaum traut, sie zu beschreiben, bei all den schlechten Erfahrungen, die andere machen. Meine Anleiterin war einfach super. Ich konnte immer fragen, wenn ich unsicher war, und wusste immer, wo ich stehe. Dinge, die ich mir nicht zugetraut habe, haben wir vorher besprochen oder auch gemeinsam gemacht und hinterher noch einmal ausgewertet. Und andererseits durfte ich ganz viel ausprobieren und einbringen, was mir wichtig war, zum Beispiel in Aktivierung. Und die anderen im Team haben da auch ganz toll mitgezogen.“ (Eine Altenpflegeschülerin)

Anleiter gibt Freiraum, wo möglich, und begleitet, wo nötig

Beim partnerschaftlichen Führungsstil betrachtet sich die mit einer (An-)Leitungsfunktion betraute Person als Teammitglied mit besonderem Arbeitsauftrag. Der Anleiter bespricht wichtige Arbeitsabläufe mit dem Auszubildenden, gibt Hilfestellung, wo nötig, nimmt aber auch die Ansichten und Vorschläge des Lernenden ernst und greift sie auf. Gemeinsame Planung und Reflexion sind ihm wichtig. Er sieht seine Aufgabe u. a. auch darin, die Stärken des Auszubildenden zu fördern und für das ganze Team nutzbar zu machen.

▸ **Vorteile.** Der Auszubildende erfährt Förderung, wo dies nötig ist, er ist zugleich aber voll an der Gestaltung der Arbeit des ganzen Teams beteiligt. Das steigert seine Motivation und Lernbereitschaft, aber auch die Fähigkeit zur Teamarbeit. Auszubildende, deren Anleiter einen partnerschaftlichen Anleitungsstil praktizieren, entwickeln Problembewusstsein, Handlungskompetenz und Kooperationsbereitschaft, haben aber auch eine Richtschnur, an der sie sich orientieren können. Das Team kann seine Arbeit auf diese Weise besonders effektiv gestalten, da die Stärken der Einzelnen zur Entfaltung kommen. Gleichzeitig wird durch die „Koordinationsarbeit" des Anleitenden ein Auseinanderdriften der Arbeitsweisen verhindert und ein einheitlicher Stil gewahrt.

▸ **Nachteile.** Der partnerschaftliche Führungsstil verlangt zweifellos am meisten Souveränität vom Anleitenden und vom Team – und umgekehrt vom Auszubildenden am meisten Eigeninitiative, gepaart mit Kompromissbereitschaft. Er ist zudem relativ zeitaufwendig, da mehr Zeit für Entscheidungsfindungen und Erfahrungsaustausch eingeplant werden muss.

Beziehungsgefüge: Erwachsener-Erwachsener

In der partnerschaftlichen Anleiter-Auszubildenden-Beziehung begegnen sich beide Teile auf der gleichen Ebene. Der Anleiter behandelt den Auszubildenden als verantwortungsfähigen Erwachsenen und der Schüler akzeptiert den Anleiter in seiner Funktion. Anleiter, die den partnerschaftlichen Anleitungsstil bevorzugen, kommen in der Regel besonders gut mit kompetenten, selbstbewussten (nicht selbstherrlichen!) Auszubildenden zurecht, die wiederum dadurch motiviert werden, dass man sie ernst nimmt, und die in dieser Situation dann auch gern bereit sind, dem Anleiter einen Vorsprung an Sachkompetenz zuzugestehen.

Aus dem Gesagten ist wohl deutlich geworden, dass der partnerschaftliche Führungsstil einerseits der förderndste, forderndste und spannendste für alle Beteiligten ist, andererseits aber auch am meisten Einsatz verlangt. Der partnerschaftliche Führungsstil ist in ▸ Abb. 2.8 dargestellt.

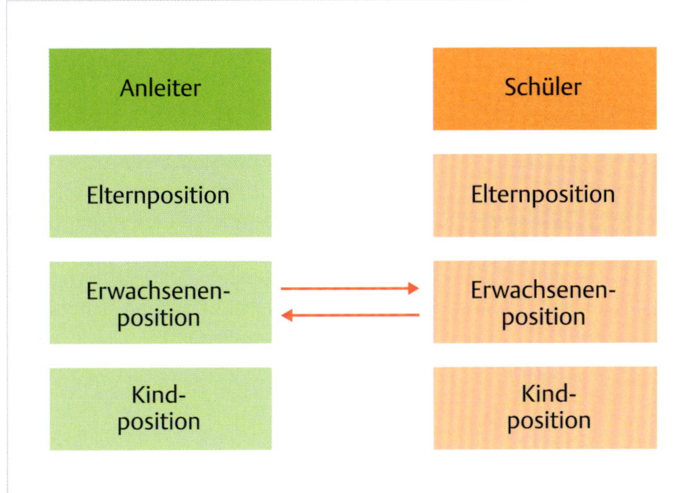

Abb. 2.8 Partnerschaftlicher Führungsstil. Transaktionsanalyse nach Eric Berne.

Merke

Führungsstil

Keiner der Führungsstile eignet sich für alle Anleitungssituationen. Welcher Stil jeweils angemessen ist, hängt stark vom Ausbildungsstand, aber auch von der Person des Auszubildenden ab. Nicht jeder Auszubildende fühlt sich mit der Eigenständigkeit wohl, die z. B. ein partnerschaftlicher Führungsstil mit sich bringt. Andere können mit Autorität schlecht umgehen und fühlen sich durch klare Ansagen schnell eingeengt und ausgebremst.

Auf den gesamten Ausbildungszeitraum gesehen sollte grundsätzlich eine Verschiebung von stärker vorgebender zu immer mehr Freiraum lassender, „partnerschaftlicher“ Anleitung stattfinden, die dann am Ende in die völlige Eigenständigkeit des Ausgebildeten mündet.

Reflexion

Überprüfen Sie im Hinblick auf die Auszubildenden, die Sie gerade begleiten, die folgenden Fragen:

- Welche Rolle übernehme ich in der Anleitungssituation: die Elternrolle, die Erwachsenenrolle? Betrachten Sie nochmals Ihr Ergebnis vom Fragebogen ▸ Abb. 2.5 in ▸ Tab. 10.1.
- In welche Rolle begibt sich der Auszubildende?
- Was tue ich, um die Eigeninitiative des Lernenden zu fördern? Wie könnte der nächste Schritt aussehen?

2.7 Selbstmanagement und Psychohygiene – Entlastung und Selbstfürsorge

2.7.1 Selbstgemachter Stress

Es liegt in der Natur der Sache, dass häufig Personen mit Anleitungsaufgaben betreut werden, die besonders erfahren, kompetent und verantwortungsbewusst sind – Qualitäten, die optimal für eine fachlich hochwertige Anleitung taugen, die andererseits aber auch der Person sehr viel Kraft abfordern. Anleitende sind oft Menschen, die viel von sich verlangen und starke innere Antreiber wie "Sei stark." oder "Sei perfekt." (▸ Abb. 2.9) in sich tragen. Die Lösung des Tests finden Sie im Anhang (▸ Tab. 10.2). Siehe dazu auch das Thema Überforderung durch Antreiber (S. 41).

Wenn Sie bei sich deutliche Ausprägungen der genannten „Antreiber“ entdecken, können Sie zunächst einmal durchaus zufrieden mit sich sein – hier liegen eindeutige Stärken. Sie sollten sich dieser Anforderungshaltung grundsätzlich bewusst sein und zugleich zu jedem „Antreiber“ einen „Erlauber“ stellen, z. B.:

- „Irren ist menschlich.“
- „In der Ruhe liegt die Kraft.“
- „Ich darf auch Schwächen haben.“
- „Nicht alle können mich lieben.“

Indem Sie sich diese „Erlauber“ zu eigen machen, nehmen Sie sich selbst den Druck und damit die negative Seite des Antreibers. Doch abgesehen von solchen inneren Stressoren, mit denen man sich in der Anleitungssituation möglicherweise belastet, gibt es im ganz normalen Arbeitsalltag des Berufs zahlreiche Herausforderungen, zu denen die Anleitungssituation ja nun noch hinzutritt. So gilt es zu vermeiden, dass man in eine Art Dauerstress gerät, eine ständige Anspannung, aus der man sich möglicherweise nicht mehr befreien kann.

Nr.	Aussage	Meine Haltung (Notieren Sie Ihre Einschätzung mit einem Wert zwischen 1 [trifft nicht zu] und 4 [trifft vollständig zu])
1.	Wenn ich eine Aufgabe zu erledigen habe, tue ich das gründlich.	☐
2.	Ich fühle mich verantwortlich dafür, dass die Menschen, die mit mir zu tun haben, sich wohlfühlen.	☐
3.	Ich stehe ständig unter Strom.	☐
4.	Schwächen zeige ich anderen gegenüber möglichst nicht.	☐
5.	Leute, die nicht genau in ihrer Arbeit sind, kann ich nur schwer akzeptieren.	☐
6.	„Beharrlich bleiben!“ ist mein Motto.	☐
7.	Wenn ich etwas möchte, ermögliche ich es mir rasch.	☐
8.	Unterlagen und Berichte überarbeite ich grundsätzlich mehrmals, bevor ich sie abgebe.	☐
9.	Leute, die nicht „in die Gänge kommen“, gehen mir auf die Nerven.	☐
10.	Von anderen akzeptiert zu werden, bedeutet mir viel.	☐
11.	Ich wirke nach außen härter, als ich eigentlich bin.	☐
12.	Wenn ich bei anderen Erwartungen an mich spüre, bemühe ich mich, ihnen zu entsprechen.	☐
13.	Wie man völlig relaxt und planlos in den Tag hineinleben kann, ist mir unverständlich.	☐
14.	Ich unterbreche oft andere im Gespräch.	☐
15.	Mit meinen Problemen werde ich selbst fertig.	☐
16.	Was zu tun ist, tue ich rasch.	☐
17.	Persönliche Distanz ist mir im zwischenmenschlichen Umgang durchaus wichtig.	☐
18.	Eigentlich müsste ich vieles besser und gründlicher machen.	☐
19.	Angefangenes führe ich zu Ende.	☐
20.	Für andere stelle ich meine eigenen Wünsche und Bedürfnisse zurück.	☐
21.	Die Dinge sind meist komplizierter, als die Leute bei oberflächlicher Betrachtung meinen.	☐
22.	Es fällt mir schwer, Kritik an jemandem zu üben.	☐
23.	Für die Erreichung meiner Ziele ist mir nichts zu schwer.	☐
24.	Mich wirft so schnell nichts um.	☐
25.	Ich bemühe mich, die Erwartungen, mit denen ich mich konfrontiert sehe, noch zu übertreffen.	☐

Abb. 2.9 Innere Antreiber. Mit dem Test lassen sich Persönlichkeitsmerkmale identifizieren, die für Stress empfänglich machen.

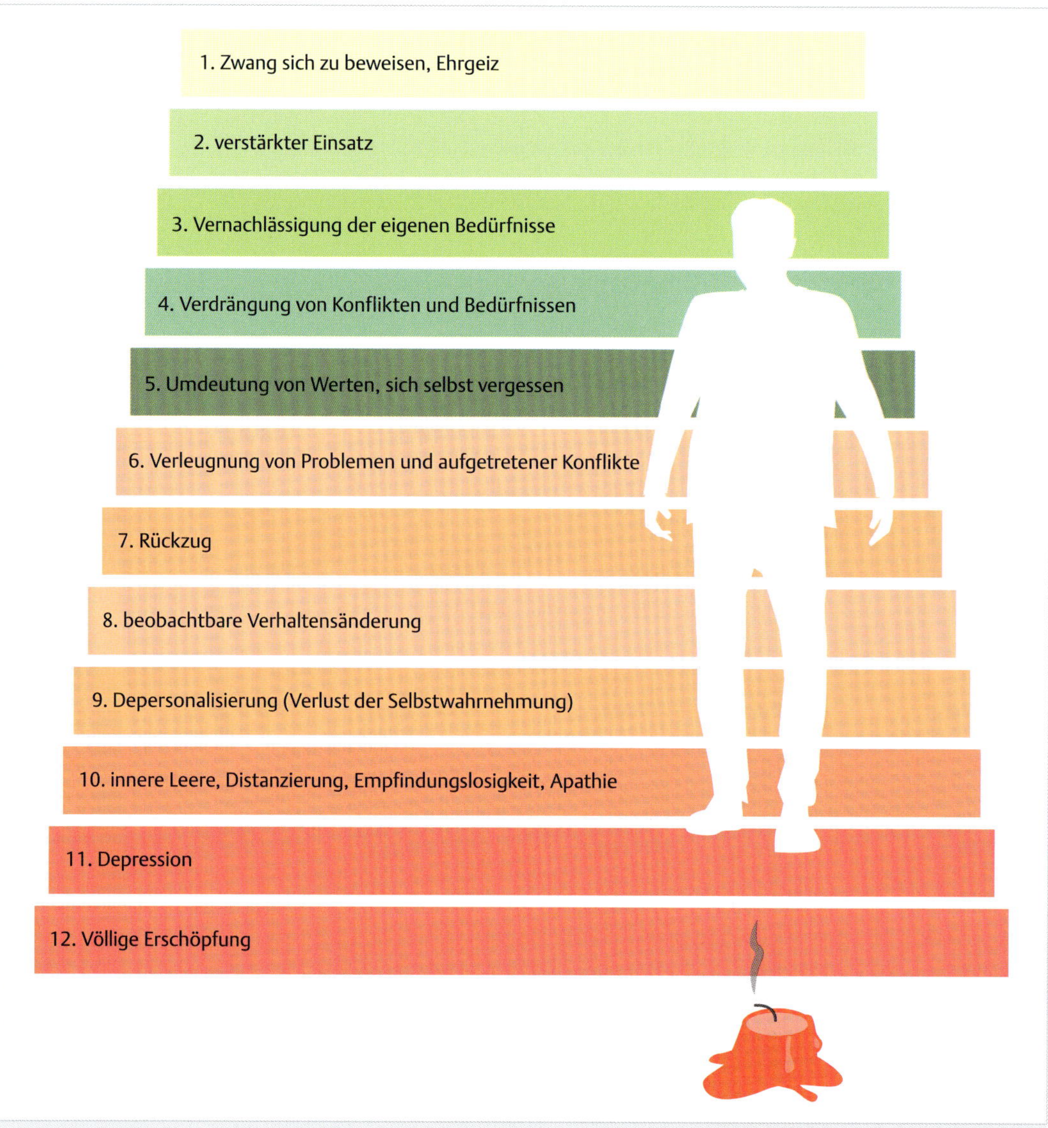

Abb. 2.10 Burnout. Das 12-Phasen-Modell nach Freudenberg und North beschreibt das Burnout-Syndrom als Komplex aus unterschiedlichen Symptomen, die einen absteigenden Verlauf nehmen.

2.7.2 Vorsicht: Burnout

Was ist Burnout?

Unter Burnout verstehen wir einen Zustand „emotionaler, geistiger und körperlicher Erschöpfung nach einem vorangegangenen Prozess hoher Arbeitsbelastung, Stress und/oder Selbstüberforderung“ (Großes Wörterbuch Psychologie Compact). Man könnte den Vorgang so beschreiben, dass das Gleichgewicht von Energiezufuhr und Energieverbrauch nicht mehr gegeben ist, der ‚Brennstoffvorrat‘ von Seele und Körper wird gleichsam aufgezehrt und kann nicht mehr aufgefüllt werden. So berichten Betroffene übereinstimmend, dass es ihnen immer weniger bis gar nicht mehr möglich ist, sich zu erholen.

Dabei erweist sich als besonders tückisch, dass Ausbrennen in der Regel ein langsamer, eher un-

Tab. 2.1 Kleine Liste von Burnout-Warnsymptomen.

beruflich	körperlich	Freizeit	seelisch
• Flüchtigkeitsfehler schleichen sich ein • gereizte, ungeduldige Grundstimmung/Befindlichkeit • Kritikfähigkeit sinkt • Rigidität • Gefühl der Überforderung (Rückzug aus dem Team)	• Schlafstörungen • Essrhythmen ändern sich • psychovegetative Probleme • Infektanfälligkeit • Rückenschmerzen • Spannungskopfschmerzen	• Unfähigkeit abzuschalten. • Sozialkontakte bröckeln. • Hobbys werden auf Eis gelegt. • passive Freizeitgestaltung (TV) • hohes Schlafbedürfnis	• positive Gefühle werden weniger. • Gefühle verflachen • Einsamkeit • Ohnmacht • depressive Grundstimmung

merklicher Prozess ist, der den Gefährdeten oft lange nicht bewusst wird. Sie neigen dazu, die Symptome anderen Ursachen zuzuschreiben bzw. sie zu verdrängen. Im straff strukturierten Arbeitsablauf bemerkt man oft nicht, wie man sich verändert.

Phasen des Ausbrennens

Wie die Grafik (▶ Abb. 2.10) zeigt, manifestiert sich das Ausbrennen als ein Prozess mit verschiedenen Stadien. Gefährdet sind Personen mit hoher Motivation für ihre Aufgaben und einem starken Gefühl der (Eigen-)Verantwortung (1 + 2). Hindernisse spornen sie eher an, sich noch stärker zu engagieren. Die Sorge für die eigenen Bedürfnisse tritt dabei zurück (3) – oft, wie man irrtümlich meint, nur vorübergehend, bis diese bestimmte Herausforderung „gemeistert" ist. Werden ausbleibende Erfolgserlebnisse anfangs noch durch erhöhtes Bemühen kompensiert (4), so schleicht sich allmählich ein Zustand ständiger Reizbarkeit und Frustration ein (5), die Person gesteht sich ihre Unzufriedenheit jedoch meist nicht ein, da sie dies als Versagen werten würde (6). Da die eigenen Kräfte sich immer mehr in diesem ständigen Kampf erschöpfen, beginnt ein unmerklicher Rückzug, die Person isoliert sich zunehmend (7), fühlt sich schlecht behandelt und verfällt in Selbstmitleid (8). Ihre Arbeitskraft ist reduziert (9). Am Ende der Belastungsspirale genügen kleinste Anlässe, um ein Gefühl völliger Überforderung zu erzeugen. Das Gefühl der innerer Leere und der Sinnlosigkeit herrscht vor (10), gepaart mit einer Haltung der Gleichgültigkeit und des Zynismus gerade gegenüber den Personen, für die man anfangs so idealistisch eingetreten ist, den Pflegeempfängern. In dieser Situation kann es zu erhöhter Gewaltbereitschaft gegen andere, aber auch gegen sich selbst kommen. Ohnmacht und Verzweiflung können zu schweren körperlichen Folgen führen – bis hin zum völligen Zusammenbruch (11 + 12).

Therapie

Die therapeutische Antwort auf eine Burnout-Erkrankung besteht in der Regel zunächst darin, den Betroffenen aus der Belastungssituation herauszunehmen, etwa durch einen Kur-Aufenthalt. In der therapeutischen Arbeit geht es vor allem um das Herausarbeiten problematischer, evtl. schon in der Kindheit erlernter Verhaltensmuster, um das Einüben von Entspannungs- und Entlastungsstrategien und die z.T. medikamentöse Bekämpfung der depressiven Anteile. Insgesamt erweist sich die Behandlung jedoch oft als schwierig und langwierig, vor allem, wenn an der Ausgangsituation nichts geändert werden kann.

Der Pflegeberuf als Risikofaktor

Bestimmte äußere Bedingungen gelten als Risikofaktoren für das Ausbrennen. Leider finden sich diese Belastungsfaktoren im pflegerischen Bereich in besonderem Maße:

- Zeitstruktur der Arbeit (Schichtdienst)
- existenzielle Belastungssituationen der Klienten (Krankheit, Behinderung, Sterben)
- oft wenig Erfolgserlebnisse
- hohe Verantwortung (z. B. Medikamentengabe)
- hohe Entscheidungsfrequenz
- geringe soziale Anerkennung
- vergleichsweise geringe Bezahlung

Kommt zu den anderen Aufgaben die Anleitungsfunktion mit ihrer zeitlichen, fachlichen und persönlichen Anforderung, so ist leicht nachvollziehbar, dass sich das Burnout-Risiko erhöht.

Umso wichtiger ist es, ein Bewusstsein für die Gefahr des Ausbrennens zu entwickeln und wachsam auf eventuelle Warnsymptome (▶ Tab. 2.1) zu achten.

Wenn Sie mehrere dieser Veränderungen über einen längeren Zeitraum – sechs Wochen, zwei Monate – bei sich beobachten, sollten Sie unbedingt handeln, da sonst schwerwiegendere Probleme wie Depression, Ohnmachtsgefühle, ja Dehumanisierung auftreten können (Patienten, Klienten, Kollegen, Auszubildende lösen in einem dann nur noch Abwehr und Abneigung aus).

Fatal ist, dass gerade Anleiter mit besonders hoher Motivation und damit besonders viel Engagement stärker vom Ausbrennen bedroht sind. Sie sollten daher unbedingt achtsam mit sich umgehen.

Die Rettung: Prävention

Dieses Buch vermittelt neben der jeweiligen Theorie oder Methode immer auch deren Betrachtung von außen. Nicht nur Ziele sollen gezeigt werden, sondern vor allem Wege, und auf dem Weg immer wieder Orte zum Ausruhen, Orte der *Re-flexion* – der Rückschau. Neben allem Bemühen steht das ruhige Betrachten der Arbeitssituation, aber auch der eigenen Person und des eigenen Tuns. „Orte des Ausruhens“ sind Zeiten, in denen wir in heilsame Distanz zu unseren Aufgaben gehen – sei es im persönlichen oder gemeinsamen Nachdenken und Austauschen über die Arbeit, sei es in der „Gegenwelt“ zur Arbeit, in der Entspannung und Freizeit.

Organisieren lernen

▸ **Planung und Struktur.** Grundvoraussetzung für die Bewältigung einer komplexen Aufgabe ist ein gutes Selbst- und Zeitmanagement. Für die Anleitungsfunktion heißt das, dass der Anleiter zunächst die gesamte Phase eines Praxiseinsatzes, dann aber auch jeden Arbeitstag überblicken und sinnvoll durchstrukturieren sollte. Welche Lernziele stehen an? Wie lassen sie sich in den Arbeitsablauf integrieren? Welche Schritte sind Bestandteil dieses Tages? Wie lassen sie sich praktisch umsetzen? Welche Lernanforderungen stellt der Auszubildende? Wieviel Zeit steht zur Verfügung?

▸ **Rückblick und Vorblick.** Eine sorgfältige, realistische Planung, die auch Raum für Unvorhergesehenes lässt, ist Vorbedingung für eine erfolgreiche Durchführung der Praxisanleitung und damit auch für den Lernfortschritt und die Zufriedenheit von Lernenden und Lehrenden. Sinnvollerweise erfolgt diese Planung schriftlich vor oder zu Beginn des Praxiseinsatzes anhand der Lernaufträge, die im besten Fall von Praxis und Ausbildungsstätte gemeinsam erarbeitet wurden. Nach jedem Anleitungstag sollte der Anleiter die eigene Arbeit und die des Auszubildenden kurz reflektieren und sich bewusst auf die Aufgabe des nächsten Tages vorbereiten. Die Reflexion hilft dabei, eventuell nötig werdende Korrekturen am Gesamtplan rechtzeitig vorzunehmen. Es ist sehr hilfreich, auch den jeweiligen Tagesplan stichwortartig zu skizzieren. Das erleichtert auch die gemeinsame Reflexion mit dem Lernenden.

▸ **Zeit.** Der Faktor Zeit wird in der Anleitungssituation oft unterschätzt – gute Planung und Nachbereitung ermöglicht eine realistischere Einschätzung des Zeitbedarfs, der ja nicht nur je nach Aufgabe variiert werden muss, sondern auch je nach Kompetenz und Persönlichkeit des Lernenden und des Lernpartners Pflegeempfänger.

▸ **Arbeitsplatz.** Teil einer guten Arbeitsorganisation ist ein aufgeräumter Arbeitsplatz, an dem erforderliche Unterlagen und Hilfsmittel gut greifbar sind. Kreatives Chaos ist in einer Lernsituation wie der Praxisanleitung kontraproduktiv. Ebenso „Ballast“ in Gestalt von Dingen, die überholt sind oder nicht gebraucht werden.

Reflexion

Beginnen Sie nicht nächste Woche, sondern sofort damit, Ihre Arbeit, ihren Arbeitsplatz und Ihr Zeitbudget zu organisieren. Sie werden spüren, wie entlastend das wirkt und wie rasch Sie effektiver in Ihrem Tun werden.

Sich abgrenzen lernen

Immer wieder sollte ich als Anleiter überprüfen, was ich von mir verlange: ob meine Antreiber mich beherrschen und ich mich vielleicht selbst überfordere – gar nicht so sehr die anderen. Mache ich mir dies bewusst, so kann es der erste Schritt zu einer realistischeren Arbeitsgestaltung sein.

Auch die von außen an mich herangetragenen Forderungen sollte ich immer wieder sortieren und kritisch bewerten, um den Überblick zu behalten und nicht in zu viele Verpflichtungen und Aufgaben hineinzuschlittern. Hier muss ich gegebenenfalls mein eigener Anwalt sein und anderen meine Belastungsgrenzen deutlich machen – auch wenn das Nein-Sagen oft schwerfällt.

Zitat

„Wir sollten uns nicht ständig von den Dingen bedrücken lassen, die wir nicht erledigen können. Sobald wir merken, dass der Druck von allen Seiten so stark wird, dass wir ins Hetzen kommen, ist es Zeit, innezuhalten und unsere Verpflichtungen zu überprüfen.“ (J. O. Sanders)

Eigene Bedürfnisse wahrnehmen

"Nein" sagen zur Überforderung heißt auch "ja" sagen zu dem, was man selber braucht. Bei allem Engagement und aller Einsatzbereitschaft für die mir gestellten Aufgaben muss ich mir ein Gefühl für meine eigenen Bedürfnisse bewahren. Das kann bedeuten, dass ich diese Bedürfnisse zum Ausdruck bringen und auch eigene Forderungen, zum Beispiel nach Entlastung, nach Delegation von Aufgaben, anmelden muss.

Merke

Kräfte einteilen
Wer sich ständig über seine Kräfte fordern lässt, tut letztlich auch den anderen keinen Gefallen. Umgekehrt ist jemand, der seine Arbeitskraft realistisch einschätzt, ein verlässlicher Partner.

Noch ein Plus des Abgrenzens: Ein – wenn auch vielleicht mit großer Selbstüberwindung ausgesprochenes – „NEIN“ stärkt das Selbstbewusstsein: „Ich weiß, was ich kann, aber ich kenne meine Grenzen.“ In diesem Punkt wird der Anleiter wieder zum Vorbild für den Auszubildenden, der zur Annahme einer ähnlich realistischen und klaren Grundhaltung angeregt wird.

Sich selbst vergeben lernen

Jeder von uns erlebt Situationen, die schieflaufen, erlebt Frustrationen und Misserfolge. Liegen die Ursachen bei mir selbst, dann sollte ich aus der Erfahrung lernen. Ich sollte den Misserfolg als eine „konstruktive Rückmeldung“ sehen, die mir sagt, was ich das nächste Mal besser machen könnte oder unterlassen sollte. Danach aber darf ich mir auch ruhig diesen Fehler verzeihen.

In jedem Fall – auch dann, wenn meine Enttäuschung von anderen kommt und ich nichts daran ändern kann – sollte ich mich in Zeiten des Misserfolgs auch an meine Erfolge erinnern oder mich von anderen, bei denen ich mich ausspreche, an sie erinnern lassen.

Reflexion

Ziehen Sie Bilanz. Nutzen Sie die Struktur in ▶ Tab. 2.2 als Vorlage, um Ihre Gedanken zu ordnen.

Abschalten können

Die Fähigkeit zur Distanz, zur Erholung und zum Abschalten mit Ihren jeweiligen „Lieblingsstrategien“ ist eine wesentliche Voraussetzung für die positive Bewältigung der Anleitungsaufgabe. Pflegen Sie deshalb ganz bewusst Ihre „Abschaltrituale“, alles, was zur „Gegenwelt“ der Arbeit gehört.

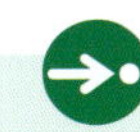

Reflexion

Wie kann ich nach der Arbeit am besten abschalten?

- den Weg von der Arbeit nach Hause bewusst wahrnehmen
- die Kleidung wechseln
- Lieblingsmusik hören
- 10 Minuten absoluter Stille
- im „Sorgensessel“ kurz noch einmal vorüberziehen lassen, was der Arbeitstag gebracht hat, dann „weglegen“
- Sport, spazieren gehen
- Entspannungstraining

Das sollte ich nicht tun:

- zu Hause ständig an die Arbeit denken
- nochmals in der Gruppe/auf der Station anrufen
- nach der Arbeit mit anderen nur über die Arbeit fachsimpeln

Meine Orte zum Ausruhen

Probieren Sie ruhig auch einmal neue Rituale für sich aus: Was könnten für Sie Orte zum Ausruhen und Krafttanken sein? Vielleicht helfen Ihnen dabei die Fragen, die der amerikanische Psychologe Arnold A. Lazarus [1932–2013] sich im Hinblick auf seine Freizeit und die Regeneration seiner Kräfte zu stellen pflegte:

Tab. 2.2 Bilanz ziehen.

Schwächen akzeptieren	Stärken erkennen
Ich bin ein guter Mentor, obwohl ... 1. 2. 3. ...	Ich bin ein guter Mentor, weil ... 1. 2. 3. ...

- Welche schönen Dinge kann ich tun?
- Welche positiven Gefühle kann ich herstellen?
- Welche schönen sensorischen Erfahrungen kann ich entdecken?
- Welche Kraft spendenden und erfreulichen Vorstellungen kann ich heraufbeschwören?
- Welche positiven Selbstgespräche kann ich führen?
- Mit welchen liebenswerten Menschen kann ich zusammen sein?
- Was kann ich tun, um meine Gesundheit zu fördern?

Reflexion

Notieren Sie alles, was Ihnen Kraft gibt, sodass Sie sich im Anschluss energievoll, inspiriert und aufgetankt fühlen. Kraftquellen können Orte, Tätigkeiten, Personen, auch Tiere sein.

Bringen Sie Ihre Kraftquellen in eine Rangfolge (was ist am wirkungsvollsten?). Überprüfen Sie, ob Sie genügend oft mit Ihren Kraftquellen in Kontakt kommen bzw. wie Sie die Häufigkeit steigern können. Manchmal hilft es, psychohygienische Termine mit sich selbst ausdrücklich im Terminkalender zu vermerken

Leitgedanken zur Burnout-Prävention

Erfreulicherweise lässt sich sehr viel gegen die Gefahr des Ausbrennens tun. Dafür erforderlich ist ein bewusstes Wahrnehmen der eigenen Verfassung und die Bereitschaft, selbstfürsorgend aktiv zu werden. Die folgenden Anweisungen eines unbekannten Verfassers bringen auf den Punkt, was gute Psychohygiene ist.

- Lernen Sie, um Hilfe zu bitten und angebotene Hilfe auch (ohne schlechtes Gewissen) anzunehmen.
- Vermindern Sie Ihren verstärkten Einsatz (Versuchen Sie, den Druck zu verringern. Sie müssen nicht perfekt sein!).
- Hören Sie auf mit dem Verleugnen (Gestehen Sie sich Stress und Zwänge ein).
- Versuchen Sie, Umstände zu ändern, die Sie belasten (wenn das nicht möglich ist, versuchen Sie, Ihre Einstellung zu den Umständen zu verändern).
- Konzentrieren Sie sich auf das Wesentliche und setzen Sie Prioritäten (Das Vergnügen und die Erholung miteinplanen!).
- Lernen Sie, nein zu sagen (Sie verringern Ihren übertriebenen Einsatz, wenn Sie für sich selbst eintreten).
- Gehen Sie liebevoll mit sich um und loben Sie sich selbst (Reden Sie sich selbst gut zu, statt sich ständig zu kritisieren).
- Versuchen Sie, Ihr persönliches Tempo zu bestimmen (Lernen Sie, Ihre Energie aufzuteilen, mit Ihren Kräften zu haushalten, versuchen Sie, ausgewogener zu leben).
- Kümmern Sie sich um Ihren Körper (Achten Sie auf gesunde Ernährung, geben Sie dem Schlafbedürfnis nach!).
- Behalten Sie Ihren Sinn für Humor (Bringen Sie Momente des Glücks und der Freude in Ihr Leben – das sind die allerbesten Mittel gegen Burnout).
- Üben Sie sich in Gelassenheit.

2.7.3 Psychohygiene von außen

Wenn es Ihnen nicht mehr gelingt, einen heilsamen Abstand zur Situation zu gewinnen, dann sollten Sie sich ganz bewusst Hilfe suchen.

Gesprächskreise

► **Gespräche im Team, Supervision.** Eine solche Hilfe kann das offene Gespräch im Team sein. Auch die Möglichkeit der Begleitung durch Supervision sollten Sie für sich nutzen. Die Beratung erfolgt durch einen professionellen, außenstehenden Supervisor. Unter solcher Moderation kann „Unerledigtes“ in einem neutralen Freiraum aufgearbeitet werden.

► **Kollegiale Praxisberatung, Intervision.** Eine der wichtigsten Hilfen ist der Austausch mit „Leidensgenossen“. Die Intervision ist also eine kollegiale Beratung aus der Gruppe heraus. Suchen Sie hierfür den Anschluss an Anleitergruppen und -arbeitskreise oder, wenn es in Ihrer Nähe keine solche Gruppe gibt, rufen Sie selbst eine solche ins Leben.

Reflexion

Während eines kollegialen Austausches mit anderen Anleitern beschreibt eine Kollegin, die zum ersten Mal einen Auszubildenden anleitet, wie es ihr momentan geht. „Ich hatte mich eigentlich auf die Aufgabe, eine Schülerin anzuleiten, gefreut. Aber jetzt habe ich immer mehr das Gefühl, zwischen sämtlichen Stühlen zu sitzen. Meine Kolleginnen sagen, ich sei gar nicht mehr ansprechbar. Die Bewohner fragen, warum ich mich so selten blicken lasse. Die Schülerin ist schwierig, ich fühle mich ihr gegenüber oft unsicher und werde dann pampig oder halte mich raus, wo ich was sagen müsste. Meine Familie zu Hause ist unzufrieden, weil ich unausgeglichen und fertig bin und oft abends noch etwas in meinen Büchern nachschlage oder im Internet recherchiere. Ich habe manchmal das Gefühl, richtiggehend ausgesaugt zu werden."

Versuchen Sie die Aussagen der Kollegin im Rahmen einer kollegialen Praxisberatung anhand des im vorliegenden Kapitel Gesagten zu analysieren und Lösungsmöglichkeiten zu erarbeiten. Nutzen Sie dafür den Leitfaden Intervision.

- In welchen Bereichen zeigt sich die Problematik?
- Was sind mögliche Ursachen?
- Welche Verhaltensstrategien könnte die Kollegin ausprobieren?
- Was kann/sollte sie für sich selbst tun?

Leitfaden Intervision

1. Falldarstellung

Darsteller erzählt:

- Ausgangspunkt, Anlass
- Vorgeschichte
- Verknüpfungen zu anderen Geschehnissen oder Personen
- bisherige Lösungsversuche
- Wünsche
- vermutete Wünsche anderer

Beobachter stellen sich die Fragen:

- Was ist das Problem, welche Hilfe ist notwendig?
- Was wird wahrgenommen? (hören, fühlen)
- Welche Gestik und Mimik sind zu sehen?
- Welche Vermutungen liegen nahe?

2. Bericht der Beobachter

- Was ist mir wichtig erschienen?
- Welche Gefühle hat das Geschehnis bei mir ausgelöst?
- Wie stellt sich mir die Situation dar?
- Welche Interpretation erscheint mir plausibel?

3. Darsteller

- hört sich alle Rückmeldungen schweigend an
- prüft ggf. durch Rückfragen, ob die Rückmeldungen verständlich sind
- achtet auf die eigene Befindlichkeit während der Rückmeldung
- erklärt, welche Interpretation ihm am plausibelsten erscheint

4. Gemeinsame Lösungssuche An der plausibelsten Interpretation wird jetzt gemeinsam weitergearbeitet, um zu einer Lösung zu kommen.

5. Entscheidung über das weitere Vorgehen Überlegungen, wie in einer zukünftigen Situation vorgegangen werden soll

6. Reflexion des Intervisionsprozesses Wie wurde das Verfahren von der Gruppe/vom Beratenen aufgenommen?

Gespräche mit der Ausbildungsstätte

Im Kontakt mit anderen Anleitenden bekommen Sie auch Impulse für den Umgang mit den Anforderungen der Ausbildungsstätten, die zum Teil von Praxisstellen und Anleitern als recht praxisfern erlebt werden. Hier ist Selbstbewusstsein, aber auch Offenheit bei den Anleitern gefragt. Die Anregung gemeinsamer Gesprächsrunden mit Anleitern und Dozenten etwa kann in diesem Spannungsfeld neue Wege eröffnen.

Reflexion

Überprüfen Sie Ihrer Anleiteridentität. Nutzen Sie die Fragen als Leitfaden und notieren Sie Ihre Gedanken auf einem Blatt.

- Wo fühle ich mich wohl in meiner Rolle, wo nicht?
- Welcher „Anleiter-Typ“ bin ich? Was möchte ich an meinem Anleitungsstil verändern, was beibehalten?
- Zeige ich Überforderungstendenzen? In welchen Situationen? Was kann ich ändern?
- Woran möchte ich mit Blick auf mein Selbstbild arbeiten?
- Woran möchte ich mit Blick auf mein Umfeld arbeiten?
- Wo gibt es Schwächen in meiner Arbeitsorganisation? Wie werde ich sie beheben?

Wo gibt es Schwächen in meiner Psychohygiene (im guten Umgang mit mir selbst)? Wie werde ich sie beheben?

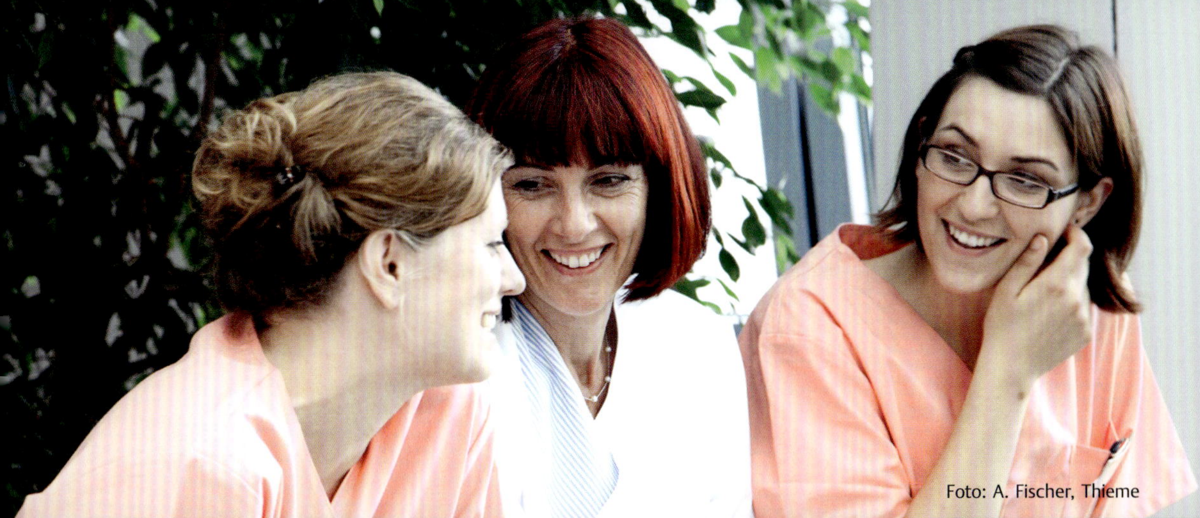
Foto: A. Fischer, Thieme

Kapitel 3

„Du“ sagen – die Anleiter-Auszubildenden-Beziehung

3 „Du“ sagen – die Anleiter-Auszubildenden-Beziehung

3.1 Der Anleiter als Impulsgeber

Ein offener, wertschätzender und vor allem klarer Umgangsstil des Anleiters ist ausschlaggebend für den Lernerfolg siehe Kapitel „Selbstbild des Anleiters“ (S. 38) und Kapitel „Leitungsverständnis des Anleiters“ (S. 42). Die entscheidende Basis dafür bildet eine gute Beziehung zwischen Anleitenden und Lernenden.

3.2 Das Bild des anderen – Orientierung und Handicap in der Beziehung

Anleitung ist ein Beziehungsgeschehen, eine Inter-Aktion, bei der beide Partner wechselseitig aufeinander Einfluss nehmen.

3.2.1 Erste Begegnung – Weichenstellung für die Anleiter-Auszubildenden-Beziehung

▶ **Offenheit erzeugt Offenheit.** Kommt der Anleiter dem Auszubildenden positiv entgegen, offen für ihn als Person und für seine Vorstellungen von der Arbeit, so wird der Schüler das als wohltuend empfinden und sich seinerseits ebenfalls eher öffnen und auf sein Gegenüber zugehen. Das wiederum wird diesen freuen und in seiner positiven Haltung bestärken. Wir sprechen dann von einem „positiven Kreisprozess“ (Schulz v. Thun, Watzlawick), der sich fortsetzt und beide Partner zu einer von gegenseitiger Wertschätzung geprägten, wohltuenden Zusammenarbeit befähigt.

▶ **Vorbehalte erzeugen Vorbehalte.** Leider ist das negative Pendant zum positiven Kreisprozess ebenfalls anzutreffen. Die Beziehung Anleiter-Auszubildender steht dann gleichsam von Anfang an unter einem unglücklichen Stern –

- sei es, dass der Anleiter schlechte Erfahrungen mit Auszubildenden gemacht oder seine Aufgabe nur widerwillig übernommen hat,
- sei es, dass der Anleiter vor dem Auszubildenden oder der Auszubildende vor dem Anleiter „vorgewarnt“ wurde und deshalb gleich mit Bedenken und Vorbehalten in die Beziehung hineingeht.

In den meisten Fällen bestimmen Vorerfahrungen mit der Anleitungssituation den Anfang einer Anleiter-Auszubildenden-Beziehung. Sind diese Vorerfahrungen negativer Art, dann können sie die Beziehung von vornherein überschatten.

Zitat

„Es ist schwieriger, eine vorgefasste Meinung zu zertrümmern als ein Atom.“ (Albert Einstein)

▶ **Vorsicht vor dem „ersten Eindruck“.** Der Anstoß in eine positive oder negative Richtung kann aber auch ganz einfach vom ersten, äußeren Eindruck ausgehen, den Anleiter und Auszubildender voneinander gewinnen. Diese zwangsläufig oberflächliche und nicht selten völlig irreführende erste „Momentaufnahme“, bei der häufig Äußerlichkeiten wie Aussehen, Sprechweise u. Ä. im Vordergrund stehen, kann einen Kreisprozess auslösen, wie er in der Abbildung dargestellt ist (▶ Abb. 3.1).

Es ist ganz natürlich, dass Vorerfahrungen, Vorinformationen und auch erste Eindrücke unser Verhalten bestimmen und dass wir uns, bewusst oder unbewusst, an ihnen orientieren. Damit wir dennoch nicht Auslöser oder Opfer einer Negativ-Spirale werden, die sich, wenn sie erst einmal in Gang gesetzt wurde, nur sehr schwer anhalten oder durchbrechen lässt, sollten wir eines bedenken: Gefährlich werden Irrtümer vor allem, wenn an ihnen festgehalten wird. Das gilt in höchstem Maße für Vorurteile und Fehler in der Personenwahrnehmung.

Zitat

„Ich brauche jemanden nur zu sehen – und schon weiß ich über ihn Bescheid.

Ich brauche mit jemandem nur ein paar Worte zu wechseln – und schon weiß ich, mit wem ich es zu tun habe. Ich brauche über jemanden nur dieses oder jenes zu hören – und schon weiß ich, was für ein Mensch er ist. Mein Gott, es ist erschreckend, wie schnell ich jemanden zu kennen glaube – und wie lange es dauert, bis ich mein voreiliges Urteil ändere.“ (P. Ceelen)

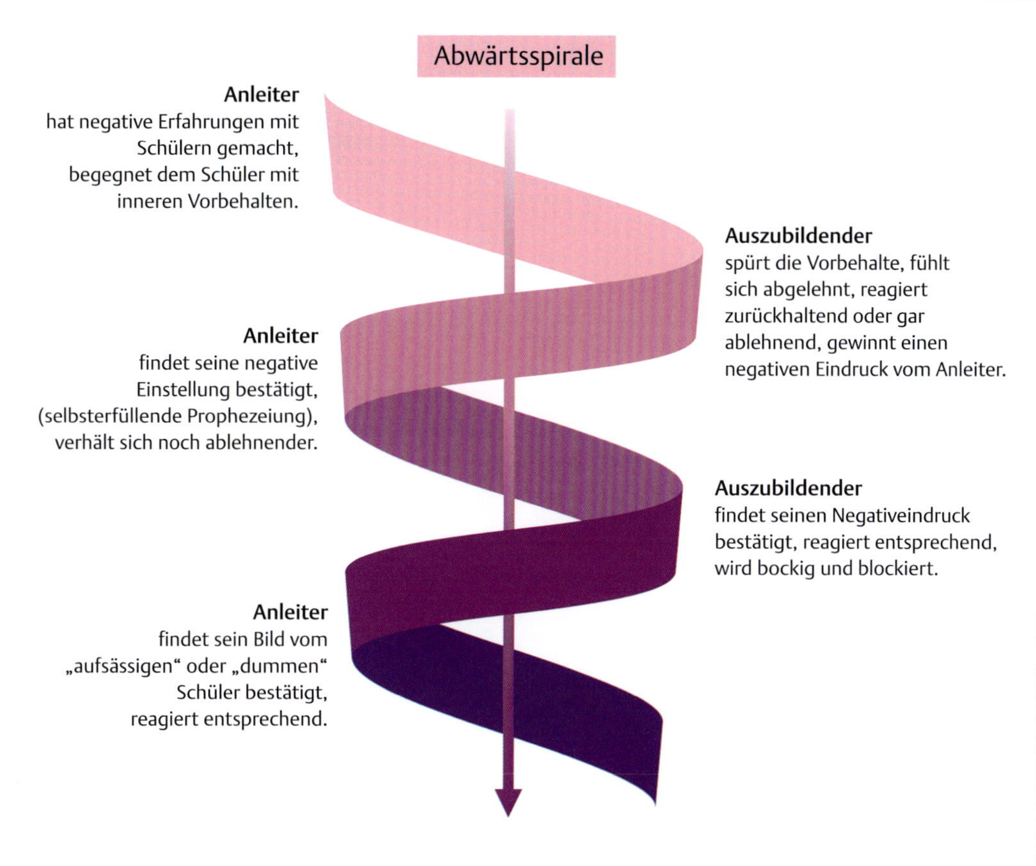

Abb. 3.1 Negativ-Spirale. Die Abwärtsspirale ist ein Prozess aus negativen Vorannahmen und den entsprechenden Reakionen darauf.

Ich sollte mir deshalb meine (eigenen oder von anderen übernommenen) Vorurteile, meine (Vor-)Erfahrungen und meinen „ersten Eindruck" bewusst machen und mich dann davon distanzieren. Bei negativen Vorinformationen heißt das: „Wie andere eine Person erleben und beurteilen, sagt nur etwas über *ihre* Situation aus, nichts darüber, wie dieser Mensch ist oder wie ich ihn erlebe." Bei negativen Vorerfahrungen heißt das: „Ich habe mit einer Person bestimmte Erfahrungen gemacht, das lässt sich jedoch nicht auf eine andere Person übertragen." Bei einem negativen „ersten Eindruck" heißt das: „Ich habe in dieser einen Situation vielleicht einen negativen Eindruck vom anderen gewonnen, doch das sagt noch nichts über sein Verhalten in anderen Situationen aus."

Gelingt es, so bewusst mit der eigenen Personenwahrnehmung umzugehen, so kann der Anleiter mit einem „Vertrauensvorschuss" für den Auszubildenden in die Beziehung gehen, sich auf die Begegnung mit ihm einlassen und gelassen den zweiten, dritten, vierten Eindruck abwarten.

▶ **Immer wieder neu anfangen.** Was hier zum Beginn der Anleiter-Auszubildenden-Beziehung gesagt wird, gilt im Übrigen auch für spätere Situationen. Gerade im Umgang mit Auszubildenden, die einem nicht so liegen, und auch nach den durch die Ausbildungsstruktur vorgegebenen Unterbrechungen des Kontakts zum Auszubildenden wird es immer wieder nötig, alte Wahrnehmungs- und Verhaltensmuster zu überprüfen und gegebenenfalls abzustreifen, d. h. die Weichen der Beziehung ganz bewusst neu zu stellen.

3.2.2 Eingefahrenes neu gestalten – Chancen für Neuanfänge in der Anleiter-Auszubildenden-Beziehung

Neben dem Verhaftet sein im ersten Eindruck und der Übertragung vergangener Erfahrungen auf andere Personen (Übertragungsfehler) können auch andere Wahrnehmungsfehler die Beziehung in der Anleitungssituation belasten:

▸ **Halo-Effekt.** Im Umgang wird ein Merkmal des anderen überdeutlich wahrgenommen, z. B. seine lebhafte Art, und alle anderen Eigenschaften verblassen daneben.

▸ **Logischer Fehler.** Häufig tritt dieser Fehler gekoppelt mit irrtümlichen pseudo-psychologischen Rückschlüssen auf, z. B.: „Ein lebhafter Seminarist, der sich viel einbringt, ist immer auch aufmüpfig.“

▸ **Kontrast-Bildung.** Nicht zu vergessen ist die Tendenz, Kontraste zur eigenen Person besonders deutlich wahrzunehmen und dem anderen anzukreiden. Dem Anleiter, der auf korrekte Kleidung Wert legt, ist die saloppe Aufmachung des Auszubildenden ein Dorn im Auge (und bietet ihm womöglich gleich Anlass zu einem „logischen Fehler“: Nachlässig gekleidete Auszubildende arbeiten auch nachlässig). Jüngere Anleiter tun sich häufig schwer mit älteren Auszubildenden und umgekehrt; kritische, problembewusste Anleiter mit vermeintlich „laschen“ Auszubildenden, die zu allem ja sagen, und umgekehrt; „Aktivierungsfans“ mit „Sauberkeitsfans“ usw. Zu den beeinflussenden Mechanismen der Beurteilung siehe auch Kapitel zur Beurteilungssituation (S. 142).

Damit sollen die hier deutlich werdenden unterschiedlichen Schwerpunkte nicht relativiert werden. Es gilt nur, aufmerksam zu werden, wo Negativbilder des anderen eventuell mit überscharf wahrgenommenen Kontrasten zu eigenen Vorstellungen zusammenhängen.

Es muss wohl nicht eigens betont werden, dass Auszubildende natürlich zu den gleichen Fehlern in der Wahrnehmung anderer Personen, z. B. ihrer Anleiter, neigen.

Reflexion

Überlegen Sie selbstkritisch, welche Wahrnehmungsfehler Ihnen in Ihrer Anleiterrolle unterlaufen. Machen Sie sich diese Fehler ganz sachlich bewusst und überlegen Sie, wie Sie anders mit ihnen umgehen können, da solche Fehler sich erfahrungsgemäß nicht vermeiden, wohl aber korrigieren lassen.

Das Vorleben eines offenen und wertschätzenden Umgangs miteinander kann schon die erste wichtige Lektion sein, die der Anleiter dem Lernenden mit auf den Weg gibt.

3.3 Balance aus Distanz und Nähe – Klarheit in der Beziehung

3.3.1 Beziehung braucht Distanz

So paradox es klingt, eine gute Beziehung lebt von der Distanz. Nichts gefährdet die Anleiter-Auszubildenden-Beziehung so sehr wie Distanzlosigkeit: Wie soll ich jemanden kritisieren, fördern, beurteilen, zu dem ich keine Distanz habe? Ganz abgesehen davon, dass mein Gegenüber negative Rückmeldungen von mir in diesem Fall entweder als verletzend empfinden muss oder sie nicht ernstnehmen kann, raube ich mir damit selbst die objektive Perspektive. Ich nehme mich und den anderen tatsächlich nicht ernst genug. Die Gefahren der Distanzlosigkeit verdeutlicht das folgende Beispiel einer Praxisprobe aus einem Wohnheim für Menschen mit geistiger Behinderung.

3.3.2 Gefahren fehlender Distanz

Beispiel

Genauso hätte ich es auch gemacht

Alexander hatte das gewisse Etwas. Als „älterer“ Grundkursschüler brachte er genug Lebenserfahrung mit, um auf der Wohngruppe mit erwachsenen geistig eingeschränkten Menschen gute Arbeit zu tun. Darüber hinaus verfügte er über ein ausgeprägtes pädagogisches Feingefühl. Alexander hatte sich für eine Praxisprobe eine Situation ausgewählt, in der er seine Stärken nutzen konnte. Der Fachlehrer, der zum ersten Mal seinen Auszubildenden in der Praxis erlebte, war beeindruckt von den „liebevollen Details" und den „erstaunlich professionellen Methoden im therapeutisch-pädagogischen Bereich". Sein erster Eindruck war äußerst positiv. Im Nachgespräch zur Praxisprobe meinte er: „Das hätte ich genauso gemacht", und verzichtete auf „unwichtige Details" in seiner Rückmeldung.

Was war geschehen? Fast unmerklich hatte sich der Fachlehrer auf eine kollegiale Ebene mit dem Auszubildenden begeben. Der Gesamteindruck war für ihn „überwältigend" gewesen, sodass Kritikpunkte an einzelnen methodischen Schritten unter den Tisch fallen konnten. „Fachsimpelnd" hatte er sich über Erfahrungen und methodische Besonderheiten mit dem Auszubildenden ausgetauscht und sich schließlich freundschaftlich und in kollegialem Ton verabschiedet.

Erst als der Auszubildende Wochen später seine fachpraktischen Unterlagen nicht abgeliefert hatte, merkte er, dass er zu weit gegangen war. Durch seine Über-Identifikation mit dem Schüler hatte er sich selbst die Distanz genommen, die er nun gebraucht hätte, um auf diese Versäumnisse adäquat zu reagieren. Der fehlende Abstand hatte ihm nicht nur den Blick getrübt, sondern auch seine Handlungsspielräume verkleinert.

Gefahr: Symbiotische Beziehungen

Eine andere Gefahr für das Gleichgewicht aus durchaus zulässiger Nähe und ebenso wichtiger Distanz in der Anleiter-Auszubildenden-Beziehung ist das Eingehen sogenannter symbiotischer (verschmelzender) Beziehungen. Auch hier wird wieder in höchst problematischer Weise Distanz vernachlässigt. J. Schiff unterscheidet vier „Einladungen zur Symbiose". In Anlehnung an dieses Modell müssten Anleiter auf folgende „Auszubildenden-Einladungen" achten, um nicht in symbiotische (dysfunktionale) „Beziehungsfallen" zu tappen:

1. **Der passive, hilflose Auszubildenden (Nichtstun)**: Der Anleiter wird dazu eingeladen, die aktivierende und „nährende" Rolle zu übernehmen.
2. **Auszubildende, die durch Hektik und ziellose Aktivität auffallen (Agitation)**: Der Anleiter wird dazu eingeladen, Verantwortung und Strukturierung zu übernehmen.
3. **Der überangepasste Auszubildende (Überanpassung)**: Auch hier soll der Anleiter Verantwortung und Initiative übernehmen und dem Auszubildenden den „vorauseilenden Gehorsam" belohnen.
4. **Auszubildende, die sich selbst schlecht machen, sich selbst schädigen (Selbstschädigung)**: Beim Anleiter wird die Helferrolle aktiviert. Er wird dazu eingeladen, Beschützer und „Sanitäter" zu sein.

3

Letztlich enthalten alle vier Verhaltensvarianten ein regressives Element, d. h., die Lernenden verhalten sich nicht „erwachsen", sondern definieren sich aus dem „Kind-Ich" (Berne). Bewusst oder unbewusst drängen sie dabei den Anleiter ins „Eltern-Ich". Für manche Anleiter ist das ein verführerisches Angebot. Natürlich können Angebote zur Symbiose auch vom Anleiter ausgehen (S. 42).

Beziehung lebt von Nähe

Wie wichtig für die Anleitungsbeziehung umgekehrt auch die – richtige – Nähe ist, zeigen die negativen Folgen totaler Distanz beim Laissez-faire-Anleitungsstil. Der Anleiter ist Bezugsperson für den Auszubildenden, jemand, an den er sich mit Fragen und in schwierigen Situationen wendet. Gleichzeitig bietet der Anleiter eine Orientierungsmöglichkeit und den nötigen Rückhalt. Dafür muss Vertrauen und Nähe da sein.

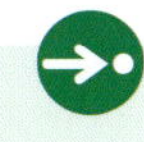

Reflexion

Distanz und Nähe, was bedeutet das in der Anleitertätigkeit? Wo hört das eine auf und beginnt das andere? Markieren Sie in der Liste „Positives Anleiterverhalten" (▶ Tab. 3.1) am Anfang des Kapitels all die Verhaltensweisen, die Ihrer Ansicht nach Nähe ausdrücken, und die, die für Distanz stehen. Ergibt sich ein Gleichgewicht?

Betrachten Sie Ihre eigene Anleitungsbeziehung: Welchen Stellenwert haben die beiden Pole darin? Erinnern Sie sich in diesem Zusammenhang auch nochmals an Ihr Ergebnis beim Anleiter-Fragebogen.

Reflexion

Fallen Ihnen Ergänzungen zu den beiden Listen in ▶ Tab. 3.2 ein? Notieren Sie Aspekte, die Sie mit Nähe und Distanz verbinden.

Tab. 3.1 Ergebnisse einer Befragung von Mentoren in der Heilerziehungspflege zur Wahrnehmung von Anleiterverhalten.

Positives Anleitungsverhalten:	Positives Verhalten schafft bei den Lernenden:
• den Auszubildenden als eigenständige Persönlichkeit ernst nehmen	• Vertrauen, Unabhängigkeit, Selbstvertrauen
• Sympathie und Akzeptanz	• Vertrauen, Motivation
• dem Schüler Zeit zum Lernen lassen	• Sicherheit, Vertrauen
• auf die Kenntnisse des Schülers eingehen	• Sicherheit, Erfolgserlebnisse, Selbstständigkeit
• dem Schüler etwas zutrauen	• Selbstwertgefühl, Kreativität, Motivation
• Rückmeldung, konstruktive Kritik	• Sicherheit, Orientierung
• Freiraum geben	• Kreativität, Erfolgserlebnisse, Motivation
• klare Absprachen/Aufträge	• Sicherheit, Orientierung
• Lernfelder anbieten zum Nachahmen und Abgrenzen	• Finden einer eigenen Position, Selbstvertrauen.
• persönliche, aber klar umrissene Beziehung	• Sicherheit
• Engagement spüren lassen	• Vorbildfunktion
• Klarheit in Position, Werten und Vorgaben	• Identifizierung und Abgrenzung
• Zeit haben	• Rückhalt, Vertrauen
• umfassende Information	• Orientierung
• Offenheit, Kritikfähigkeit	• Wertschätzung, Vertrauen
• Interesse	• Motivation
• Wertschätzung	• Zufriedenheit, Selbstvertrauen

Tab. 3.2 Distanz und Nähe.

Distanz ist, ...	Nähe ist, ...
• den anderen als eigenständige Person gelten zu lassen.	• Ansprechpartner in schwierigen Situationen zu sein.
• Arbeitsinhalte und Probleme sachlich zu diskutieren.	• Möglichkeit zum Aussprechen von Gefühlen zu geben.
• Freiraum zu geben.	• Unterstützung, Hilfe, Ermutigung zu geben
• objektiv zu beobachten.	• Vertrauen aufzubauen
• Fähigkeiten zu erkennen und richtig einzuschätzen.	• Sympathie und Akzeptanz entgegenzubringen.
• eine fragende Haltung zu fördern.	• Beziehung leben und vorleben
• Eigeninitiative zuzulassen.	• persönlich und offen auf den anderen zuzugehen.
• Kritik zu äußern (positive und negative).	• eigene Schwächen und Fehler zugeben zu können.
• Grenzen zu setzen.	
• Fachwissen zu vermitteln.	
• Lernmöglichkeit zu bieten.	
• in die Selbstständigkeit zu entlassen, loszulassen.	

Beziehung lebt von Klarheit

Ein weiterer wesentlicher Faktor für Vertrauen und gegenseitige Wertschätzung in der Beziehung ist, neben dem richtigen Gleichgewicht von Distanz und Nähe, die Klarheit im Umgang miteinander. Auch das wird aus dem aufgeführten Katalog für positives Anleiterverhalten (▶ Tab. 3.1) ganz deutlich.

Klarheit in der Beziehung bedeutet:

- selbst klar und eindeutig im Reden und Handeln zu sein, Kongruenz (nicht heute so und morgen so)
- Ich-Botschaften zu senden, wenn ich etwas über mich aussagen will (nicht „Du enttäuschst mich“, sondern „Ich bin enttäuscht“; Näheres dazu in den Abschnitten Kommunikation (S. 65) und Kritikgespräche (S. 68))
- den Schüler umfassend zu informieren
- Transparenz herzustellen (z. B. darüber, welche Schwerpunkte bei der Beurteilung gesetzt werden)
- die Position des Anleiters/des Auszubildenden klar zu umreißen
- klare und eindeutige Absprachen zu treffen
- klare Aufgabenzuteilung vorzunehmen
- klare Ziele zu formulieren
- klare Freiräume abzustecken
- klare, eindeutige, konstruktive Rückmeldung zu geben (S. 66)
- eindeutige Grenzen in der Beziehung zu ziehen (z. B. private Dinge ausklammern, wenn man dies möchte)

Werden die genannten Aspekte – Nähe, Distanz, Klarheit – in der Anleitungssituation ernst genommen, so sind damit die Voraussetzungen für eine wahrhaft fördernde, das Lernen und die professionelle wie persönliche Weiterentwicklung des Auszubildenden begünstigende Anleiter-Auszubildenden-Beziehung geschaffen.

3.3.3 Wertschätzung leben und vorleben

Der humanistische Psychologe Carl Rogers [1902–1987], der sich intensiv mit dem Thema konstruktiver Beziehungen auseinandergesetzt hat, macht deutlich, in welchen Verhaltensweisen und Haltungen eine gute Anleiter-Auszubildenden-Beziehung ihren Ausdruck findet.

Zitat

„Je mehr es mir gelingt, den anderen so zu akzeptieren, wie er ist, umso eher erhöht sich die Wahrscheinlichkeit, dass er sich verändert.“ (C. Rogers)

Nach C. Rogers müsste ein Anleiter in der Beziehung zum Auszubildenden folgende acht Punkte berücksichtigen:

- **Kongruenz:** Das sein, was ich schon bin.
- **Mitteilung:** Das, was ich bin, eindeutig ausdrücken.
- **Rückmeldung:** Positives wahrnehmen und ausdrücken.
- **Individualität:** Das Recht auf mein Eigensein wahrnehmen.
- **Respektierung:** Dem anderen sein Anderssein lassen.
- **Empathie:** Mich in die Situation des anderen hineinversetzen.
- **Bewertung:** Nicht die Person, sondern das Verhalten bewerten.
- **Subjektivität:** Den anderen nicht zum Objekt machen.

Auch wenn einige dieser Punkte einen sehr hohen Anspruch an den Anleiter stellen und idealistisch erscheinen, bilden sie letztlich doch die Grundlage für jede „hilfreiche Beziehung“.

3.3.4 Lernend in Bewegung sein – das Lernbündnis

Merkmale der Anleitungsbeziehung sind deren zeitliche Determinierung und ein vorgegebenes Ziel. Anleiter und Lernender schließen ein Bündnis, in dem beide Verpflichtungen eingehen. Inhalt ihres Bündnisses ist der Lernprozess. Der Anleiter ist bereit, diesen Lernprozess zu begleiten. Er stellt sein Wissen und seine Erfahrung zur Verfügung und lässt sich auf den Lernenden ein. Im Vorgang des Lernens durchläuft der Lernende ja verschiedene Stadien, er legt eine Wegstrecke zurück. Coenraad van Houten spricht von sieben Lernschritten in der Erwachsenenbildung, die in geordneter Weise vollzogen werden sollten, aber auch von Lern-Blockaden bedroht sein können.

1. **Beobachten und Aufnehmen** stehen am Anfang allen Lernens, wobei eine Grundhaltung vorbehaltloser Offenheit und Wertfreiheit anzustreben ist.
2. **Interesse entwickeln**, sich für die Lerninhalte erwärmen kann nur, wer sich innerlich angesprochen fühlt und sich mit dem Stoff verbindet.
3. Die **aktive Auseinandersetzung** mit dem Lernstoff und seine Verarbeitung verlangt Energie und Bemühen aufseiten des Lernenden.
4. In der **persönlichen Aneignungsbewegung** steckt die Bereitschaft, sich nicht festzufahren und in Routine zu erstarren, sondern auf der Suche zu bleiben, Fragen zu stellen, sich immer weiterzuentwickeln.
5. **Üben und Wiederholen** dient der Festigung des Gelernten und erfordert Disziplin beim Lernenden. Wurden Schritt 3 und 4 erfolgreich bewältigt, so steigt die Bereitschaft, sich der Mühe des Übens zu unterziehen.
6. In der **Auswertung** der bisher getanen Lern-Schritte unter dem Aspekt, das Erreichte noch zu erweitern oder zu verbessern, liegt die Möglichkeit ständiger Optimierung.
7. **Kreativität und Eigenverantwortlichkeit** im Hinblick auf das Gelernte befähigen den Lernenden schließlich dazu, flexibel und schöpferisch mit seinen neuen Fähigkeiten umzugehen.

Der Anleiter ist bereit, dem Lernenden bei dieser komplexen inneren Bewegung als Verbündeter zur Seite zu stehen, ihn beim „Lernen lernen“ (S. 95) zu unterstützen. Er stellt sein (Fach-)Wissen und seine eigene (Lernweg-)Erfahrung in den Dienst des Bündnisses. Der Lernende wiederum ist bereit, sich auf die Anleitungsimpulse einzulassen, sich aber auch durch eigenständige Lernbewegungen um eine Erweiterung seiner Kompetenz zu bemühen. Beide machen sich auf einen Weg, dessen Etappen von der jeweiligen Ausbildung vorgegeben werden und an dessen Ende eine erfolgreich bestandene Prüfung steht.

Am Anfang des Weges wird häufig der Anleiter vorangehen, doch im Laufe des Lernprozesses werden die beiden immer mehr nebeneinander gehen, bis der Anleiter den Auszubildenden im dritten Ausbildungsjahr vorangehen lassen und schließlich loslassen kann. Die Rollen verwandeln sich also. Aus dem Lehrer und dem Auszubildenden werden Partner auf Augenhöhe.

Reflexion

Betrachten Sie Ihre momentane Anleitungssituation unter dieser Perspektive. Welche Lernbewegung beobachten Sie beim Auszubildenden? Welche Lernbewegung sehen Sie bei sich selbst als Anleiter?

3.4 Kommunikation – der Draht zueinander

Die Brücke zwischenmenschlicher Beziehungen ist Kommunikation, das Sich-Austauschen und Sich-Mitteilen in all seinen Spielarten von nichtsprachlichen Signalen wie Gesichtsausdruck und Körperhaltung bis hin zum Miteinander-Reden. Will ich eine Beziehung positiv gestalten, so muss ich meinen Kommunikationsstil bewusst darauf ausrichten.

Reflexion

Stellen Sie sich einen idealen, angenehmen Gesprächspartner vor. Wie ist seine Körpersprache? Welche Eigenschaften müsste er haben? Wie fühlt sich sein Gegenüber?

Und nun denken Sie sich einen sehr unangenehmen, Angst auslösenden Gesprächspartner aus. Wie verhält er sich? Wie ist seine Mimik, Gestik, Körperhaltung? Wie geht es wohl seinem Gegenüber?

Welche Züge aus den beiden Charakterbildern entdecken Sie bei sich? Welche Art von Gesprächspartner möchten Sie als Anleiter sein? Wie soll sich Ihre Auszubildender Ihnen gegenüber fühlen? Welche körpersprachlichen Signale haben Sie als angenehm/unangenehm eingestuft?

Im Folgenden finden Sie Anregungen für einen bewussten Umgang mit dem wichtigen Werkzeug Kommunikation und einige Tipps für die Behebung eventueller „Kommunikationspannen“.

3.4.1 Am Anfang der Kommunikation: die Anrede – kleine Ursache, große Wirkung

Es ist heute im beruflichen Kontext in Anlehnung an den angloamerikanischen Sprachgebrauch meist üblich, dass Teammitglieder und Kollegen einander mit einem gleichsam professionellen „Du“ anreden. Dennoch können hier innere Widerstände entstehen.

Erfahrung

Beim Vornamen genannt

„Bei uns auf der Station duzen sich alle. Mir war das unangenehm, aber ich habe mich nicht getraut, was dagegen zu sagen, wo ich doch nur Auszubildende bin. Trotzdem hat es mich gestört, dass mich meine viel jüngere Anleiterin, ohne mich zu fragen, einfach mit dem Vornamen angeredet und geduzt hat.“ (Eine Altenpflegeschülerin)

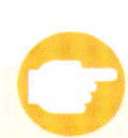

Erfahrung

Erzwungenes „Du“

„Wir verstehen uns im Team prima. Manche duzen sich, manche sind per Sie, das tut dem guten Verhältnis keinen Abbruch. Unangenehm wurde es mir aber, als ich einen Auszubildenden anleiten sollte, der mir richtig unsympathisch war und der gleich sagte: ‚Gell, wir sagen doch du. Ich bin der Martin.‘ Im ersten Moment war ich ganz platt und konnte gar nichts dagegen sagen. Aber in der Zwischenzeit stört mich dieses erzwungene ‚Du‘ immer mehr, es belastet unser Verhältnis richtiggehend zusätzlich.“ (Eine Anleiterin in der Heilerziehungspflege)

Anrede offen besprechen

Wie weit die Beziehung zwischen Anleiter und Schüler „sprachlos" bleibt, kann, wie die obigen Beispiele zeigen, schon an so kleinen Signalen wie der gegenseitigen Anrede liegen. Deshalb sollten Anleiter und Auszubildender hier von vornherein eine klare, gemeinsame Regelung treffen. Dabei sollte jeder ehrlich sagen und beim anderen akzeptieren können, wenn ihm die eine oder andere Form unangenehm ist. Nicht die Anrede, sondern der offene Umgang mit den eigenen Bedürfnissen und denen des anderen kann die Beziehung von vornherein klarer und positiver gestalten.

Merke

Respekt
Ob Du oder Sie – entscheidend ist, dass man sich gegenseitig ernst nimmt und mit Respekt begegnet.

3.4.2 Kommunikation in Aktion: eine Aussage – vier Klangfarben

Wenn wir miteinander reden, schwingen meist mehrere Nachrichtenaspekte in einer einzigen Aussage mit. Das macht Kommunikation oft schwierig und störanfällig. Das „Vier-Ohren-Modell" (1981) von Friedemann Schulz von Thun zeigt dies. Die Grundannahme seines Modells ist, dass eine Aussage auf 4 verschiedenen Ebenen verstanden werden kann.

- Jede Aussage oder Nachricht enthält zunächst einen Sach-Anteil, eine Sachinformation. (Sachebene)
- Neben diesen Sachinformationen vermittelt die Aussage oder Nachricht auch etwas über den, der sie äußert, den „Sender". (Selbstoffenbarung)
- In den meisten Fällen soll die Aussage oder Nachricht beim „Empfänger" etwas bewirken oder ihn zu etwas veranlassen. Der Sender „appelliert" gleichsam an ihn. (Appell)
- Und schließlich sagt der, der die Aussage macht, direkt oder indirekt immer auch etwas über sein Verhältnis zum Empfänger aus. (Beziehungsebene)

Der Satz „Clara, helfen Sie mir bitte mal bei Frau Müller!" kann gleichzeitig ganz Verschiedenes zum Ausdruck bringen (F. Schulz von Thun, wie auch das Beispiel (S. 63) zeigt.). Während die Sachaussage gleichsam neutral ist, enthalten die drei anderen Aspekte mehr oder weniger starke Gefühlsanteile. Die „anderen" Seiten einer Sachaussage drücken sich dabei manchmal nur im Tonfall oder in der Mimik und Gestik aus. Klingt die Stimme des Sprechers im Beispiel oben freundlich/neutral oder gereizt? Ist der Gesichtsausdruck entspannt oder ärgerlich/ungeduldig? Wie ist die Körperhaltung? Wenn der Anleiter den Satz mit allen Zeichen der Ungeduld (erhobene Stimme, heftige Gestik, gereizter Ausdruck) äußerte, würde er in ausführlicher Form vielleicht lauten: „Du dumme Schülerin, du gehst mir wirklich auf die Nerven. Siehst du nicht, was hier zu tun ist? Tu gefälligst, was ich dir sage." Die sachlichen Anteile würden damit zugunsten gefühlsbeladener Anteile auf der Selbstoffenbarungs-, Appell- und Beziehungsseite zurückgedrängt werden.

Beispiel

„Clara, helfen Sie mir mal bitte bei Frau Müller."

- **Inhaltsaspekt (Sachaussage):** Bei Frau Müller ist eine Pflegehandlung nötig, die nicht oder nur unter Schwierigkeiten von einer Person allein ausgeführt werden kann."
- **Selbstoffenbarungsaspekt (Aussage über den Sender) :** „Ich schaffe es nicht allein."
- **Beziehungsaspekt (Aussage über die Beziehung zum Angesprochenen):** „Clara, Sie sind mir gegenüber doch immer so hilfsbereit, da wende ich mich an Sie."
- **Appell (Aufforderung):** „Steh nicht rum, tu was!"

Empfang auf mehreren „Ohren"

Doch Kommunikation wird nicht nur vom „Sender" bestimmt, sondern genauso stark vom „Empfänger". Auch er hört gleichsam auf „verschiedenen Ohren", und je nachdem, welche Zusatzbotschaften er aus der Aussage „heraushört", wird er reagieren (▶ Abb. 3.2). Welchen Aspekt er dabei in den Vordergrund stellt, hängt wieder von der Situation und seiner eigenen Befindlichkeit ab. In einer Lernsituation wird ihn eventuell der Sachinhalt der Aussage am meisten interessieren. Fühlt er sich vom Lehrenden, z. B. dem Anleiter, schlecht behandelt, so wird er auf – ihn vielleicht ver-

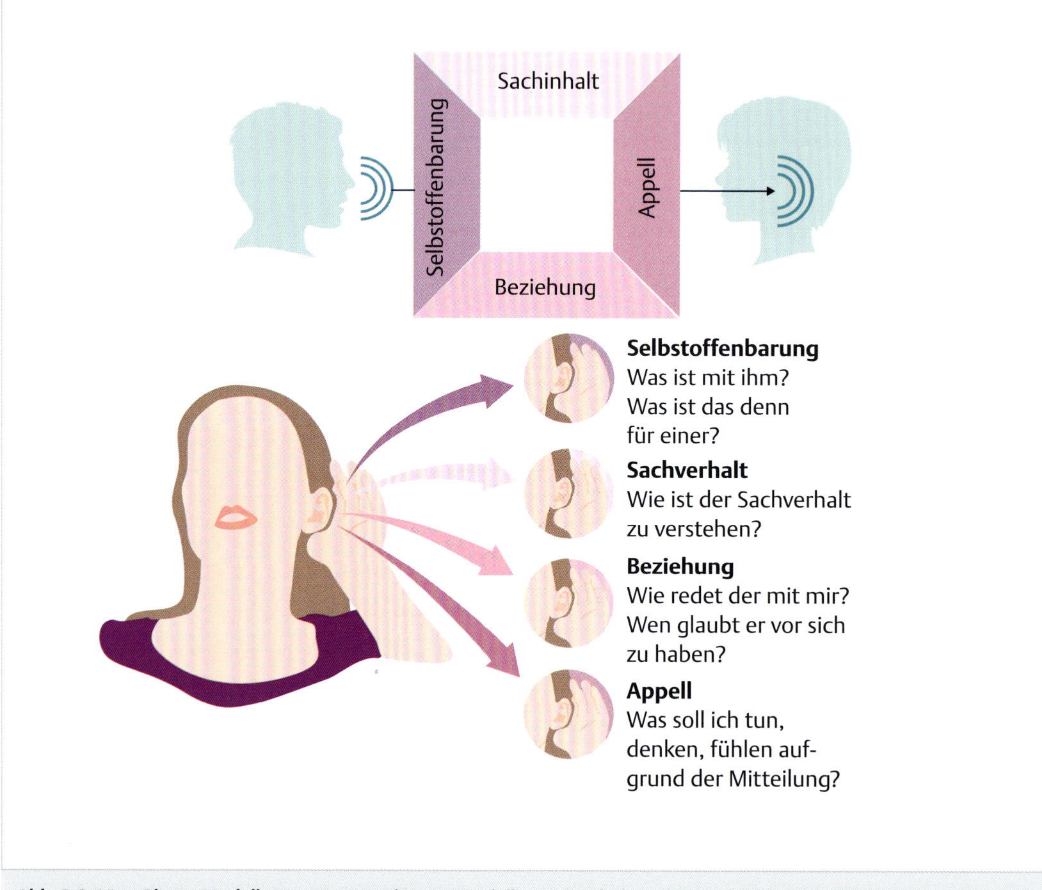

Abb. 3.2 Vier-Ohren-Modell. Das Kommunikationsmodell von F. Schulz von Thun beruht auf der Annahme, dass jede Nachricht 4 Aspekte hat, die Sender und Empfänger unterschiedlich wahrnehmen können. (Abb. nach Brand A, Conrad A, Drache D et al., Hrsg. Rettungssanitäter. 1. Auflage. Stuttgart: Thieme; 2017)

ärgernde – Appelle und Beziehungsbotschaften achten. Diese Auswahl geschieht in der Regel ganz unbewusst. In der Anleiter-Auszubildenden-Beziehung werden beide Beteiligten natürlich besonders „hellhörig“ für den Beziehungsaspekt sein.

Schon dieser kurze Überblick macht deutlich, dass es an vielen Stellen zu „Kommunikationspannen“ kommen kann:

- wenn der Sender undeutliche oder unklare Botschaften sendet
- wenn der Sender gleichzeitig sich widersprechende Botschaften sendet, etwa verbal ein Lob ausspricht, körpersprachlich aber Abwehr und Ungeduld signalisiert
- wenn der Sender nicht ausdrücken kann, was er sagen möchte
- wenn Sender und Empfänger „nicht die gleiche Sprache sprechen“, der Empfänger die Botschaften also falsch verstehen muss, weil der Sender z. B. Aufforderungen in aller Sachlichkeit immer recht barsch vorbringt, der Empfänger sich aber bei kurzangebundenen Gesprächspartnern grundsätzlich getadelt fühlt
- wenn der Empfänger „abgeschaltet“ hat
- wenn sich Sender oder Empfänger in außergewöhnlichen oder belastenden Situationen befinden
- wenn starke „Störreize“ von außen da sind – die Kommunikation etwa ständig unterbrochen wird

3.4.3 Was können wir für eine funktionierende Kommunikation tun?

Sach- und Beziehungsaspekt nicht mischen!

Für die Anleitungsbeziehung müssen wir uns klarmachen, dass wir in der Auseinandersetzung mit dem Auszubildenden immer gleichzeitig Sach- und Beziehungsaussagen machen. Gefährlich kann es werden, wenn wir beides in negativer Weise mischen, wenn etwa die Sachfrage „Warum hast du das noch nicht gemacht?" indirekt zum Vorwurf wird: „Warum enttäuschst du mich so, ich gebe mir doch solche Mühe mit dir und habe dir immer so viel Freiheit in der Anleitungsbeziehung gelassen, da könntest du doch auch zuverlässiger sein!"

Gerade wenn es um Kritik, um das Aussprechen „unangenehmer Wahrheiten" geht, ist das Bemühen um Sachlichkeit ganz entscheidend, siehe dazu die Ausführungen zum Thema Rückmeldung (S. 66). Am förderlichsten für eine gute Kommunikation ist es, als Sender so klar und eindeutig wie möglich zu sein. Die Aussage-Ebenen sollten dabei so weit wie möglich auseinandergehalten und getrennt zum Ausdruck gebracht werden. Für unser Beispiel könnte das heißen: „Clara, könnten Sie mir mal bitte bei Frau Müller helfen, zu zweit geht es leichter." Der Satz war als reine Sachaussage gemeint. Oder, wenn eine gefühlsmäßige Reaktion vorliegt: „Clara, helfen Sie mir bitte bei Frau Müller" (Sachebene). „Eigentlich bin ich ein bisschen enttäuscht, weil ich erwartet hätte, dass Sie sich von selbst anbieten" (Beziehungsebene/Gefühlsaussage).

Gefühle aussprechen, aber als Ich-Botschaft

Beide Aussagen sind etwas ausführlicher als der Satz oben, dafür aber für den Empfänger eindeutiger. Beim zweiten, kritisierenden Satz fällt zudem auf, dass die Anleiterin von sich selbst, ihrem eigenen Empfinden, ausgeht: „*Ich* bin enttäuscht." Sie überfährt oder beschuldigt die Schülerin nicht: „Sie sind wohl wieder mal ganz woanders mit Ihren Gedanken." Gerade bei gefühlsbelasteten Aussagen ist es ganz wichtig, solche Ich-Botschaften zu senden.

Merke

Ich-Botschaft

Eine Ich-Botschaft hat den Vorteil, dass eine direkte Kritik, Abwertung oder Schuldzuweisung ausbleibt („**Du** kannst das nicht!"). Sie formuliert, welche subjektive Wirkungsweise ein bestimmtes Verhalten etc. hat („**Ich** verstehe nicht, warum du so vorgehst"). Sie ist somit ein Mittel der gewaltlosen Konfrontation, die zur Diskussion des Sachverhaltes einladen soll [„**Ich** verstehe nicht, warum du so vorgehst (bitte erkläre es mir")].

Hören, nicht deuten!

Die Klarheit des Senders hilft, Missverständnisse zu vermeiden. Um die gleiche Offenheit und Klarheit muss sich aber auch der Empfänger bemühen. Wenn Sender und Empfänger „nicht die gleiche Wellenlänge haben", wenn das Gesagte auf einer anderen Ebene wahrgenommen wird, als es gemeint war, entstehen Konflikte. So könnte die Anleiterin im Beispiel oben ihren Satz rein sachlich gemeint haben, die Auszubildende aber hört vielleicht ganz irrtümlich einen Vorwurf heraus und reagiert entsprechend. Schnell entsteht darauf ein „negativer Kreisprozess" (▶ Abb. 3.1), der dann schwer zu durchbrechen ist. Besonders vieldeutig sind nonverbale Signale, die oft zur Grundlage einer Deutung gemacht werden. Natürlich läuft auch im nichtsprachlichen Bereich Kommunikation mit ihren verschiedenen Aspekten ab (Watzlawick), doch die als angespannt empfundene Stimme, die als ungeduldig empfundene rasche Handbewegung, der als ärgerlich empfundene Blick können jeweils auch Ausdruck von etwas ganz anderem sein. Es handelt sich dabei nur um – ergänzende – Eindrücke des Empfängers, oft von seiner eigenen Stimmung und Erwartung beeinflusst, die nie verabsolutiert werden dürfen.

Unklares klären

Hier gilt es, als Empfänger an sich zu arbeiten und jede Botschaft zunächst einmal wirklich nur zu hören und ganz sachlich aufzufassen. Dazu kann das aktive Zuhören hilfreich sein. Bei dieser Methode wird das Gesagte vom Empfänger in eigenen Worten wiedergegeben. Somit spiegelt er direkt, was und wie er eine Äußerung verstanden hat. Dies signalisiert zum einen Aufmerksamkeit, zum an-

3

dern ist es ein Werkzeug, mit dem Missverständnisse schnell identifiziert werden können. Bei Unklarheiten, auch im Hinblick auf die Beziehungsebene, kann es sinnvoll sein, ganz direkt nachzufragen („Sind Sie verärgert?").

Zitat

„Es ist ein Fehler, zwischen den Zeilen zu lesen, ohne auch die Zeilen selbst zu lesen." (C. S. Lewis)

3.5 Vom schwierigen Umgang mit Lob und Tadel – Lernen durch Rückmeldung

Ob wir eine Verhaltensweise, etwa eine bestimmte Pflegehandlung, eine bestimmte Art, mit einem Menschen mit einem Patienten, beibehalten oder ob wir unser Verhalten ändern, hängt zu einem großen Teil davon ab, welche Erfahrungen wir mit diesem Verhalten machen und wie andere darauf reagieren. Erlebe ich, dass ein Verhalten positive Konsequenzen hat, sich als zielführend und sinnvoll erweist und mir eventuell sogar Anerkennung einbringt, werde ich es wiederholen. Erlebe ich umgekehrt, dass ich mit meiner Handlungsweise nicht erfolgreich bin und mir möglicherweise sogar Ärger damit einhandle, werde ich mich umstellen und das Verhalten in der Regel unterlassen oder modifizieren.

Dieser aus der Verhaltenspsychologie unter dem Begriff der operanten Konditionierung (B.F. Skinner, A. Band) bekannte Vorgang kommt vielfach auch in der Lernsituation zum Tragen. Die Aktion des Lernenden führt zu einer Rückmeldung (Feedback) des Anleiters, die sich wiederum auf die nächste Aktion des Auszubildenden auswirken wird (Rückkoppelungsschlaufe). Wie eine Rückmeldung erlebt wird, ist dabei nicht unbedingt vorhersehbar, da die Verfassung und Lerngeschichte des anderen und die Beziehung zwischen den Beteiligten ebenso eine Rolle spielt wie die fachliche Begründung des Feedbacks. Leider neigen wir ganz allgemein dazu, Positives eher zu übersehen und uns dafür umso mehr an Negativem aufzuhalten. In der Anleitungssituation ist das nicht anders: Ein Tadel erfolgt meist recht prompt, mit dem Loben dagegen tun wir uns schwerer. Hier kann die bewusste Auseinandersetzung mit der Lerntheorie äußerst hilfreich sein.

Wichtig ist, dass der Anleiter mit dem Wissen um die Gesetzmäßigkeiten des „Lernens aus Konsequenzen" bewusst und pädagogisch sinnvoll – nicht manipulativ! – umgeht. Schon bald wird sich eine Balance aus Lob und Korrektur ergeben, die Bestätigung und Orientierung im Lernprozess vermittelt.

3.5.1 „Das hat mir gefallen, wie Sie das gemacht haben!" – das Lob

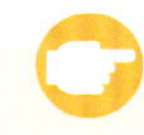

Erfahrung

Fehlende Anerkennung lähmt

„Meine Mentorin ist fachlich absolute Spitze, da kann ich sie alles fragen. Was mich fertigmacht, ist, dass sie nie sagt, wenn ich mal was gut gemacht habe. Immer bloß, was noch besser werden könnte. Manchmal bin ich deswegen schon total verunsichert, ob ich überhaupt irgendwas kann." (Ein Auszubildender in der Altenpflege)

Die Äußerung des Auszubildenden zeigt, dass die fachliche Unterstützung und Beratung des Auszubildenden wichtig, aber nicht entscheidend ist. Um Motivation und Sicherheit zu fördern, ist zentral, gute Aspekte der Arbeit hervorzuheben und zu loben. Dies verhindert Verunsicherung und ermöglicht das für den positiven Lernprozess notwenige Erfolgserlebnis.

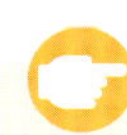

Erfahrung

Erfahrene Selbstwirksamkeit stärkt

„Neulich war ich in einer brenzligen Situation auf dem Wohnbereich auf mich allein gestellt. Ich war ganz zittrig, hab' aber versucht, die Ruhe zu bewahren und alles wenigstens annähernd so zu machen, wie wir's gelernt haben. Es ging dann auch gut vorbei, und ich war richtig stolz auf mich. Ich glaube, das nächste Mal würde ich mir schon mehr zutrauen. Im Nachhinein glaube ich, dass es auch wichtig war, dass mein Anleiter den Ablauf hinterher nochmal mit mir durchgesprochen hat und mir Tipps gegeben hat. Im ersten Moment wäre mir zwar lieber gewesen, wenn er mich einfach nur gelobt hätte, aber ich glaube, so bin ich noch sicherer geworden." (Eine Seminaristin der Heilerziehungspflege)

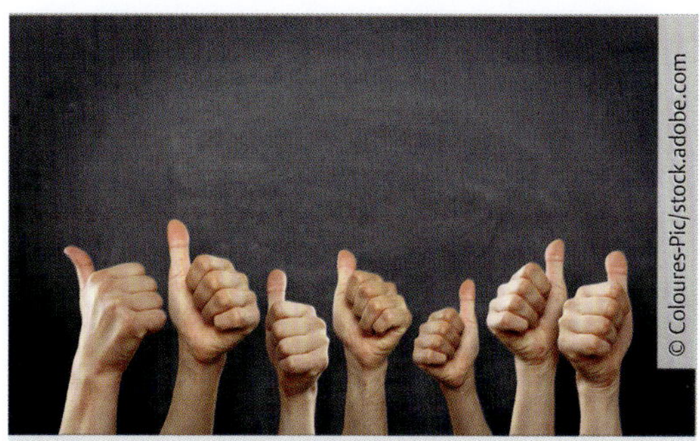

Abb. 3.3 Loben Sie! Das Lob ist eine wichtige Motivationsquelle (Symbolbild). (Foto: Coloures-Pic – stock.adobe.com)

Die Auszubildende hat viel Verantwortung übernommen und sich so bewähren können. Dies fördert das Selbstbewusstsein und die Möglichkeit, stolz auf die eigene Leistung zu sein. Dass sie im Anschluss die Situation durchsprechen konnte, ist ebenfalls positiv. Jedoch wird auch in diesem Beispiel deutlich, dass ein von außen ausgesprochenes Lob große Bedeutung für die Auszubildende gehabt hätte. Nicht zuletzt auch deshalb, weil ein zu Beginn ausgesprochenes Lob das Gegenüber für Verbesserungsvorschläge und weitere Anregungen öffnet.

So lässt sich aus beiden Fallbespielen ableiten: Lob hat nicht nur einen Selbstzweck, sondern ist auch Werkzeug, um eine Lernbereitschaft beim Auszubildenden zu erzeugen.

▸ **Erfolg motiviert.** Die erwiesenermaßen wirksamste Möglichkeit zur Steuerung von Lernprozessen – die sich darüber hinaus noch ganz allgemein äußerst positiv auf das Arbeitsklima auswirkt! – ist das Lob. Lob und Anerkennung können dabei viele Gesichter haben. Lächeln, Blickkontakt, ausdrückliche Anerkennung, Übertragung verantwortungsvollerer Aufgaben, die Möglichkeit für den Auszubildenden, eine Idee, die er eingebracht hat, umzusetzen usw. – der Phantasie sind keine Grenzen gesetzt.

Ein Lob, das wirklich eine positive, beflügelnde und motivierende Wirkung hat, muss allerdings zwei Bedingungen erfüllen:

- Es muss konkret und fachlich begründet sein.
- Es muss echt sein und ehrlich klingen.

Das Erleben der Sinnhaftigkeit des eigenen professionellen Handelns gekoppelt mit einer fachlich basierten Rückmeldung ist die optimale Basis für einen nachhaltigen Lernerfolg. Eine Altenpflegeschülerin, der es zum Beispiel gelingt, eine demenziell erkrankte alte Dame aus einer Spannungssituation heraus zu begleiten, und die ihr korrekt validierendes Verhalten danach von ihrer Anleiterin erläutert bekommt, gewinnt an Fachkompetenz und Selbstvertrauen für die nächste herausfordernde Situation.

▸ **So nicht!.** Das heißt, Lob darf nicht zur billigen Münze verkommen, die man wahllos ausstreut. Lob darf auch nicht zweifelhaftes Mittel zum Zweck werden, um Mitarbeiter auf bequeme Art zu Höchstleistungen anzuspornen. Und schließlich sollte Lob keinesfalls als verkappte Kritik daherkommen, etwa: „Das Angehörigengespräch gestern haben Sie ja ganz gut gedeichselt. Wenn Sie so auch Ihre übrige Arbeit machen würden …"

Eine Bestärkung ist übrigens auch, wenn irgendwelche Negativ-Maßnahmen, die „zur Strafe" verhängt wurden, wieder aufgehoben werden. Der Auszubildende etwa, der, nachdem er einen schwerwiegenderen Fehler gemacht hatte, in seiner Arbeit genauer beobachtet wurde, freut sich, wenn ihm zum ersten Mal wieder die selbstständige Erledigung einer Aufgabe übertragen wird. Umgekehrt kann es als „Strafe" empfunden werden, wenn positive Konsequenzen ausbleiben (siehe die Erfahrung des Altenpflegeschülers). Bei sensibleren Auszubildenden genügt es oft bereits, wenn man bestimmte, noch nicht so perfekte Abläufe „mit Schweigen übergeht".

Reflexion

Stellt man sich eine „normale" Anleitungssituation vor, die ja immer auf die Fähigkeiten des Auszubildenden zugeschnitten sein sollte, so müssten die Wahrscheinlichkeiten für Lob und Tadel etwa gleich hoch sein. Führen Sie einmal im Geiste oder mithilfe einer Tabelle Buch über die Häufigkeit, mit der Sie in der Anleitungssituation loben/tadeln.

3.5.2 „Das sollten Sie das nächste Mal anders machen!“ – Tadel, negative Kritik

Wie schon deutlich wurde, kommen wir mit Loben allein in der Anleitungssituation, in der ja zwangsläufig noch vieles falsch oder doch zumindest noch nicht optimal gemacht wird – und auch falsch gemacht werden darf! –, nicht zurecht. Der Anleiter wird sich immer wieder veranlasst sehen, den Auszubildenden zu korrigieren und ihn auf Fehler oder bessere Strategien hinzuweisen, ihn aber auch zu einer kritischen Selbstwahrnehmung und der eigenständigen Suche nach besseren Lösungen zu ermutigen.

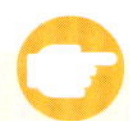

Erfahrung

Demotivierender Tadel

„Mir war ja selbst klar, dass ich was falsch gemacht habe. Aber dass ich so vor der Patientin angeschnauzt wurde, als wäre ich eine Idiotin, das hat mich wütend und traurig zugleich gemacht. Ich hab' mich total hilflos und ausgeliefert gefühlt. Für mich war meine Anleiterin damit erledigt.“ (Eine Auszubildende in der Kinderkrankenpflege)

Der grobe Fehler liegt hier im Zeitpunkt der Rückmeldung – vor der Patientin und noch dazu in Form eines Tadels in emotionalem, unsachlichem Ton. Dass sich die Auszubildende hilflos fühlt, ist logisch. Sie fühlt sich pauschal abgewertet und der Kritik ausgeliefert. Mehr zur adäquaten Form der Rückmeldung siehe den Abschnitt zum Rückmeldungsknigge (S. 70).

Erfahrung

Hilfreiche Korrektur

„Bei meiner ersten selbstständig durchgeführten Ganzkörperwaschung, bei der meine Anleiterin zuschauen wollte, ist mir gleich ein grober Schnitzer unterlaufen. Ich hatte die Bewohnerin nicht sicher gelagert, sodass sie wegzurutschen drohte. Sie ist etwas verwirrt und hat sowieso immer Angst zu fallen und schimpfte auch gleich los, obwohl noch gar nichts passiert war. Ich erschrak fürchterlich, in der ersten Schrecksekunde wusste ich überhaupt nicht, wo ich zuerst zufassen sollte. Prima war meine Anleiterin. Sie zeigte mir, wie ich Frau B. stützen sollte, und beruhigte Frau B. zugleich, sie brauche keine Angst zu haben, ich hätte die Sache voll im Griff. Und das stimmte dann auch, alles andere ging glatt. Nachher draußen hat sie mich dann noch mal auf den Patzer angesprochen und ich konnte auch bei anderen Sachen fragen, was ich besser machen kann.“ (Eine Auszubildende in der Altenpflege)

Dies ist ein gutes Beispiel für eine gelungene Rückmeldung, weil die Auszubildende in einer komplizierten Situation konkrete Hilfestellung bekommen hat. Ihr Fehler wurde direkt korrigiert. Sowohl für die Auszubildende als auch für die Bewohnerin ist es eine sachliche, beruhigende Form des Eingreifens. Die anschließende Reflexion unter vier Augen ermöglicht im ergänzenden Schritt die fachlich-theoretische Unterfütterung.

► **Kritik eröffnet Möglichkeiten.** Möchte ich, dass ein Schüler eine Verhaltensweise oder einen Arbeitsgang ändert, so werde ich ihm dies sagen, und zwar möglichst präzise, und dann versuchen, gemeinsam mit ihm zu erarbeiten, wie er es besser machen kann.

Merke

Kooperation

Ich biete neben meiner Kritik zugleich meine Kooperation und die Möglichkeit zu eigenständiger Reflexion und Verhaltenskorrektur an.

► **Der Ton macht die Musik.** „Aus Fehlern lernen wir“, wenn auch nicht besonders gern, denn keiner lässt sich gern seine Fehler vorhalten.

Zitat

„Man sollte dem anderen die Wahrheit wie einen Mantel hinhalten, dass er hineinschlüpfen kann, und sie ihm nicht wie einen nassen Lappen um die Ohren schlagen.“ (Max Frisch)

Stärker noch als beim Lob ist beim Tadel die Form dafür entscheidend, ob ich als Anleiter mein Ziel erreiche, ob ich Verhalten korrigieren kann. Im Gegensatz zur landläufigen Meinung hat Tadel oder negative Kritik nichts mit Wut oder Ärger beim Tadelnden oder beim Getadelten zu tun. Dass solche negativen Gefühle mit Tadel verbunden werden, liegt häufig an der aggressiven oder verletzenden Form, in der dieser vorgetragen wird – oder an der Überempfindlichkeit des Empfängers (Kommunikationspannen (S. 64)).

Nun sind Anleiter auch nur Menschen, und wenn ein Schüler trotz aller Korrekturen immer wieder dieselben Fehler macht, ärgern wir uns einfach. Wichtig ist hier wieder in erster Linie, Emotion und Kritik bzw. negative Rückmeldung nicht zu vermischen! Die Gefühls- und die Sachebene müssen getrennt werden.

▸ **Ich- statt Du-Botschaften.** Ich kann zwar sagen: „Es macht mich wütend, dass Sie diesen Fehler immer noch machen." Doch ich sollte mich hüten, zu sagen: „Menschenskind, haben Sie denn immer noch nicht kapiert, wie's geht? Sie können wohl überhaupt nichts richtig machen!"

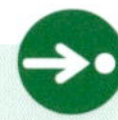

Reflexion

Beobachten Sie sich einmal selbst und achten Sie darauf, wie oft Sie beim Tadeln Gefühls- und Sachebene miteinander vermischen. Versuchen Sie bewusst, beides getrennt auszudrücken, im Tadeln immer sachlicher zu werden.

▸ **Körpersprache.** An dieser Stelle kommt außerdem in besonderem Maße die Körpersprache ins Spiel. Erfahrungsgemäß fallen negative Rückmeldungen, die im Stehen, möglicherweise noch frontal, geäußert werden, schroffer aus. Die Körpersprache wird in dieser Haltung massiver, man gestikuliert mehr, die Formulierungen geraten emotionaler. Oft kann daher eine negative Rückmeldung schon dadurch sachlicher und für den Kritisierten annehmbarer gestaltet werden, dass sie im Sitzen erfolgt. Damit negative Kritik für den angestrebten Lernprozess fruchtbar ist, sollte der Kritisierende sich grundsätzlich vor Pauschalisierungen hüten und nicht über das Ziel hinausschießen. Außerdem darf Kritik nie persönlich werden, das bringt sachlich nichts und gefährdet nur die Beziehung.

▸ **Spiegeln statt werten.** Zwei Dinge helfen dabei, Kritik für das Gegenüber gut annehmbar zu machen:

- Wichtig ist, den Auszubildenden zuerst immer auch selbst zu fragen, wie er die Situation wahrgenommen hat und was aus seiner Sicht zu verändern und besser zu machen ist.
- Grundsätzlich ist es hilfreich, Wertungen zu meiden und stattdessen einfach sachlich die eigenen Beobachtungen wiederzugeben. Also nicht: „Das war schlecht oder falsch", sondern: „Die Patientin hatte, soweit ich es sehen konnte, keinen Halt im Rücken" o. Ä. Auf diese Weise wird dem Auszubildenden sein Verhalten gespiegelt, ohne es zu werten.

Merke

Die gute Rückmeldung

Eine gute Rückmeldung entmündigt den Auszubildenden nicht. Sie nimmt ihm auch die Reflexion nicht ab. Vielmehr lädt sie zum gemeinsamen Nachdenken über die Situation ein und regt zu eigenständiger Lösungsfindung an, die dann umso sicherer in das weitere Handeln einfließen wird. Das heißt freilich nicht, sich als Anleiter um klare Aussagen zu drücken, wenn ein Lernender wenig Einsicht oder eine realitätsferne Einschätzung zeigt.

▸ **Kritikfähigkeit ist lernbar.** Gerade im Umgang mit Tadel wird der Beziehungscharakter des Geschehens besonders deutlich. Immerhin wird hier nicht nur vom Kritisierenden, sondern in besonderem Maße auch vom Gegenüber einige Reife verlangt. Die meisten Menschen tun sich schwer damit, Tadel anzunehmen, meist überlagert die Gefühlsebene auch beim Empfänger die Ebene sachlicher Kompetenz. Wie oft reagieren wir allzu rasch verletzt, verärgert oder beleidigt, selbst da, wo wir ganz sachlich vorgetragener Kritik begegnen? Wir weigern uns, die Kritik zu nutzen, wir weisen sie zurück, indem wir uns verteidigen, „zurückschlagen" oder tagelang über die uns widerfahrende Kränkung nachgrübeln.

▸ **Die Beziehung muss stimmen.** Hier zeigt sich, ob die Beziehung zwischen dem Kritiker und dem Kritisierten stimmt, d. h., der Kritisierte muss sich trotzdem weiterhin ernst genommen und wertgeschätzt fühlen können und der Kritisierende sollte dies auch in seiner Kritik zum Ausdruck bringen. Deshalb scheuen wir oft davor zurück, Kritik zu äußern, um die Beziehung zum anderen nicht zu gefährden, bzw. wir versuchen, als Kritisierende die Beziehung noch einzurenken („Seien

Sie mir nicht böse, aber ...“). Es gilt also nicht nur, die sachlichen und emotionalen Anteile zu trennen (siehe dazu das Vier-Ohren-Modell (S. 63)).

Merke

Wertschätzende Kritik
Es ist wichtig, auch bei Kritik die Beziehung in wertschätzender Weise aufrechtzuerhalten, ohne sich in der Sache beirren zu lassen.

Kritikfähigkeit gehört zur Autorität

Dem Anleiter bleibt gegenüber einem schnell beleidigten Auszubildenden oft nur der Weg, als Vorbild (S. 102) zu wirken und selbst ein Beispiel für Offenheit und Kritikfähigkeit zu geben. Kritikfähig sein heißt, begründeten Tadel sachlich annehmen zu können. („Stimmt, da habe ich einen Fehler gemacht. Gut, dass Sie mich darauf hingewiesen haben. Ich werde den Fehler korrigieren, bzw. ich werde in Zukunft darauf achten.“)

Merk

Kritik als Information
Kritik ist Information – das sollten Sender und Empfänger berücksichtigen.

Und Kritikfähigkeit lässt sich erarbeiten und einüben, auch wenn man dabei manchmal „über den eigenen Schatten springen“ muss. Auf jeden Fall ist sie ein wesentlicher Bestandteil echter Autorität (S. 39).

3.5.3 Rückmeldungs-Knigge

Nach dem Gesagten ergeben sich die folgenden Gesichtspunkte für eine konstruktive Rückmeldung, d. h. eine Rückmeldung, aus der der Auszubildende etwas lernen kann und die ihn fachlich weiterbringt, ohne ihn zu demotivieren.

Konstruktive Rückmeldung ist

- **zeitnah.** Sie erfolgt möglichst unmittelbar nach der entsprechenden Situation, nicht etwa Tage später oder gar erst beim Auswertungsgespräch am Ende der Praxisphase.
- **direkt.** Nicht um den heißen Brei herumreden!
- **grundsätzlich sachlich.** Sie ist immer auf das Verhalten des anderen bezogen, nie auf seine Person.
- **konkret.** Sie ist an einer konkreten Verhaltensweise festgemacht und nie allgemein formuliert. (Der Satz „Du machst immer alles falsch“ ist keine Rückmeldung!)
- **begründet, konstruktiv und informativ.** Sie kritisiert nie einfach nur fehlerhaftes Verhalten, sondern zeigt Zusammenhänge auf und eröffnet den Raum für neue Sichtweisen.
- **höflich und nie verletzend oder abwertend.**
- ein **Vier-Augen-Gesprächund erfolgt** nicht vor versammelter Mannschaft, vor dem Team oder vor Pflegeempfängern.
- **integrierend und reflektierend.** Sie bezieht den anderen ein, fragt ihn nach seinem Eindruck und eigenen Verbesserungsvorschlägen, motiviert zum Gespräch und Mitdenken.
- **nicht auf das Negative fixiert, sondern betont jeweils auch die richtigen Verhaltensanteile.** Das erleichtert dem anderen das Lernen: „Das läuft schon ganz gut, das kann noch besser werden.“
- **möglichst oft positiv.** Lob bewirkt mehr als Tadel.

Merke

Rückmeldung in Ausgewogenheit
Wir sollten so Rückmeldung geben, wie wir uns selbst Rückmeldung wünschen würden. Lob und Tadel, positive und negative Rückmeldung sollten sich nach Möglichkeit wenigstens annähernd die Waage halten.

3.5.4 Was tun, wenn ...?

„Sonderreaktionen“ des Auszubildenden können den Anleiter bei allem Bemühen um die oben genannten Gesichtspunkte in seiner Rückmeldung aus der Fassung bringen und dazu veranlassen, sein Feedback nicht so zu formulieren, wie er es ursprünglich dem Rückmeldungs-Knigge gemäß wollte.

Solche Reaktionen können sein:

- **Der Auszubildende weint.** Hier ist es wichtig, sich nicht aus der Erwachsenenrolle in die des tröstenden Elternteils drängen zu lassen. Zum Rollenverhalten des Anleiters siehe Kapitel „Leitungsverständnis des Anleiters“ (S. 42) und Kapitel „Beziehung braucht Distanz“ (S. 58). Ein freundliches Eingehen auf die emotionale Betroffenheit des Auszubildenden („Ich sehe, dass Sie sehr betroffen sind“) ist möglich, der Anleiter sollte sonst jedoch auf der Sachebene bleiben. Hilfreich ist, das Gespräch auf Eigenbeteiligung des Auszubildenden zu lenken. „Nun lassen Sie uns überlegen, wie es künftig besser laufen könnte. Haben Sie Ideen?“

- **Der Auszubildende schweigt**. Ein Gegenüber, das das Gespräch verweigert, nicht „sendet“ und damit auch nichts über seinen „Empfang“ verrät, ist höchst irritierend. Häufig verfällt man als Anleiter dem schweigenden Auszubildenden gegenüber in einen besonders breiten Redefluss – versucht zu argumentieren, ihn zu überzeugen, wirbt um Verständnis. Damit fällt der Anleiter aber ebenfalls „aus der Rolle“, er wird sozusagen zum Alleinunterhalter. Deshalb ist auch in dieser Situation ein Festhalten am Rückmeldungs-Knigge angezeigt. Der Anleiter sagt, was er sagen möchte, fragt den Auszubildenden nach seiner Sicht, empfängt seine „Nicht-Botschaft“ und reagiert sachlich-wertschätzend darauf. „Ich sehe, dass Sie nichts dazu sagen möchten. Vielleicht sind Sie verärgert oder anderer Meinung?“ Wenn keine Reaktion erfolgt, ist es legitim abzubrechen. „Schade, dass wir nicht ins Gespräch gekommen sind, aber vielleicht können wir zu einem anderen Zeitpunkt noch einmal darüber sprechen.“
- **Der Auszubildende reagiert aggressiv**. Dies ist eigentlich fast die einfachste Gesprächsaufgabe für den Anleiter. Entscheidend ist, sich nicht selbst zu ärgern und in Gegenaggression drängen zu lassen, den anderen aber auch durch ein Wahrnehmen seiner emotionalen Verfassung wertzuschätzen. „Ich merke, dass Sie das ärgert. Das ist verständlich.“
- **Der Auszubildende ist gleichgültig**. Diese Haltung ist für engagierte Anleiter wohl mit am schwersten auszuhalten. Und genau das ist in diesem Fall die Aufgabe des Anleiters als Gesprächspartner. Es sei an Carl Rogers' Satz erinnert, dass sich Menschen am ehesten ändern, wenn man sie so annimmt, wie sie sind. Weder Schimpfen noch Flehen wird den Auszubildenden in diesem Fall zu einer Verhaltensänderung bewegen – beides aber würde den Anleiter aus der Rolle fallen lassen und ihn zudem viel (unnötige) Kraft kosten. Deshalb: Zurück zum Rückmeldungs-Knigge und zur Klarheit in der Kommunikation! Erläutern Sie auch dem gelangweiltesten Auszubildenden freundlich, ruhig und sachlich, was Sie ihm rückmelden wollen. Teilen Sie ihm Ihre Wahrnehmung mit: „Ich habe das Gefühl, Ihnen ist das, was ich sage, nicht so wichtig, aber mir liegt daran, Sie zu informieren.“ – und belassen Sie es dabei.
- Und noch ein wichtiges Element: das **rechtzeitige Beenden des Rückmeldungsgesprächs**. Endloses Diskutieren bringt nicht mehr Klarheit und verleiht dem Gespräch ein viel zu hohes Gewicht.

Merke

Sachliche Information

Nicht flehen, nicht schimpfen, nicht trösten, nicht überreden oder überzeugen wollen. Stattdessen sachlich informieren, wertschätzen und ermutigen.

Reflexion

Überlegen Sie anhand der Kriterien für eine richtige Rückmeldung, welche Punkte Sie in Zukunft eventuell stärker berücksichtigen wollen.

3.5.5 Rückmeldung von anderen Beteiligten

▶ **Das Team.** Eine wichtige Rolle im Lernprozess kommt den anderen Mitarbeitern zu. Lob oder Tadel von Kollegen beeinflussen den Auszubildenden ebenso wie die Rückmeldung seines Anleiters. Wichtig ist deshalb, dass im Blick auf betreuerische und pflegerische Maßnahmen vom gesamten Team ein einheitliches Konzept (S. 137) vertreten wird. Der Auszubildende kann sonst verunsichert werden, wenn ihn z. B. ein Mitarbeiter für ein Verhalten tadelt, das der Anleiter ihm vielleicht sogar so gezeigt hat.

▶ **Die Pflegeempfänger.** Fast noch stärker als durch die Reaktionen der Kollegen wird das Verhalten von Pflegenden aber sicherlich durch die Reaktionen der Pflegeempfänger bestimmt. Gerade den in seinem Handeln noch nicht so routinierten Auszubildenden freut die Zuwendung und Dankbarkeit der begleiteten Menschen doppelt. Dem Anleiter fällt in dieser Situation die Aufgabe zu, darauf zu achten, dass nicht eine allzu enge „verschworene Gemeinschaft“ zwischen den Lernenden und den Pflegeempfängern entsteht („Ach bin ich froh, dass Sie heute Dienst haben. Nur Sie machen das so, wie ich es möchte“). Das bringt Unfrieden und entfremdet den Schüler dem Team.

Manche Auszubildenden brauchen auch eine gewisse Hilfestellung, damit sie sich nicht von den Wünschen und Forderungen der zu begleitenden

Menschen „auffressen" lassen. Hier ist es am Anleiter, den Schüler die Balance von Nähe und Distanz erleben und erspüren zu lassen, die lebensnotwendig ist, um einen sozialpflegerischen Beruf ausüben zu können. Näheres im Kapitel „Selbstmanagement" (S. 46) und Kapitel „Klarheit in der Beziehung" (S. 58).

3.6 „Hör mir bitte zu" – Gespräche in emotional belastenden Situationen

3.6.1 Aspekte des hilfreichen Gesprächs

Einige Aspekte, die im Grunde in jeder Gesprächssituation eine Rolle spielen, werden in Problemgesprächen doppelt wichtig:

- Zum Gespräch gehört auch das, was wir ohne Worte sagen.
- Gespräch braucht Partner, kein Von-oben-herab-Reden.
- Gespräch braucht Zeit und Raum.
- Gespräch braucht echte Zuwendung, die sich schon in Körperhaltung und Mimik ausdrückt.
- Gespräch heißt, wirklich zuhören, mit Geduld und Interesse.

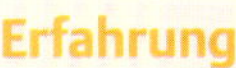

Hilflose Helferin

„Mein neuer Anleiter hatte sich meinen Praxisbogen angesehen, und da stand auch Begleitung eines Sterbenden als Aufgabe. Als eine alte Frau im Sterben lag, sagte er, ich sollte bei der Frau bleiben. Ich kannte die Frau so gut wie gar nicht. Es war eine echte Horror-Erfahrung für mich, zumal auch hinterher keiner mit mir darüber redete. Seither habe ich immer Panik, wenn jemand stirbt, dass ich zu ihm ins Zimmer muss." (Eine Altenpflegeschülerin)

Die Auszubildende fühlt sich in einer für sie noch fremden und belastenden Situation alleingelassen – und sie wurde tatsächlich auch alleingelassen. Erfahren Pflegekräfte, für die das Ende des Lebens ein vermeintlich „normales" Alltaggeschehen darstellt, sollten hier aufmerksam sein und dem Auszubildenden Raum zur Aufarbeitung geben. Ein Praxisanleiter kann hier den nötigen professionellen Rückhalt liefern.

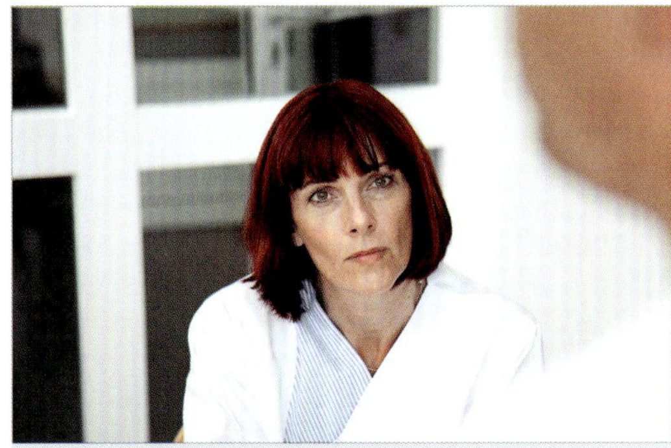

Abb. 3.4 Belastende Situationen. Der Praxisanleiter ist einfühlsamer und professioneller Gesprächspartner auch in schwierigen Situationen. (Foto: A. Fischer, Thieme)

3.6.2 Belastende Erlebnisse – ohne Begleitung eine Gefahr

In der Arbeit mit kranken, alten oder eingeschränkten Menschen wird der Auszubildende zwangsläufig immer wieder mit psychisch extrem belastenden Situationen (▶ Abb. 3.4) konfrontiert, die ein Mensch eigentlich gar nicht alleine verarbeiten kann. Wird in diesen Situationen keine Hilfestellung und Begleitung angeboten, so besteht die große Gefahr, dass der Auszubildende entweder psychisch und physisch unter der Belastung zusammenbricht, krank wird, möglicherweise die Ausbildung abbricht – oder dass er versucht, sich gegen die Belastung zu schützen, und zwar auf eine für ihn und seine Beziehungsfähigkeit negative Weise.

Abstumpfung aus Ratlosigkeit

Solche „negativen Bewältigungsstrategien", die aus der eigenen Hilflosigkeit und Verlassenheit erwachsen und bei erfahrenen Kräften und Anleitern ebenso vorhanden sein können wie bei Neulingen, sind:

- **Verdrängung:** Das Erlebte wird einfach „zugedeckt" und totgeschwiegen.
- **Rationalisierung:** Die Pflegefachkraft geht in einer extrem sachlichen, distanzierten Weise mit dem Leiden der zu begleitenden Menschen um. Der Schwerkranke wird zum „Pflegefall", der Sterbende zur Nummer. Die Sprache ist dabei von Fachjargon geprägt („Der Apoplex in Zimmer 8").

- **Bagatellisierung:** Die Pflegefachkraft reagiert „abgebrüht", betrachtet Belastungssituationen als alltäglich und ist stolz darauf, sich dadurch nicht aus der Ruhe bringen zu lassen.
- **Dehumanisierung:** Die Pflegefachkraft betrachtet Belastungssituationen als „lästige Störung" und reagiert ärgerlich auf sie.

Hat ein Anleiter sich einen solchen Schutzpanzer zugelegt, wird an ihm zwangsläufig auch ein Gutteil der Nöte des Auszubildenden abprallen.

Die Entstehung negativer Schutzmechanismen hat sehr viel mit der beruflichen Sozialisation des einzelnen zu tun, d. h. mit dem, was er im Laufe seiner Berufstätigkeit erlebt hat und was ihn geprägt hat: Welcher Grundhaltung ist er bei seinen Anleitern begegnet, welche positiven Bewältigungsstrategien wurden ihm vermittelt? Wurde er in schwierigen Situationen alleingelassen oder aufgefangen. Vgl. die Ausführungen zur Vorbildfunktion des Anleiters (S. 101). Gerade im Fall schwerer psychischer Belastung ist der Anleiter ein besonders wichtiger Ansprechpartner.

Die wichtigste Gesprächstechnik: Zuhören

Nach einer belastenden Erfahrung kann es bereits eine ungeheure Befreiung sein, sich nur aussprechen zu dürfen, vorbehaltlos sagen zu dürfen, was man empfindet. Es bedarf dazu nicht viel mehr als eines offenen, zugewandten Zuhörers, in unserem Fall des Anleiters, der dem Auszubildenden signalisiert, dass er Zeit für ihn hat und dass dieser alles sagen darf, was er möchte, ohne Angst, vom Anleiter verurteilt oder zurechtgewiesen zu werden.

Zitat

„Wenn ich dich bitte, mir zuzuhören, und du fängst an, mir Ratschläge zu geben, dann hast du nicht getan, was ich von dir wollte.Wenn ich dich bitte, mir zuzuhören, und du beginnst, mir zu sagen, warum ich nicht so fühlen sollte, dann trittst du meine Gefühle mit Füßen. Wenn du aber einfach akzeptierst, dass ich so fühle, egal wie unverständlich es dir in deiner Situation ist, dann kann ich aufhören mit dem Versuch, dich zu überzeugen, und kann darangehen, zu verstehen, was hinter meinem Gefühl steht, und mich damit auseinandersetzen." (frei nach Ray Houghton)

3.6.3 Das einfühlende Gespräch

Einfühlsame Begleitung

Das Gespräch in belastenden Situationen verlangt aber noch mehr als einen guten Zuhörer (C. Rogers). Wenn ich einen Menschen einfühlend begleiten möchte, sollte ich

- aufmerksam für seine verborgenen Hilferufe sein,
- vor allem auf die Gefühle eingehen, die er ausdrückt, und sie zulassen,
- Gesprächspausen aushalten, ohne sie gleich überbrücken zu müssen,
- in meinen eigenen Gefühlen echt sein, auch zu meiner eigenen Hilflosigkeit stehen,
- den andern das Gespräch bestimmen lassen und auf seine Bedürfnisse reagieren
- ihm keine Patentlösungen oder Ratschläge zumuten,
- dem anderen auch ohne Worte, durch Lächeln, einen Blick, eine Berührung, meine Zuwendung zeigen.

„Gesprächskiller"

Die sieben Todsünden beim einfühlsamen Gespräch:

- über die Gefühle des Gesprächspartners hinwegreden
- ihm ins Wort fallen, ihm das Wort aus dem Mund nehmen
- Ratschläge erteilen
- gleich eigene Erfahrungen zitieren: „... so ging's mir auch bei meinem ersten sterbenden Bewohner ..."
- Gemeinplätze: „So ist halt das Leben."
- Herunterspielen der Gefühle des anderen: „Nun stellen Sie sich mal nicht so an, es war ja nicht Ihre Mutter, die gestorben ist."
- Zusammenreiß-Appelle: „Nun lassen Sie sich mal nicht so hängen. So was muss man in dem Beruf wegstecken können."

Wer als Anleiter die oben genannten Gesichtspunkte in schwierigen Gesprächen mit dem Auszubildenden beherzigt und sich darin übt, die „Todsünden" immer mehr zu meiden, wird dem Auszubildenden ein echter Begleiter sein können und ihn damit gleichzeitig in seiner Sozialkompetenz optimal fördern.

Es ist schwierig, etwas so Komplexes wie ein einfühlendes Gespräch in verallgemeinerter Form darzustellen. Dennoch soll es hier versucht werden, und zwar ganz bewusst anhand eines konkreten Falles, der deutlich macht, dass es dabei keineswegs nur um etwas so Schwerwiegendes wie den Beistand nach einer Sterbebegleitung gehen muss. Ein einfühlendes Gespräch ist immer dann angezeigt, wenn dem Auszubildenden etwas in seiner Arbeit schwer zu schaffen macht, so wie es das folgende Protokoll zeigt.

Beispiel für ein einfühlendes Gespräch

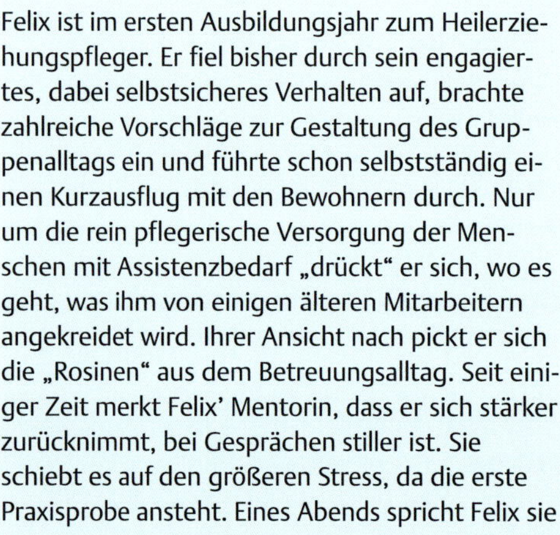

Gesprächsprotokoll

Felix ist im ersten Ausbildungsjahr zum Heilerziehungspfleger. Er fiel bisher durch sein engagiertes, dabei selbstsicheres Verhalten auf, brachte zahlreiche Vorschläge zur Gestaltung des Gruppenalltags ein und führte schon selbstständig einen Kurzausflug mit den Bewohnern durch. Nur um die rein pflegerische Versorgung der Menschen mit Assistenzbedarf „drückt“ er sich, wo es geht, was ihm von einigen älteren Mitarbeitern angekreidet wird. Ihrer Ansicht nach pickt er sich die „Rosinen“ aus dem Betreuungsalltag. Seit einiger Zeit merkt Felix’ Mentorin, dass er sich stärker zurücknimmt, bei Gesprächen stiller ist. Sie schiebt es auf den größeren Stress, da die erste Praxisprobe ansteht. Eines Abends spricht Felix sie an:

Felix: *„Gut, dass ich dich grade erwische. Ich wollte dich schon längere Zeit was fragen.“*

Der Auszubildende deutet an, dass er die Frage schon länger mit sich herumträgt, es also wohl mehr als eine reine Informationsfrage ist.

Charlotte: *„Klar, setz dich doch. Ist es was Wichtiges?“*

Die Mentorin zeigt ihre Gesprächsbereitschaft, sie „gibt B. Zeit und Raum“. Mit der Frage nach der Wichtigkeit war sie allerdings wohl schon zu weit vorgeprescht, wie die eher abwehrende Reaktion des Auszubildenden zeigt.

Felix setzt sich, lacht: *„Na ja, soo wichtig auch wieder nicht. Es geht noch mal um diese Praxisprobe am Donnerstag.“*

Der Auszubildende wertet sein Anliegen gleichsam ab und macht es an einer eingegrenzten Sachfrage fest.

Charlotte: *„Mhm. Den Ablauf hatten wir ja so weit besprochen. Ist noch was unklar?“*

Auch hier könnte die Mentorin vorsichtiger sein. Immerhin enthält ihre Frage keine Festlegung rein auf die Sachebene, z. B.: „Was ist noch unklar“?

Felix, nach einer Pause eher zögernd: *„Unklar nicht direkt.“*

Wieder zieht sich der Auszubildende zurück, schwächt seine Aussage von vornherein ab.

Charlotte: *„Aber?“*

Die Mentorin spricht Felix’ unausgesprochenes „Aber“ aus, zwingt ihn damit – wenn auch nicht sehr sanft – zum Weiterreden. Behutsamer wäre zu sagen: „Aber da macht dir noch was Kopfzerbrechen ...“

Felix: *„Ich wollte fragen, ob ich vielleicht für die Einheit nicht Klaus, sondern einen fitteren Bewohner nehmen kann.“*

Das Problem ist damit – vordergründig und als Sachproblem – auf dem Tisch.

Charlotte: *„Mhm. ... Klaus braucht ziemlich viel Hilfestellung.“*

Die Mentorin kennt Felix’ Schwierigkeiten und kann aus dieser Kenntnis heraus auf den möglichen Kern des Problems vorstoßen. Sie bohrt nicht nach („Warum willst du das?“), sie argumentiert auch nicht („Das geht leider nicht, weil ...“), sondern bringt Felix’ Aussage einfach auf den Punkt. Ganz wichtig – sie bietet die Hilfsbedürftigkeit von Klaus als Ursache für Felix’ Ängste nur an. Sie diagnostiziert nicht: „Du traust dich nicht an Klaus heran, weil du pflegerisch unsicher bist“ o. Ä. Ab hier wird das Gespräch zum „einfühlenden Gespräch“.

Felix: *„Genau. Und da stelle ich mich doch oft so tapsig an. Bei einem anderen Bewohner ... Ich weiß nicht, das liegt mir einfach nicht so.“*

Felix fühlt sich offenbar von der Mentorin verstanden und deutet nun genauer an, was ihm zu schaffen macht. Seinen Verweis auf die Sachebene, „ein anderer Bewohner“, baut er gar nicht weiter aus. Er wartet gleichsam, ob die Mentorin seine Botschaft aufnimmt, ob sie ihn begleiten will.

Charlotte: *„Bei so pflegerischen Dingen fühlst du dich nicht so wohl ...“*

Die Mentorin versucht Felix’ Gesamtgefühl zu erfassen.

Felix, lebhaft: *„Überhaupt nicht. Das geht mir total gegen den Strich. Wenn ich die Leute anfassen muss, und dann noch mit dem richtigen Griff ...“*

Felix fühlt sich verstanden, kann sich öffnen. Es geht nun nicht mehr um die Sachfrage vom Anfang, sondern um ein viel tieferes Problem.

Charlotte: *„Ist es vor allem der Körperkontakt, der das so schwierig für dich macht ...?“*

Die Mentorin versucht auszuloten, ob die Schwierigkeit im Körperkontakt liegt oder ob da noch anderes mitschwingt.

Felix: *„Ja, auch. Ich komm' mir dabei komisch vor. Aber noch mehr habe ich Angst, was falsch zu machen, jemand fallen zu lassen oder so ... Ich hatte schon immer zwei linke Hände, damit haben sie mich schon als Kind aufgezogen.“* Er lacht wieder.

Felix präzisiert. Deutlich spricht er zwei Gefühle an, eines nennt er sogar mit Namen, die Angst, jemanden zu verletzen. Auch eine Ursache für seine Haltung wird ansatzweise deutlich – er hat sich schon immer ungeschickt angestellt und wurde dafür ausgelacht. Felix' Lachen und der Verweis auf seine „linken Hände“ soll die Situation, die plötzlich sehr dicht und persönlich geworden ist, wohl etwas lockern.

Charlotte, lacht auch: *„Da verlässt du dich lieber auf deinen Kopf und dein Mundwerk.“*

Die Mentorin geht auch hier auf den Rückzieher des Gesprächspartners ein, sie reagiert eher humorvoll, lässt es zu, dass das Gespräch wieder „leichter“ wird.

Felix: *„Genau, ich glaube, da liegen meine Stärken. Da kann ich den Menschen echt was geben.“*

Der Auszubildende fühlt sich verstanden. Er drückt ein weiteres Gefühl aus, wenn auch in versachlichter Form („Den Menschen echt was geben“).

Charlotte, nach einer Pause: *„Und was sagen deine Hände dazu?“*

Die Mentorin spürt, dass Felix sich gefangen hat, und geht wieder eher auf die Grundproblematik ein. Sie fragt allerdings nicht nach den Gefühlen, sie lässt die Hände zu ihrem Symbol werden. Trotzdem könnte schon diese Frage in vielen Fällen zu „hart“ sein, müsste durch etwas Vorsichtigeres ersetzt werden, z. B.: „Du magst die Menschen wirklich.“

Felix, verdutzt: *„Was?“ – „Ach so. Na ja, die würden, glaub' ich, manchmal gern mehr mitmischen ... Bei manchen Bewohnern, zu denen ich einen besonderen Draht hab', z. B. Daniel, da traue ich mir schon mehr zu. Wir sind ein richtig gutes Team, er sagt mir auch, wenn ich ihn mehr stützen soll ... Bei ihm habe ich eigentlich gar nicht das Problem.“*

Der Auszubildende wird durch die merkwürdige Frage angeregt, über sich nachzudenken, Neues zu entdecken.

Charlotte: *„Dabei ist Daniel doch wirklich pflegebedürftig.“*

Die Mentorin unterstützt die Überlegungen Felix', lässt ihn aber selbst seinen Weg finden.

Felix: *„Stimmt eigentlich ... Das ist mir gar nie so aufgefallen. Bei ihm habe ich gar nie die Angst, was falsch zu machen. Ich mag ihn einfach. Wenn ich es mir jetzt so vorstelle, wäre es, glaube ich, auch kein Problem für mich, ihn noch intensiver zu pflegen.“*

Der Auszubildende entwickelt während des Redens eine neue Sicht, ja sogar schon Ansätze für eine Lösung.

Charlotte, lächelnd: *„Daniel mag dich auch, das merkt man.“*

Die Mentorin bestätigt Felix in seiner Sichtweise.

Felix, lächelt: *„Ja.“*

Charlotte: *„Mir scheint, in dir steckt mehr pflegerisches Talent, als du glaubst.“*

Die Mentorin versucht, Felix' neue Sicht, sein jetziges Gefühl, zusammenzufassen und ihn gleichzeitig zu ermutigen. Wichtig: Sie hat die ganze Zeit keinerlei Ratschläge gegeben.

Felix: *„Na, ich weiß nicht. Aber vielleicht hast du recht. Ich sollte mich wohl mal mehr getrauen. Auf meine Hände hören, wie du gesagt hast ... Vielleicht auch bei Klaus und auf jeden Fall bei Daniel.“*

Für Felix war die Deutung der Mentorin, er habe pflegerische Begabung, zu sehr „übergestülpt“. Er formuliert aber ganz deutlich seine eigene Lösung.

Charlotte: *„Das hast jetzt du gesagt. Aber es wäre sicher eine Idee.“*

Die Mentorin macht ganz klar deutlich, dass Felix selbst es war, der die Lösung gefunden hat.

▸ **Bewertung des Protokolls.** In diesem Beispiel ist die einfühlende Gesprächsführung gut gelungen. Die Mentorin geht keineswegs auf alle mitschwingenden Gefühle und Belastungen Felix' gleich intensiv ein, z. B. wird die Problematik mit dem Körperkontakt gar nicht weiter entfaltet. Trotzdem kann der Gesprächspartner sich begleitet und ernst genommen fühlen und lernt eine anfänglich belastende Situation neu sehen.

Elemente des einfühlenden Gesprächsstils sind im Übrigen in allen Formen des Gesprächs, z. B.

beim Feedback oder bei Konflikten hilfreich für ein gutes, „erwachsenes“ Gesprächsklima wie dies beim partnerschaftlichen Führungsstil (S. 44) der Fall ist.

3.7 Wenn es einmal „hakt“ – Konflikte in der Anleiter-Auszubildenden-Beziehung

3.7.1 Konflikte machen Angst

Bei allem Bemühen um eine intakte Anleiter-Auszubildenden-Beziehung und eine gut funktionierende Kommunikation werden sich Anleiter und Auszubildender nicht immer einig sein. Konflikte sind etwas Unausweichliches im zwischenmenschlichen Geschehen, ja sie sind notwendig für die Weiterentwicklung einer Beziehung und der Beziehungspartner (▶ Abb. 3.5). Permanente Einigkeit zwischen verschiedenen eigenständigen Persönlichkeiten wäre nicht nur zwangsläufig eine Illusion – sie wäre auch höchst langweilig.

Zum Problem werden Konflikte häufig erst durch unsere Angst vor ihnen. Weil Konflikte das Idealbild der Harmonie zwischen Anleiter und Auszubildendem stören, werden sie häufig erst einmal verdeckt. Scheinlösungen, die viel Kraft kosten, werden vorgeschoben:

- **Anpassung, Unterdrückung:** Wir nehmen uns verstärkt zurück, um dem anderen keinen Grund zum Konflikt zu geben, bauen eine Fassade auf, hinter der wir uns jedoch letztlich nicht wohlfühlen und hinter der die eigentlichen, unterdrückten Gefühle brodeln.
- **„Einseitige“ Lösung:** Wir lösen den Konflikt einseitig, indem wir ihn auf den anderen abwälzen – er ist an allem schuld und soll dies und das tun. Das schränkt ihn natürlich in seinen Reaktionsmöglichkeiten stark ein und wird nicht zum Abbau der Spannung beitragen.
- **Totschweigen:** Wir schweigen die konflikthaften Themen tot – was lediglich die Spannung bei anderen Gelegenheiten aufkommen lässt – z. B. durch Tadeln des „aufmüpfigen Schülers“ bei jeder Gelegenheit.
- **Abwerten:** Wir nehmen den anderen nicht ernst („Er ist ja noch so jung“). Das wird diesen entweder in die Rebellion oder in den resignierten Rückzug treiben.
- **Scheinharmonie:** Wir reden Harmonie herbei („Im Grunde wollen wir ja dasselbe“). Der Konflikt wird dann nach einiger Zeit erneut aufbrechen.
- **Verschiebung:** Wir projizieren den Konflikt nach außen – die Sachzwänge, etwa durch die Ausbildungsrichtlinien, sind schuld. Das wird die Atmosphäre nur vorübergehend entspannen.

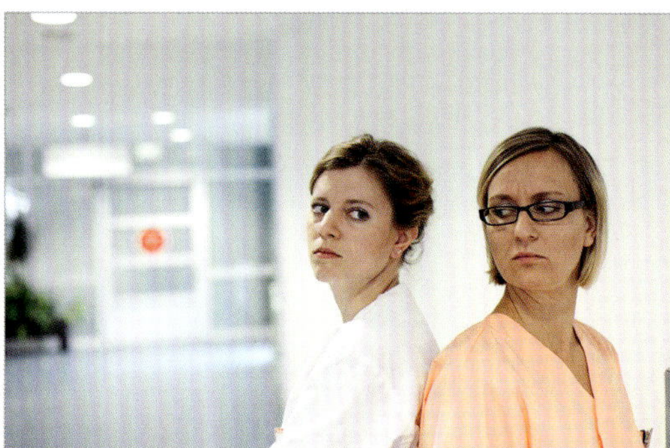

Abb. 3.5 Konfliktsituationen. Uneinigkeit und Streit kann es auch in der Beziehung zwischen Anleiter und Auszubildendem geben. Eine frühzeitige Klärung ist notwendig. (Symbolbild) (Foto. A. Fischer, Thieme)

Die genannten unproduktiven Mechanismen machen deutlich, dass ungelöste Konflikte Kräfte binden, das Anleitungsgeschehen als Unklarheit belasten und letztlich immer wieder störend aufbrechen werden. Es bleibt also nur die Flucht nach vorn: Der Konflikt muss bearbeitet, günstigenfalls gelöst werden.

3.7.2 Klärung der Spannungsursache – ein erster Schritt zur Lösung

Im Konflikt prallen unterschiedliche Positionen aufeinander. Oft werden diese Positionen gar nicht oder nur andeutungsweise ausgesprochen und sofort emotional unterlegt. Ein erster Schritt der Konfliktarbeit besteht demzufolge darin, Klarheit zu schaffen, das heißt, den Konflikt als solchen zu benennen und die unterschiedlichen Positionen deutlich zu machen.

Die positive Bewältigung des Konflikts wird häufig dadurch schwierig, dass sich verschiedene Konfliktursachen mischen, die gesondert erkannt und auch bearbeitet werden müssen. Zu klären ist, welche Form des Konfliktes vorliegt.

Merke

Zwei Konfliktarten

Es werden zwei große Konfliktformen nach ihrer Ursache unterschieden. Bei einem **Beziehungskonflikt** liegt die Spannung auf der zwischenmenschlichen Ebene. Unterschiedliche Interessen und Zielvorstellungen bezüglich eines Sachinhalts können zu einem **Inhaltskonflikt** führen. Eine Auseinandersetzung kann aber auch sowohl Inhalts- als auch Beziehungsaspekte betreffen.

Wichtig ist, sich klarzumachen, dass emotional aufgeladene Konfliktanteile nicht mit rationalen Mitteln gelöst werden können – hier kommen wir um ein Ansprechen der Gefühle nicht herum. Erst dann können auch die sachlichen Probleme angegangen werden. Siehe dazu auch Kapitel zum Gelingen von Kommunikation (S. 65).

Die Auseinandersetzung mit dem emotionalen Aspekt des Konflikts wird nicht zuletzt deshalb als bedrohlich empfunden, weil sie ein hohes Maß an Selbstoffenbarung bei gleichzeitiger Sachlichkeit und Wertschätzung der Person des Konfliktpartners verlangt. Hier sind die soziale und personale Kompetenz des Anleiters in seiner Vorbildfunktion (S. 101) besonders gefordert. Gelingt es, die eigenen Gefühle offen auszusprechen und zugleich die emotionale Betroffenheit des anderen wertfrei wahrzunehmen, so ist eine wichtige Vorbedingung für eine gute Konfliktbearbeitung gegeben. Die Lösung des Konflikts wird ja gerade dadurch erschwert, dass beide Konfliktpartner auf ihrem Standpunkt beharren und die Position und Beweggründe des anderen um keinen Preis wahrnehmen wollen.

Entlastung für diesen inneren Druck schafft ein – nicht vom anderen unterbrochenes – Darlegen der eigenen Wahrnehmung. Hilfreich kann es auch sein, in der Rolle eines wirklich aktiven, wertschätzenden Zuhörers einmal die Position des anderen zum Ausdruck zu bringen. Ein wichtiges Mittel zur Verständigung im Konfliktfall ist dabei auch, so banal es klingt, die ernst gemeinte Frage. Wer sich genügend Zeit nimmt, zuzuhören und sich selbst zu öffnen, hilft mit, die Verhärtungen des Konflikts zu mildern. Es geht dann nicht mehr nur noch darum, recht zu behalten, ein Zusammenfinden im Kompromiss wird vorstellbar.

Um tatsächlich kompromissfähig zu werden, müssen beide Konfliktpartner jedoch zuerst einmal einen freien Kopf haben und kreativ werden. Eingefahrene Schemata befriedigen hier nicht. Im wechselseitigen Austausch müssen neue Denkpfade eingeschlagen werden (Brainstorming). Erst wenn eine ganz eigene, für diese Situation, dieses Problem von beiden als passend empfundene Lösung formuliert wurde, kann sie angenommen werden. In diesem Prozess sind Rückfälle häufig. Sie stellen sich immer dann ein, wenn die gegenseitige Wahrnehmung nicht gründlich genug war oder das Verfahren zu sehr beschleunigt wurde. Denkpausen helfen, dies zu vermeiden.

Merke

Unlösbare Konflikte

Trotz guter Kommunikationstechniken wird es immer Konflikte geben, die sich nicht lösen lassen. Dennoch sollten sie angesprochen und offen in den Raum gestellt werden: „Dieser Konflikt besteht. Er sieht so und so aus. Er ist im Augenblick nicht lösbar. Wir wissen alle darum, vereinbaren aber gemeinsam miteinander, ihn vorläufig ruhen zu lassen."

Damit ist der Weg für eine zukünftige Auseinandersetzung mit dem Konflikt offen. Zugleich wird Raum für ein weiteres Zusammenarbeiten im Jetzt geschaffen.

3.7.3 Das Konfliktgespräch

Die Schritte zur Konfliktbewältigung sind skizziert. Das folgende Beispiel eines Konfliktgesprächs zeigt, wie das Ganze konkret aussehen könnte.

Stellen wir uns folgende Situation vor: Der Auszubildende Klaus hat sich mehrfach geweigert, mit Kollegen den Dienst zu tauschen. Es herrscht Unmut im Team und bei der Anleiterin (A). Die Anleiterin wird gebeten, Klaus (K) erst einmal unter vier Augen auf sein Verhalten anzusprechen (► Tab. 3.3).

Der Aufbau des Konfliktgesprächs in 6 Schritten kann die Schablone für die Struktur sämtlicher Gespräche in angespannten Situationen liefern. Sie ermöglicht es, auch in emotional aufgeheizten Situationen einen „Fahrplan" für die Kommunikation beizubehalten.

Tab. 3.3 Beispiel für ein Konfliktgespräch.

Struktur	Beispiel
1. **Anmeldung der Störung**	„Klaus, ich hätte dich gern mal einen Augenblick gesprochen. Komm, lass uns schnell hier reingehen, da sind wir ungestörter. – Also, kurz gesagt, wir, die anderen und ich genauso, haben Schwierigkeiten damit, dass du dich beim Diensttauschen immer drückst." K.: „So sehe ich das aber gar nicht."
2. **Herausarbeiten der Standpunkte beider Partner**	A.: „Also ich empfinde das schon so. Du weißt, in unserem Beruf ist man extrem auf ein Zusammenhelfen angewiesen." K.: „Ich habe eher das Gefühl, als Schüler wird von mir verlangt, immer ja zu sagen. Ich hab' aber Familie und kann nicht einfach ständig alle Pläne umschmeißen." A.: „Das verstehe ich. Du kommst dir also ausgenutzt vor. Und du stehst praktisch zwischen zwei Fronten, Team und Familie."
3. **Herausarbeiten der Bedürfnisse beider Partner** (Hier kann es hilfreich sein, die Rollen zu tauschen und die Bedürfnisse und Gefühle des anderen zum Ausdruck zu bringen.)	K.: „Genau. Und das letzte Mal, als ich meine Frau wegen des Dienstes versetzt habe, in meiner vorigen Arbeitsstelle war das nämlich dauernd, da hat es solchen Zoff gegeben, das will ich nicht noch mal riskieren." A.: „Kann ich verstehen. Aber kannst du dir vielleicht auch umgekehrt vorstellen, wie die Mitarbeiter auf dein Verhalten reagieren? Denen geht's ja ähnlich wie deiner Frau." K.: „Ja, schon, das ist mir schon klar. Es tut mir ja auch leid, aber ich weiß einfach nicht ..."
4. **Umformulierung der Bedürfnisse in Wünsche**	A.: „Also lass uns das jetzt einfach mal kurz klarkriegen. Du wünschst dir, deine Familie nicht zu enttäuschen." K.: „Ja." A.: „Und wir wünschen uns, dass du manchmal einspringst. Was kann man da machen?"
5. **Ideensammlung**(Brainstorming)	K.: „Vielleicht, wenn wir eine ungefähre Reihenfolge festlegen würden – ich meine, dass eben wirklich jeder mal drankommt." A.: „Wäre denkbar, klappt aber sicher nicht immer. Ein anderer Vorschlag wäre, dass wir irgendwelche Vergünstigungen einführen, so 'ne Art Freizeitausgleich ..."
6. **Einigung auf die beste Lösung**	K.: „Ich wär' schon zufrieden, wenn feststeht, dass die Einspringerei nicht zur Regel wird, wie bei meinem letzten Job." A.: „Gut. Dann würde ich vorschlagen, dass wir das mal gemeinsam im Team besprechen." K.: „Gut."

Reflexion

Analysieren Sie das obige Beispiel im Hinblick auf den Kommunikationsstil der Anleiterin (Kap. 2.6) und „einfühlende" Gesprächselemente (Kap. 3.6)

3.7.4 Gesprächsfallen

An einigen Stellen kann das Konfliktgespräch festfahren oder eskalieren. Auch dem kann begegnet werden:

▸ **Pausen.** Wenn das Gespräch zu emotional wird, keiner dem anderen mehr zuhört, ein Teilnehmer zum Beispiel in die Defensive gedrängt wird, sollte eine kurze Schweige-Pause von einigen Minuten „verordnet" werden, bei der jeder kurz darüber nachdenkt, wie er sich gerade fühlt, wie es wohl dem anderen geht, worüber eigentlich geredet wurde. Manchmal ist es auch sinnvoll, das Gespräch abzubrechen und auf einen späteren Zeitpunkt zu vertagen, sodass beide Gesprächspartner noch einmal in Ruhe nachdenken und gegebenenfalls ohne Gesichtsverlust ihre Meinung ändern können.

▸ **Wünsche statt Vorwürfe.** Vorwürfe sollten nicht in Gegenvorwürfe münden. Wichtig kann sein, zum Formulieren von Wünschen zu ermuntern: „Sag mal, was du willst."

▸ **Metakommunikation.** Ein ganz wesentliches Instrument bei der Bewältigung schwieriger Situationen in der Kommunikation ist die sogenannte Metakommunikation, das Reden darüber, wie wir gerade miteinander reden, z. B. „Ich merke, dass ich Ihnen gerade gar nicht mehr richtig zuhöre" oder „Wir sind gerade beide so ärgerlich, dass wir gar nicht aufeinander hören können" oder „Sie sagen das so, als ob Sie es nur mir zuliebe sagen".

Reflexion

Versuchen Sie einmal, einen Konflikt anhand des hier Erarbeiteten anzugehen. Welche Scheinlösungen wurden vielleicht bisher gewählt? Wo sind die Inhalts-, wo die Beziehungsanteile des Konflikts? Gehen Sie vorbereitet in das nächste Konfliktgespräch und besprechen Sie es nach Möglichkeit anschließend mit Anleiterkollegen.

3.8 Das lösungsorientierte Beratungsgespräch

In vielen Fällen liegt beim Lernenden kein emotional belastendes Erleben (zum Gespräch in belastenden Situationen (S. 73)) und auch keine als konflikthaft empfundene Situation (S. 77) vor, sondern er schlägt sich mit einer Fragestellung oder einem Problem herum, für das er ganz einfach den Rat des Anleiters sucht.

Beispiel

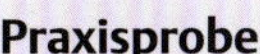

Praxisprobe

Anne ist eine ausgezeichnete Auszubildende. Sowohl im Unterricht als auch in der Praxis im Klinikalltag fällt auf, wie gut sie ihr theoretisches Wissen in Handlungskompetenz umwandeln und daraus umgekehrt wieder Fragen an die Theorie entwickeln kann. Dennoch fallen ihre Praxisproben, bei denen ihre Fachpraxisdozentin sie beurteilt, eher mittelmäßig aus. Anne ist darüber selbst sehr enttäuscht und sucht das Gespräch mit ihrer Anleiterin. *„Ich weiß auch nicht, was da mit mir los ist. Sobald Frau M. mir bei der Pflege zuschaut, kriege ich überhaupt nichts mehr hin. Was soll ich bloß tun? Und wie wird das erst in der praktischen Prüfung?"*

Anne hat ein Problem, für das sie sowohl nach einer Erklärung als auch nach einer Lösung sucht.

Wir wissen heute, dass eine problemzentrierte Sichtweise oft blockierend wirkt und die Fähigkeit, mit Belastungen und Krisen umzugehen, eher hemmt, während eine auf Lösungen und Ressourcen ausgerichtete Denkrichtung den Handlungsspielraum deutlich erweitert (so die Forschung des Psychologen Richard S. Lazarus [1922–2002]). Diesen Ansatz verfolgt insbesondere die systemische Therapie und Beratung (Bamberger). Zentrales ‚Werkzeug' dieser Herangehensweise ist die Frage, wobei die Fragen teilweise insistierend wiederholt werden – „... uns was noch? ... und was noch?, um den Ratsuchenden zu intensiverer Reflexion anzuregen.

Statt einer Antwort, die eher auf Alltagstipps und ermutigende Worte hinausläuft, könnte die Anleiterin hier also auf Techniken aus der lösungsorientierten Beratung zurückgreifen (Hardeland). Dabei wird zunächst noch einmal herausgearbeitet, worum es dem Ratsuchenden geht – das Problem wird eingegrenzt, und zwar mit Hilfe von Fragen. In der **Anfangsphase** können folgende Fragen hilfreich sein:

- Kannst du noch mal genauer beschreiben, was das Problem ist, das dich beschäftigt?
- Wie schlimm ist das Problem heute für dich auf einer Skala von 1–10? Wann war es am schlimmsten, welche Punktzahl hatte es da?
- Was erlebst du als Hindernis für eine Lösung?

In der **Bearbeitungsphase** wird nach den Erklärungsansätzen des Betroffenen gefragt, der Beratende kann aber auch zu einem Perspektivwechsel anregen.

- Wie erklärst du dir das Problem?
- Was glaubst du, würde deine Kollegin XY als Erklärung für dein Problem sehen?
- Gibt es noch andere Erklärungen?

Es folgt die **Lösungsphase**. Zum Finden einer Lösung inspiriert schließlich die aus der systemischen Arbeit bekannte hypothetische Lösung in der Art eines „Was wäre, wenn ..."-Szenarios.

„Stell dir vor, heute Nacht während du schläfst, geschieht ein Wunder. Dein Problem löst sich in Luft auf und morgen früh ist es völlig verschwunden. Woran merkst du, dass das Wunder geschehen ist?"

Diese sogenannte „Wunderfrage" (Bamberger, Hardeland) wird dabei bewusst wiederholt eingesetzt: Und woran merkst du es noch? Und woran noch? ...

Andere Fragen, die wie die ganze Methode stark auf Ressourcen, Wünsche und Ziele der ratsuchenden Person hinauslaufen, können sein:

- Was ist anders, wenn das Problem gerade nicht spürbar ist?
- Hast du schon mal geschafft, das Problem nicht so stark zu empfinden? Was hast du damals getan?
- Oder, paradox: Was würde dazu führen, dass sich das Problem noch verstärkt?

Ein solches lösungsorientiertes Vorgehen kann helfen, die meist gegebene starre Fixierung auf das Problem aufzugeben, einen weiteren Blick zu gewinnen und wieder Zugang zu den eigenen Stärken zu finden. Selbstverständlich darf es nicht zur bloßen „Technik“ verkommen, um sich einfühlende Gespräche oder Konfliktgespräche zu ersparen.

In Annes Fall ist sich die Praxisanleiterin bewusst, welchen Wissensstand Anne hat, wie sie zu ihrer Ausbildung steht und mit welchen Lernproblemen sie möglicherweise zu kämpfen hat.

Grundsätzlich sollte die beratende Person, hier der Anleiter, sich über Motivation und Fähigkeiten, mögliche (Wissens-)Defizite und andere Einflussfaktoren (z. B. Alter, kultureller Hintergrund) des Ratsuchenden klar sein bzw. sich die nötigen Informationen verschaffen.

3.9 Gespräche führen – Führen im Gespräch

Es ist große Chance und Aufgabe für Praxisanleiter in den zahlreichen Gesprächen, die die Anleitungssituation mit sich bringt, in erster Linie natürlich mit den Lernenden, aber auch, wenn Kollegen dabei sind, eine gestaltende Rolle zu übernehmen.

► **Vorbereitung.** Viele dieser Gespräche sind geplant und können daher vorbereitet werden. Je nach Komplexität des Themas, etwa bei einer Rückmeldung zu einem längeren Zeitraum oder zur Klärung eines Konflikts, empfiehlt sich unbedingt eine schriftliche Vorbereitung. Bei anderen Anlässen ist wenigstens ein kurzer Moment der Sammlung und die innere Frage – Worum soll es gehen? Was ist mir besonders wichtig? – hilfreich.

► **Rahmen.** Der Ort, an dem der Austausch stattfindet, wirkt in jedem Fall auf den Verlauf des Gesprächs. Daher sind Tür-und-Angel-Gespräche so ungeeignet für wichtige Themen oder persönliche Gespräche. Optimal ist eine ruhige Gesprächssituation im Sitzen mit wenig Störungen von außen.

► **Ablauf.** Gespräche folgen im Allgemeinen einer recht einheitlichen Agenda: Auf die Eröffnungsphase folgt die Formulierung des Themas, das dann wechselseitig mehr oder weniger lebhaft erörtert wird, um schließlich in der Schlussphase entweder einer Lösung zugeführt oder auch in die Themenliste des nächsten Gesprächs nochmals aufgenommen zu werden. Daran schließt sich häufig eine Verabredung/Vereinbarung und die Verabschiedung an.

► **Moderierende Begleitung.** Fühlt sich jemand, in diesem Fall der Anleiter, verantwortlich, das Gespräch zu strukturieren, so kann er damit entscheidend zur Effektivität des Austauschs beitragen (► Abb. 3.6). Neben der Gestaltung des Gesprächsrahmens (Raum, Situation) setzt er während der Begegnung wichtige Hilfen ein:

- Er formuliert das Thema oder drängt darauf, es klar zu formulieren.
- Er fragt und hört wirklich zu.
- Er fasst immer wieder zusammen.
- Er achtet darauf, dass das Gespräch nicht abschweift.

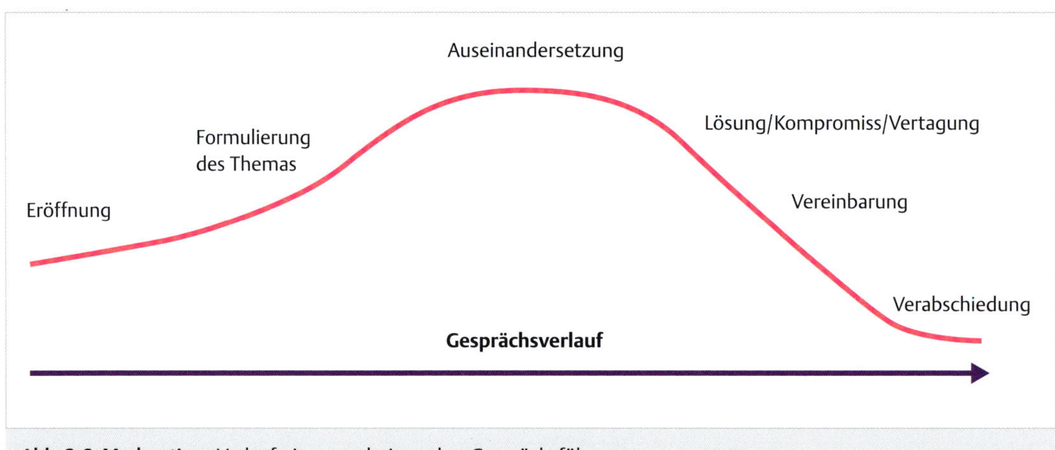

Abb. 3.6 Moderation. Verlauf einer moderierenden Gesprächsführung.

- Er unterstützt die Trennung von Sachebene und emotionalen Inhalten.
- Er achtet darauf, dass das Gespräch nicht zu lang wird.
- Er leitet gegebenenfalls zur Schlussphase über.
- Er formuliert nochmal explizit das Ergebnis und die Vereinbarung.
- Er sorgt für einen angemessenen Abschluss. Seine Grundhaltung bleibt dabei sachlich und absolut wertschätzend, siehe dazu auch den Abschnitt „Das Konfliktgespräch“ (S. 77).

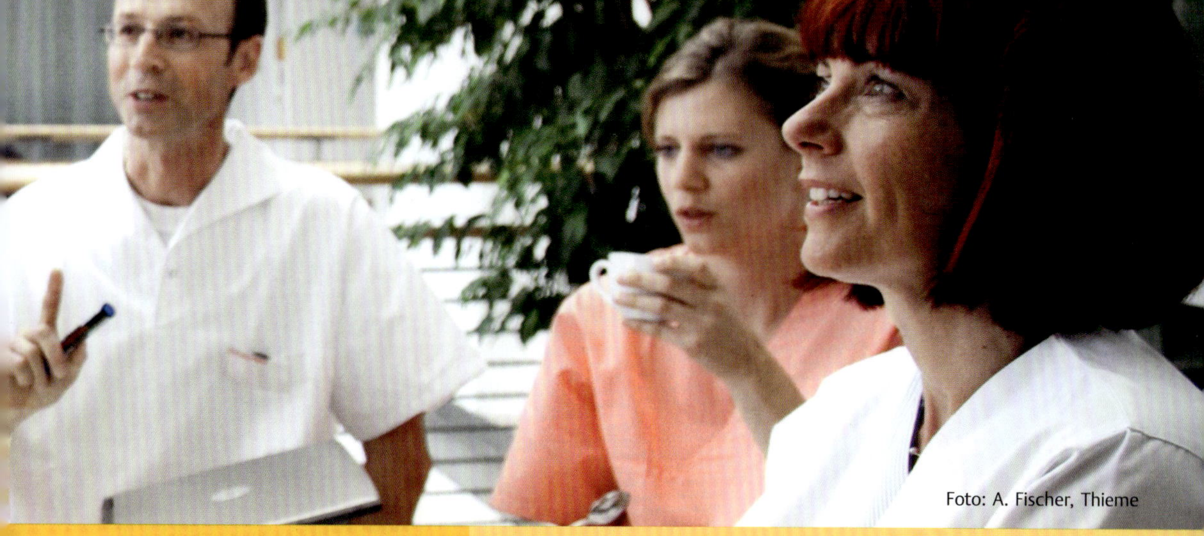
Foto: A. Fischer, Thieme

Kapitel 4

„Wir“ sagen – die Beziehung Anleiter-Auszubildende-Team

4 „Wir“ sagen – die Beziehung Anleiter-Auszubildende-Team

4.1 Anleitung als Gruppengeschehen

Erfahrung

Gut aufgenommen
„Das Wunderbarste an meiner jetzigen Praxisstelle war die Offenheit, mit der das Team mich aufgenommen hat. Das hat meine Motivation schon unheimlich gesteigert.“ (Eine Seminaristin in der Heilerziehungspflege)

Erfahrung

Ausgegrenzt
Allmählich hatte ich das Gefühl, dieses Team ist so aufeinander eingeschworen, die lassen keinen rein. Was ich auch versuchte, alles wurde abgeblockt. Und mein Anleiter hing irgendwie dazwischen und traute sich nicht, sich auf meine Seite zu stellen.“ (Ein Auszubildender der Altenpflege)

Der Auszubildende hat einerseits einen Sonderstatus und ist doch zugleich auch Teil eines Teams. Die oben zitierten Aussagen markieren sicherlich die beiden Extreme der Beziehung zwischen Schüler und Team, machen aber zugleich deutlich, wie motivierend oder frustrierend dieser wichtige Kontakt während der Ausbildung erlebt werden kann.

4.2 Das Team als Gruppe

Verschiedene Faktoren können dafür ausschlaggebend sein, dass ein Gebilde entsteht, das sowohl von Außenstehenden als auch von seinen Mitgliedern als „Gruppe“ erlebt wird: Sympathie, gleiche Interessen, ein gemeinsames Ziel, Ähnlichkeit in einem oder mehreren Merkmalen (Bergius).

▸ **Das Team.** Auch das „Mitarbeiterteam“ ist eine Gruppe, die sich zur Verfolgung eines gemeinsamen (Arbeits-)Zieles zusammengefunden hat: Menschen, die körperlich und/oder psychisch auf Hilfe angewiesen sind, kompetent zu begleiten und zu unterstützen. Der Grund für den Zusammenschluss der Gruppe „Mitarbeiterteam“ liegt also nicht in der wechselseitigen Sympathie und bewussten Entscheidung der einzelnen Mitglieder, sondern in äußeren Bedingungen. Die Mitglieder haben einander nicht ausgesucht, sondern sie arbeiten zusammen, weil sie denselben Beruf und – vielleicht – ähnliche Motive für die Ausübung dieses Berufes haben. Aus dieser Konstellation können sich Chancen und Probleme sowohl auf der fachlichen als auch auf der Beziehungsebene ergeben (▸ Abb. 4.1).

▸ **Chancen der Gruppenarbeit.** Die Zusammenarbeit in der Gruppe eröffnet eine Vielzahl von Möglichkeiten, nicht nur quantitativ, sondern auch qualitativ:

- Eine Gruppe kann immer vielseitiger arbeiten als der Einzelne, weil die Gruppenmitglieder ganz verschiedene Talente und Stärken mitbringen und sich so ergänzen können.
- Gerade durch die Unterschiedlichkeit der Charaktere kann das Team auch der Unterschiedlichkeit der Pflegempfänger besser gerecht werden.
- Zugleich können durch das gemeinsame Engagement der Gruppe Fehler vermieden und Engpässe besser aufgefangen werden, jedenfalls wenn die Mitglieder einander unterstützen. Die Gruppe bietet Rückhalt, Entlastung und Anregung für die einzelnen Mitglieder.

▸ **Mögliche Probleme.** Andererseits ist die Arbeit im Team nicht immer einfach:

- Man muss auch mit Leuten zusammenarbeiten, die einem nicht so besonders liegen.
- Unter Umständen bringen die Teammitglieder ganz unterschiedliche Vorstellungen von der Arbeit und auch ein unterschiedlich starkes Engagement mit. Dadurch kann es in der Gruppe zu Meinungsverschiedenheiten kommen.
- Wenn die Differenzen eskalieren, spaltet sich die Gruppe womöglich in mehrere „Lager“. Statt zusammenzuarbeiten, arbeitet man gegeneinander.
- Ähnlich problematisch wird es, wenn einzelne Teammitglieder sich bewusst abgrenzen oder wenn in der Gruppe Rivalitäten, z. B. um Führungspositionen, aufbrechen. Auch das kann die Gruppe spalten.

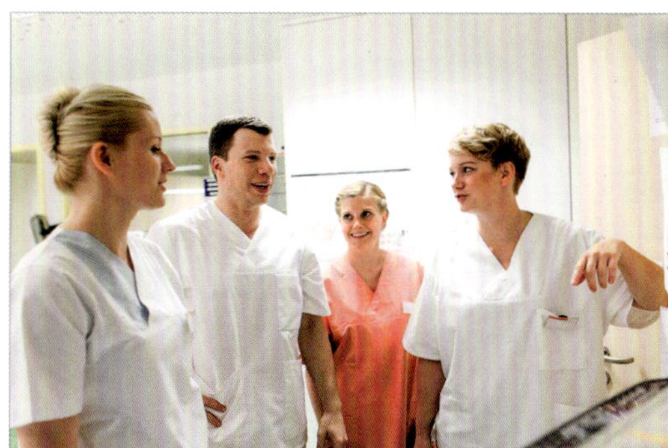

Abb. 4.1 Auszubildende als Teil des Teams. In intakten Teams funktioniert die Integration eines neuen Auszubildenden ganz selbstverständlich. (Foto. A. Fischer, Thieme)

4.2.1 Anleitung vor dem Team-Hintergrund

Dieselben Vorteile und Schwierigkeiten können aus der Einbindung eines Auszubildenden in die Gruppe erwachsen. Glücklicherweise kann der Anleiter viel dafür tun, dass die Beziehung Anleiter-Auszubildende-Team gelingt.

► **Erwartungen klären.** Wichtig ist, dass schon zu Anfang und dann immer wieder die Erwartungen aller Beteiligten abgeklärt werden. Siehe hierzu auch der Abschnitt „Wo stehe ich?“ (S. 27) und Kapitel „Partner der Praxisanleitung“ (S. 33): Wie stellen sich Anleiter, Team, Auszubildende die Verwirklichung einer guten Betreuung vor? Gibt es unterschiedliche Auffassungen?

1. Herrscht zum Beispiel in einem Altenpflege-Team ein sehr auf perfekte Pflege ausgerichtetes Ideal, der Auszubildende dagegen möchte den Schwerpunkt seiner Arbeit eher auf die Aktivierung oder Mobilisierung der Bewohner legen?
2. Begreifen sich die Mitarbeiter einer ambulanten Wohngruppe eher als Ansprechpartner der Bewohner, die ihren Alltag weitgehend selbstständig gestalten, während der Auszubildende die Vorstellung hat, mehr „betreuend“ tätig zu sein?
3. Oder tun sich die Pflegenden einer Station miteinander schwer, weil sie ein unterschiedliches Hierarchieverständnis haben?

Merke

Erwartungshaltung

Aus unausgesprochenen Erwartungen werden leicht Enttäuschungen.

► **Kompromisse schließen.** Wie kann man den verschiedenen Standpunkten vielleicht jeweils ein Stückchen entgegenkommen, oder anders gesagt, welche Kompromisse lassen sich finden? Und ist der eventuell vereinbarte Kompromiss auch wirklich ausgewogen?

Dem Altenpflegeschüler im ersten Beispiel könnte z. B. wöchentlich eine gewisse Zeit zur Aktivierung eingeräumt werden, umgekehrt sollte er aber auch bereit sein, die pflegerischen Maßstäbe des Teams mitzutragen.

Neben dem Einüben eines möglichst non-direktiven, die Eigenständigkeit der Bewohner nicht einengenden Arbeitsstils könnten mit dem Auszubildenden im zweiten Fall konkreter geplante und begleitete Einheiten besprochen werden.

In dritten Situation hilft möglicherweise schon ein offenes, sachliches Gespräch, das die unterschiedlichen Standpunkte transparent macht.

► **Anleitung definieren.** Da durch die Anleitungssituation zum Ziel der guten Betreuung noch ein weiteres Ziel hinzukommt – gute Anleitung leisten, bei der der Lernende Handlungskompetenz erwerben kann –, müssen auch hier die Vorstellungen zusammengetragen werden.

Wie sollte nach Ansicht der Teammitglieder, des Anleiters und des Auszubildenden Anleitung aussehen? Wo gibt es Unterschiede? Meinen die Teammitglieder vielleicht, die Anleitung laufe „nebenbei“ im Betreuungsalltag mit? Wünscht sich der Auszubildende ausgiebige „Extra-Anleitungen“ und Gespräche für schwierigere Situationen? Möchte der Anleiter sich über den aktuellen Wissensstand des Auszubildenden austauschen? Hat das Team Interesse am Austausch mit dem Auszubildenden bzw. an Co-Anleitung?

► **Zeitrahmen festsetzen.** Welchen zeitlichen Rahmen stellen sich die Einzelnen vor? Wie könnte hier ein Kompromiss aussehen (etwa, dass von vornherein zusätzliche Termine für spezielle Anleitungseinheiten vorgesehen werden, dass das Team im Alltag co-anleitend tätig wird und dass der Anleiter durch möglichst häufiges gemeinsames Arbeiten mit dem Auszubildenden Gelegenheit zum Austausch mit ihm hat)?

Und zum Schluss muss immer wieder gefragt werden, ob auch wirklich alle bereit sind, die erarbeiteten Kompromisse mitzutragen. Wie oben angedeutet, ist es sicherlich nicht damit getan, dies alles nur einmal anzusprechen. Von entscheidender Bedeutung ist allerdings, dass es das erste Mal gleich zu Anfang der Anleitungssituation geschieht, bevor aus unausgesprochenen Erwartungen die ersten Enttäuschungen werden!

4.3 „Ich wusste doch gleich, dass der nicht zu uns passt“ – Abgrenzungsmechanismen im „System Gruppe“

4.3.1 Abgrenzung macht stark, vor allem, wenn man schwach ist

Gruppen leben von der Stärke ihres inneren Zusammenhalts. Ein Weg, diesen Zusammenhalt zu bewahren, ist, sich nach außen abzugrenzen. Tatsächlich entwickeln Gruppen manchmal fast so etwas wie „Abstoßungsmechanismen“ gegen andere Gruppen, vor allem aber gegen eindringende „Fremdkörper“. Die Gruppe fühlt sich durch sie bedroht, weil sie die Normen der Gruppe nicht kennen, sie stören also möglicherweise den gewohnten Ablauf, ja sie bringen eventuell neue Elemente in die Gruppe ein, die diese durcheinanderbringen könnten. Besonders stark wird diese Gefahr natürlich von Gruppen wahrgenommen, die nicht besonders stabil sind, wie es bei Gruppen, deren Mitglieder eher aus äußeren Gründen zusammengeführt wurden, leicht der Fall sein kann.

4.3.2 „Störe unsere Kreise nicht!“

Unter Umständen kann hier der Auszubildende als Eindringling betrachtet werden. Siehe dazu auch den Erfahrungsbericht „Ausgegrenzt“ (S. 84). Die Mitarbeiter befürchten, dass er das Gleichgewicht im eingespielten System (S. 32) stören könnte. Dies ist keineswegs nur der Fall, wenn ein Auszubildender neu zu einem Team stößt. Auch wenn er schon längere Zeit im Team arbeitet, kann er als Unruhestifter angesehen werden – einfach, weil er Auszubildende ist und von der Schule möglicherweise andere pädagogische oder pflegerische Vorstellungen mitbringt, weil er durch die Unterrichtszeiten

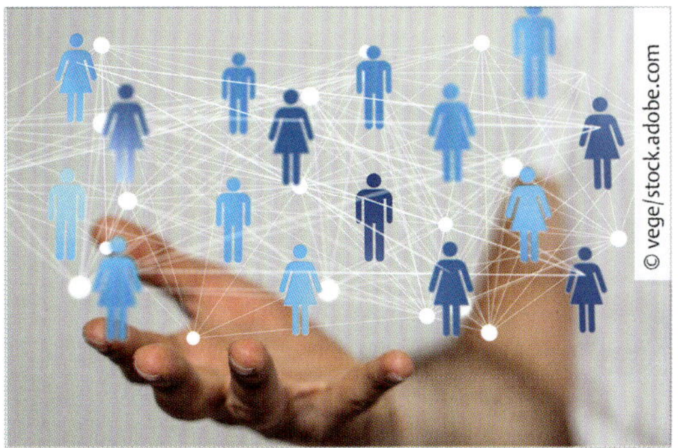

Abb. 4.2 Das System Gruppe. Eine Gruppe ist als Netzwerk zu verstehen, in dem jedem Akteur eine bestimmte Rolle zukommt (Symbolbild). (Foto: vege - stock.adobe.com)

immer wieder längere Zeit abwesend ist, weil bei Praxisproben andere, außenstehende Personen, z. B. der Lehrer für Fachpraxis, in die vertraute Alltagssituation eindringen.

4.3.3 „Abstoßungsmechanismen“ schwacher Gruppen

Diese Bedrohung kann im Extremfall entsprechende Abwehrmechanismen im Team in Gang setzen: Der Auszubildende wird abgeblockt, wenn er Vorschläge macht, er wird für unbeliebte Arbeiten eingesetzt, wird nicht ausreichend informiert, wird bewusst überfordert, wird im sozialen Kontakt „kaltgestellt“ – kurz, es widerfährt ihm all das, was eine Gruppe unternimmt, die ein missliebiges Mitglied loswerden möchte.

4.3.4 Der Auszubildende schlägt zurück

Allerdings wird sich eine solche Eskalation in der Regel nur dann in voller Härte einstellen, wenn die Abwehrmechanismen des Teams vom Auszubildenden prompt gekontert werden („Die sind sowieso alle gegen mich, mit denen will ich nichts zu schaffen haben“). Siehe dazu die Abbildung zum negativen Kreisprozess (▶ Abb. 3.1). Wie sich ein solcher Teufelskreis aufbauen und wie er durch Hilfe von außen wieder durchbrochen werden kann, zeigt das folgende Beispiel.

Beispiel

Fremd geblieben

Sophie war – laut Mitarbeitern ihrer Gruppe – keine einfache Auszubildende. Sie gehörte zu der Sorte, die durchaus anderer Meinung sind und die sich dabei nicht „schülerhaft bescheiden", sondern mit Nachdruck für ihre Überzeugungen einsetzen. Sie hatte deshalb den Ruf, „eigensinnig" und „überheblich" zu sein. Bei der Praxisprobe, zu der außer der Anleiterin und einer Gruppenmitarbeiterin auch der Fachlehrer eingeladen war, war die Reserviertheit der Mitarbeiter atmosphärisch mit Händen zu greifen. In getrennten Aufzügen begab man sich auf die Wohngruppe. Entsprechend verlief die Praxissituation.

In einer Anleitungssupervision, bei der Sophie nicht anwesend war, wurde das Verhalten der Anleiterin und der Mitarbeiterin analysiert.

Folgende Punkte wurden dabei thematisiert:

- Sophies untypische Auszubildendenrolle
- Sophies Alter
- ihre intellektuellen Voraussetzungen und Fähigkeiten als Migrantin mit abgeschlossener Berufsausbildung in ihrem Herkunftsland
- ihr philosophisch-weltanschaulicher und pädagogischer Hintergrund
- ihre Unabhängigkeit und Selbstständigkeit

Nach und nach gelang es dem Supervisor herauszuarbeiten, was sich hinter dem Satz der Anleiterin „Es trennen uns Welten ..." alles verbarg. Letztlich war es ein Gefühl von Unterlegenheit und Fremdheit, das sie und die anderen Mitarbeiter so „auf Reserve" hatte gehen lassen. Es hatte eine Umdeutung und damit Abwertung der Auszubildenden stattgefunden. Aus Sophies Schlagfertigkeit war Frechheit geworden, aus Argumentationskraft Unbelehrbarkeit, aus intellektuellen Fähigkeiten Überheblichkeit, aus Eigenständigkeit Desinteresse am Team. Sophie hatte diese Abwertung gespürt. Der Teufelskreis hatte begonnen.

In einem anschließenden sehr offenen Gespräch mit Sophie wurde diesem Prozess noch einmal gemeinsam nachgegangen. Es wurde vereinbart, die Supervision mit allen Beteiligten fortzuführen, um nicht zu rasch in alte Muster zurückzufallen.

4.4 Konfliktherde im Verhältnis Team-Auszubildenden-Anleiter

Konflikte, die das Verhältnis -Anleiter-Auszubildenden-Team belasten, können verschiedene Ursachen haben.

► **Konflikte im Team.** Abwehrreaktionen vonseiten des Teams haben häufig mit einer – verdeckten – Schwäche der Gruppe selbst zu tun, die dann auf die Beziehung zum Auszubildenden projiziert und im Konflikt (S. 76) mit ihm ausgetragen wird:

- Es bestehen ungeklärte Konflikte und Spannungen innerhalb des Teams zwischen einem oder mehreren Mitarbeitern.
- Es gibt Hierarchieprobleme und Machtkämpfe innerhalb des Teams, bzw. das Team wird 2.6.
- Die Mitarbeiter zollen sich zu wenig oder gar keine gegenseitige Anerkennung oder gehen gar destruktiv und abwertend miteinander um. Siehe auch das Kapitel zum Umgang mit Lob und Tadel (S. 66).
- Bei einem oder mehreren Teammitgliedern liegen Unterlegenheitsgefühle und ein negatives Selbstbild (S. 38) vor.
- Das Team steht unter massivem Druck von außen, in der Einrichtung herrscht insgesamt ein schlechtes Arbeitsklima.

► **Konflikte Auszubildender-Team.** Das Konfliktpotenzial kann aber auch unmittelbar im Verhältnis zum Auszubildenden liegen.

- Es besteht ein „Gefälle" zwischen Auszubildendem und Team, was Alter, Kompetenz, Vorbildung und Artikulationsfähigkeit anbelangt. Vergleiche dazu das Fallbeispiel Sophie (S. 87)).
- Der Auszubildende zeigt eine extrem selbstbewusste Haltung, die möglicherweise mit Unterlegenheitsgefühlen bei einzelnen Teammitgliedern kollidiert.
- Der Auszubildende legt mangelnde Kritikfähigkeit an den Tag.
- Der Auszubildende kann seine Bedürfnisse nicht anmelden, weil er Minderwertigkeitskomplexe hat oder ihm die Ausdrucksfähigkeit fehlt, er „geht unter".
- Der Auszubildende versteht sich mit einem Teammitglied nicht und umgekehrt.
- Das Team bildet zwar ein harmonisches Ganzes, ist jedoch in seinen Strukturen und seiner Arbeitsweise festgefahren.
- Das Team zeigt wenig Aufgeschlossenheit und Kritikfähigkeit.

▶ **Konflikte Anleiter-Auszubildende-Team.** Und schließlich kann auch die Beziehung zwischen Anleiter und Auszubildendem zum Anlass für Spannungen im Team werden.

- Der Anleiter stellt sich immer auf die Seite des Teams/des Auszubildenden.
- Der Anleiter bezieht nie eindeutig Position, so auch im Beispiel des Altenpflegeschülers, der nicht im Team ankommt (S. 84).
- Anleiter und Auszubildender harmonieren nicht miteinander und suchen sich jeweils „Verbündete“ im Team.

4.4.1 „Gesunde“ Teams sind offen

Ist ein Team wirklich intakt, ist das „Wir-Gefühl“ echt und wird nicht nur Solidarität gegen „den Rest der Welt“ beschworen, dann wird die Gruppe nach den ersten Anfangsbedenken (S. 56) ein neues Mitglied aufnehmen und in das Gruppensystem integrieren. Wenn die Beziehungen zwischen den verschiedenen Teammitgliedern in ihren Rollen stimmen, wenn jeder Mitarbeiter sich ernst genommen und anerkannt fühlt und sich seiner selbst in positivem Sinne sicher ist (S. 39), wird auch die Beziehung zum Auszubildenden gelingen. Ist das Gleichgewicht im Team jedoch künstlich, gibt es schwelende Konflikte (S. 76) oder Unsicherheiten, dann ist das Systemgleichgewicht rascher bedroht und wird auch heftiger nach außen verteidigt.

Reflexion

Überlegen Sie, ob sich in Ihrem Team Abwehrmechanismen zeigen. Könnte sich das Team zu Recht „bedroht“ fühlen? Wie reagiert der Auszubildende? Wie reagieren Sie? Was könnte getan werden, um das Team zu stabilisieren?

4.4.2 Der Anleiter als Mittler

Wenn die Anleiter-Auszubildenden-Beziehung gut ist, kann der Anleiter, der zu beiden, dem Auszubildenden und dem Team, gleichermaßen in engem Kontakt steht, ein wichtiges Bindeglied zwischen der Gruppe und dem Auszubildenden werden (▶ Abb. 4.3).

Damit der Anleiter diese Mittlerrolle übernehmen kann, ist es notwendig, dass er die Situation und die Bedürfnisse des Teams und des Auszubildenden sieht, ernst nimmt und zur Sprache bringt.

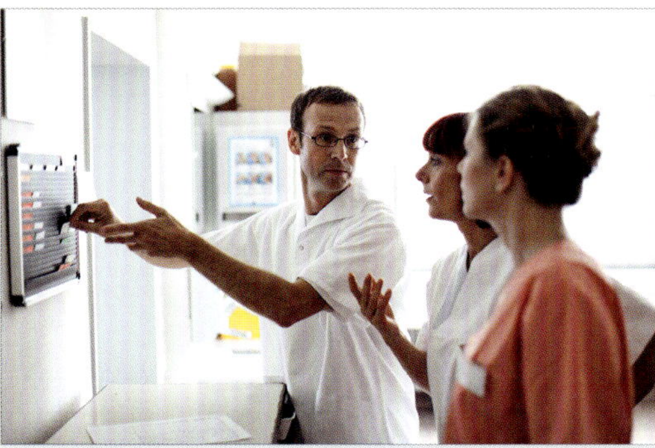

Abb. 4.3 Anleiter als Vermittler. Der Anleiter versucht, die unterschiedlichen Positionen zu verstehen und eine Lösung zu finden. (Foto: A. Fischer, Thieme)

Durch eine ausgleichende, sachliche und unparteiische Haltung kann er für das Team und den Auszubildenden Modell sein für einen offenen und wertschätzenden Umgang miteinander. Die Balance aus Distanz und Nähe, die bereits im Hinblick auf die Beziehung Anleiter-Schüler (S. 58) erörtert wurde, sollte dabei grundsätzlich auch die Beziehung zum Team bestimmen.

Reflexion

Beschäftigen Sie sich bitte mit folgenden Fragen: Stehen Sie in Konflikten gleich häufig auf der Seite des Auszubildenden und auf der des Teams? Oder ist ein Ungleichgewicht da? Bilden Sie womöglich eine „verschworene Gemeinschaft“ mit dem Auszubildenden/dem Team? Woran könnte das liegen? Wie können Sie es ändern?

Der Anleiter kann die Weichen für ein „Miteinander statt Gegeneinander“ von Auszubildendem und Team stellen und damit einen wichtigen Beitrag zur Schaffung eines intakten, integrationsfähigen Teams im oben definierten Sinne leisten. Die folgende knappe Formel bringt noch einmal auf den Punkt, was ein solches Team kennzeichnet:

Zitat

„Niemals die einen gegen die andern. Niemals die einen über den andern. Niemals die einen ohne die andern.“ (Lothar Zenetti)

4.5 „Die Stellvertretung der stellvertretenden Stationsleitung" – Pochen auf Hierarchie und Status in der Anleitung

Unterschiedliche Rollen (S. 31) sind jeweils mit einem bestimmten Status verknüpft. Das gilt auch für die Rollen im Team. Ein besonderer Status kommt den Führungsrollen zu (vgl. die Beispiele und Ausführungen zum Thema Autorität und Führungsstile (S. 38)). Aber auch andere Rollen im Team sind mit bestimmten Privilegien oder Statussymbolen besetzt.

4.5.1 „Wer darf was ...?"

Es ist ein Irrtum anzunehmen, dass das Hierarchiedenken und das Achten auf den eigenen Status in sozialen Berufen weniger ausgeprägt sei, nur weil sich beides vielleicht etwas anders äußert. Wer einmal miterlebt hat, wie eine „erste" und „zweite" Stations- oder Wohnbereichsleitung freundlich, aber knallhart darum ringen, wessen Anordnung nun in diesem oder jenem Fall gilt, wird rasch eines Besseren belehrt. In den meisten Teams ist klar geregelt, „wer was darf" – Dienstpläne schreiben, Medikamente ausgeben, Außenkontakte pflegen, Auszubildende anleiten ...

Die Statussituation des Anleiters wurde bereits im Zusammenhang mit Anleiter-Rolle und Anleiter-Autorität betrachtet. Dabei wurde deutlich, dass der Anleiter durch seine besondere Funktion eventuell neu wahrgenommen wird und er seine Position u. U. erst einmal klarmachen muss. Zur Integration des Praxisanleiters in die unterschiedlichen Systeme, siehe auch den Abschnitt „Neues Gleichgewicht schaffen" (S. 35).

4.5.2 Sonderstatus „Auszubildender"

Auch dem Auszubildenden fällt in der Hierarchie eine ganz bestimmte Position zu. Häufig löst diese Position bei den Lernenden selbst Unzufriedenheit aus. Sie fühlen sich einerseits als volle Arbeitskraft „ausgenutzt", in ihrem Status jedoch benachteiligt und nicht für voll genommen. Umgekehrt stoßen die mit dem „Sonderstatus" des Auszubildenden verbundenen „Privilegien" – Übungszeit, Entlastung von manchen Aufgaben u. Ä. – beim Team nicht selten auf Unverständnis. Als besonders störend wird es von manchen Mitarbeitern empfunden, wenn Auszubildende etwa durch ihre Praxisaufgabenstellung attraktive Sonderaktivitäten übernehmen „dürfen", z. B. Gesprächsführung, Einzelbetreuung oder Fördervorhaben (vgl. dazu auch das Beispiel des Auszubildenden Felix im Thema „einfühlende Gesprächsführung" (S. 72)).

Der Anleiter kann mit dazu beitragen, dass solche Spannungen nicht entstehen,

- indem der Auszubildende in seiner Sonderrolle wahrgenommen, zugleich aber partnerschaftlich als Teammitglied akzeptiert wird.
- indem der Auszubildende seinen Fähigkeiten entsprechend in die Verantwortung mit einbezogen wird und für seine Leistung Anerkennung erfährt. Zum Thema Förderung des Auszubildenden siehe auch das Kapitel Umgang mit Lob und Tadel (S. 66) und das Kapitel zur Motivation (S. 99).
- indem das Team über anstehende Aufgaben des Auszubildenden informiert und eventuell zur Co-Anleitung ermuntert wird.
- indem der Auszubildende angeregt wird, Mitarbeiter, die Lust dazu haben, in Sonderaktivitäten miteinzubeziehen, sofern es die Zeit erlaubt.
- indem alles dafür getan wird, im Team eine offene, wertschätzende Atmosphäre zu fördern, in der die Stärken jedes Teammitglieds Beachtung und vor allem Anerkennung finden. Es ist nämlich durchaus nicht so, dass alle Mitarbeiter gern Gespräche führen. Missmut kommt nur dann auf, wenn das eigene, vielleicht weniger „spektakuläre" Tun, z. B. eine sorgsame und gewissenhafte direkte Pflege, nicht entsprechend gewürdigt wird, siehe dazu auch den Abschnitt „Gesundes Team". (S. 88)

Reflexion

Notieren Sie sich einmal zu jedem Mitglied Ihres Teams – einschließlich des Auszubildenden – die Fähigkeit, die Ihnen als besondere Stärke der betreffenden Person aufgefallen ist. Nehmen Sie sich vor, diese Stärke genauer wahrzunehmen und auch ausdrücklich anzuerkennen. Vergessen Sie dabei sich selbst nicht!

4.5.3 Der Auszubildende als Anleiter – verkehrte Welt

Doch nicht immer lässt sich die vorgegebene Struktur durchhalten. Eine merkwürdige Rollen- und Statusumkehrung, die in der Praxis gar nicht so selten ist, zeigt das folgende Beispiel aus einer Einrichtung für Menschen mit einer geistigen Behinderung:

Beispiel

Vertauschte Rollen

Lena klagt über ihre Praxissituation. Sie ist Grundkursschülerin und seit Beginn des Vorpraktikums auf der Wohngruppe. Seit fast zwei Jahren kümmert sie sich um die alltäglichen Belange der Bewohner mit geistiger Behinderung. Öfter – so berichtet sie – ist sie ganz allein im Dienst. Seit kurzem ist sie sogar Dienstälteste. Einigermaßen sonderbar findet sie es, dass sie jetzt auch noch ihren neuen Anleiter einlernen muss. Das Studienbuch für die fachpraktische Ausbildung hat sie ihm schon erklärt. „Wer leitet hier eigentlich wen an?", fragt sie sich und macht sich Sorgen, wie sie in einer solchen Situation ihren Auszubildendenstatus noch definieren soll.

In einer solchen paradoxen Situation werden Rollenklischees absurd. Hier muss ernst genommen werden, welche neuen Realitäten ein solches Arbeitsumfeld geschaffen hat. Es hilft nicht weiter, die Seminaristin als Auszubildende zu behandeln, wenn sie de facto in eine andere Rolle hineingewachsen ist. Genauso unrealistisch aber ist es, sie zu einer „Vollkraft" zu machen, die eben ab und zu noch „die Schule besucht".

Dem Anleiter sollte bewusst sein, dass nicht nur seine Rolle im System komplex ist und die Aufgaben, die die Rolle mit sich bringt, einander zuweilen zuwiderlaufen. Wie dieses Beispiel zeigt, ist auch die Schülerrolle nicht immer ganz eindeutig definiert. Ursache mag sein, dass aufgrund des Personalmangels in der Pflege Auszubildende sehr schnell als vollwertige Arbeitskraft eingesetzt werden. Ein Umstand, der nicht nur strukturell und fachlich kritisch zu sehen ist. Ein Auszubildender kann auch persönlich unter Druck geraten, indem z. B. die Grenzen seines Arbeitsfeldes nicht deutlich definiert werden. Abgesehen davon, dass der Anleiter in einer solchen Situation das dem Auszubildenden übertragene Aufgabenfeld beim Vorgesetzen kritisch ansprechen sollte, muss er im Umgang mit dem Auszubildenden in der Lage sein zu differenzieren: Die Auszubildende mag zwar viel Verantwortung übertragen bekommen haben, fachlich ist sie jedoch immer noch eine Auszubildende. Hier ist es am Anleiter, den richtigen „Ton" finden, der den Ausbildungsstatus achtet und gleichzeitig die Verantwortungsbereitschaft der Auszubildenden honoriert.

Reflexion

Erarbeiten Sie Lösungsvorschläge für diese Situation. Wer übernimmt gerade welche Rollen? Wie können die Rollen in hilfreicher Weise verändert und Lenas Überforderung abgebaut werden?

► **Differenzierung in der Anleitung .** Der Anleiter muss die Fähigkeit besitzen, mit einer insgesamt sehr heterogenen Auszubildendengruppe zu arbeiten. Die generalistische Ausbildung wird diesen Umstand noch deutlicher zum Vorschein bringen. Der Anleiter muss sowohl didaktisch also pädagogisch zur Differenzierung in der Lage sein, um Menschen mit ganz unterschiedlichen Hintergründen zu erreichen. Es gilt

- den Ausbildungstand,
- den Bildungsabschluss,
- das Lernverhalten,
- den sozialen, kulturellen und religiösen Hintergrund,
- das Alter,
- die Lebenswirklichkeit,
- die Wertvorstellung und
- die persönlichen Erfahrungen

des jeweiligen Auszubildenden im Blick zu behalten. Die Konsequenz ist ein individualisiertes Lernangebot, das eine breite Methodenkompetenz aufseiten des Anleiters voraussetzt.

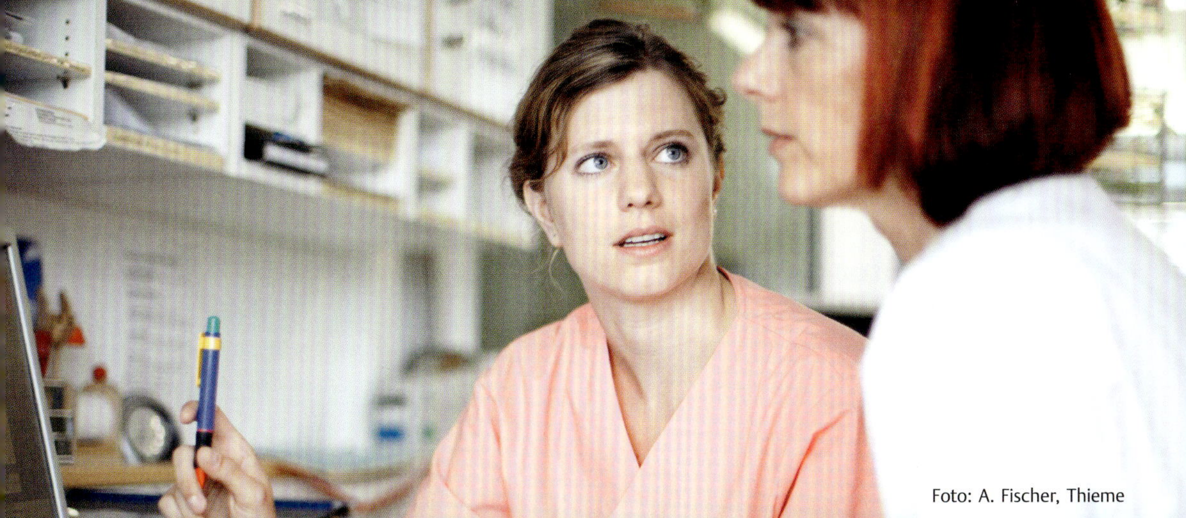
Foto: A. Fischer, Thieme

Kapitel 5

Zielgeleitet fördern und fordern – Anleitung im Lernprozess

5 Zielgeleitet fördern und fordern – Anleitung im Lernprozess

5.1 Der Anleiter als Lernprozessbegleiter

Zitat

„Der Mensch lernt mit Kopf, Herz und Hand."
(Johann Heinrich Pestalozzi)

Lernen heißt Veränderung – im kognitiven Repertoire durch das Einordnen neuer Wissensinhalte in die bestehende geistige Landkarte und im Verhalten durch die Aufnahme neuer Verhaltensstrategien. Auch die persönliche Einstellung ist dem Lernprozess unterworfen, wobei die Entstehung neuer Zusammenhänge immer auch von bestimmten Emotionen begleitet wird. Am nachhaltigsten sind Lernprozesse, in denen alle drei Komponenten zusammentreffen. Damit der Lernende tatsächlich innerlich in Verbindung mit dem Lernstoff tritt und der emotionale und motivationale Impuls da ist, den durchaus mühsamen Akt der kognitiven und handlungsbezogenen Neustrukturierung auf sich zu nehmen (vgl. Wingchen), braucht er also neben einem Angebot an Informationen auch das Angebot, das neu Aufgenommene auszuprobieren und Erfahrungen damit zu machen. Erst dadurch kann es zu einer echten Aneignung des Neuen kommen (▸ Abb. 5.1).

Betrachtet man die Praxisanleitung vor dem Hintergrund des hier in aller Kürze zum Lernen Gesagten, so wird sofort klar, wie wichtig diese Lernmöglichkeit ist, bietet sie dem Lernenden doch in einzigartiger Weise die Chance, sich erprobend und Erfahrungen sammelnd mit den Lerninhalten auseinanderzusetzen. Das Lernen für das Handeln und das Lernen durch das Handeln durchdringen einander in idealer Weise. Dem Praxisanleiter kommt dabei die Aufgabe zu, dem Lernenden den Spielraum zum Lernen im Kontext der „Echtarbeit" (Bauer et al. 2006) zu eröffnen, ohne dass dadurch unverantwortbare Risiken für die begleiteten Menschen entstehen.

Lernraum bedeutet:

- dass Lernende (theoretisches) Wissen immer eigenständiger anwenden dürfen und müssen,
- sie Dinge ausprobieren und in begrenztem Umfang Fehler machen dürfen,
- sie zu situationsangepasstem Handeln angeregt und damit zu eigenständigen Problemlösungen im Rahmen ihrer Wissensbasis aufgefordert werden,
- sie zu ständiger Reflexion ihres Handelns und Selbstreflexion im Blick auf ihre innere Haltung beim Handeln ermuntert werden,
- sie für ihren Lernfortschritt mitverantwortlich sind und nicht auf alle Fragen eine Antwort bekommen, sondern zu eigenständiger Informationssuche angeleitet werden.

Dabei ist in Rechnung zu stellen, dass es sich bei den Lernenden um (junge) Erwachsene handelt, die im Lernen nicht entmündigt werden dürfen. Sie bringen bereits Lernerfahrungen und einen eigenen Lernstil mit und sind meist durchaus in der Lage, ihren eigenen Lernbedarf realistisch einzuschätzen. Mit wachsender Ausbildungserfahrung verbinden sie mit der Lernsituation immer konkretere Erwartungen.

Für den Praxisanleiter bedeutet das, dass er sich weniger als „Unterweiser", sondern als „Lernprozessbegleiter" begreift (vgl. Bauer et al. 2006). Dem Auszubildenden wird dabei das Lernen nicht abgenommen, wie es manchmal in der allzu vorstrukturierten Theorievermittlung den Anschein hat. Er wird vielmehr in seinem persönlichen Aneignungsprozess unterstützt. Ziel ist es, ihn zu eigener, professioneller Handlungskompetenz zu führen.

Zitat

Pädagogisches Paradox:

„Man lernt Handlungen dadurch, dass man tut, was man erst lernen soll. Man lehrt Handlungen dadurch, dass man die Lernenden in Situationen bringt, die zu bewältigen sie lernen sollen." (Bauer et. al.)

▸ **Handlungskompetenz als großes Ziel.** Unter dem Zielaspekt „Handlungskompetenz" (S. 107) werden im Folgenden Fähigkeiten beschrieben, die der Lernendende im Laufe seiner Ausbildung erwerben soll und die nicht nur Wissensvermittlung

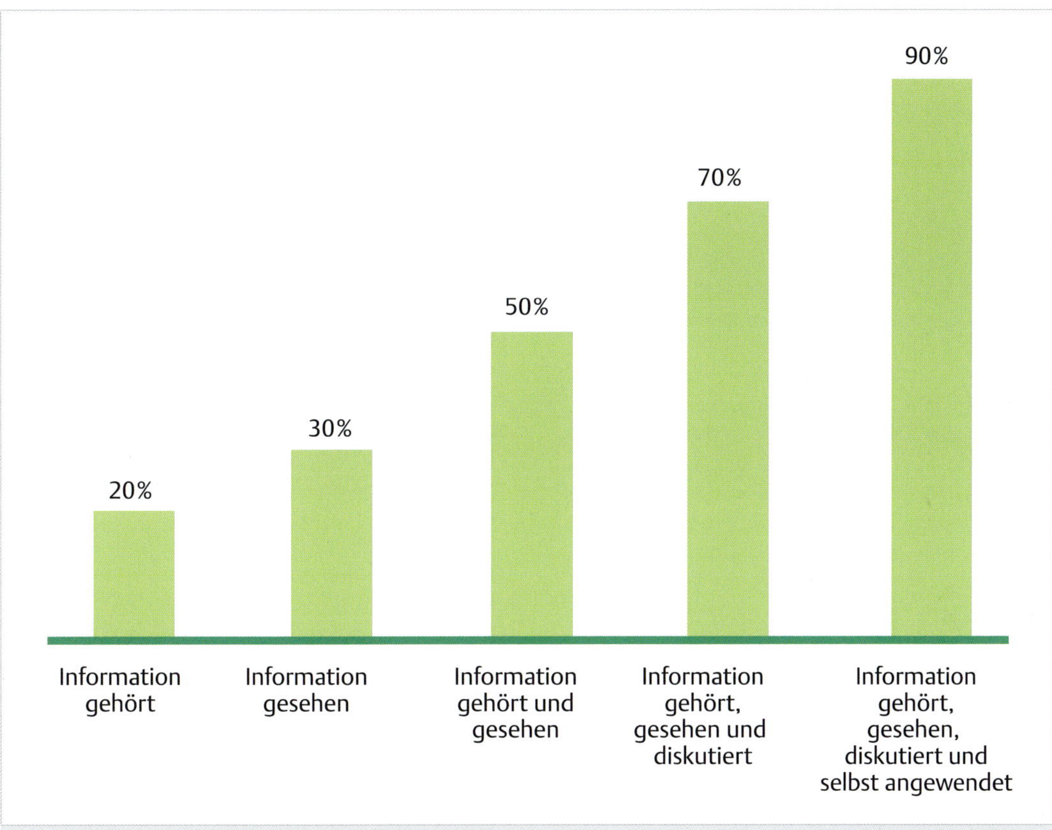

Abb. 5.1 Lernen. Merkfähigkeit – lernen heißt verarbeiten.

erfordern, sondern vor allem begleitende Unterstützung bei sozialen Erfahrungen in der Begegnung mit kranken oder alten oder kognitiv und/oder körperlich eingeschränkten Menschen.

Im Laufe seiner Ausbildung soll der Lernende:

- Verständnis entwickeln für den Pflegeempfänger in seiner individuellen, oft schwierigen Lebenssituation,
- bereit sein, ihn stets vor dem Hintergrund seiner gesamten Lebenssituation zu sehen und ihn so anzunehmen, wie er heute ist,
- sensibel werden für eine individuelle, an den Bedürfnissen des Einzelnen orientierte Pflege und Begleitung. Diese soll dabei so weit wie möglich als Hilfe zur Selbsthilfe verstanden werden,
- (Pflege-)Maßnahmen individuell und situationsgerecht planen und durchführen. Dabei soll er die eigene Arbeit kritisch beobachten, auf Verbesserungsmöglichkeiten überprüfen und für Anregungen offen sein.
- die Grenzen der eigenen psychischen und körperlichen Belastbarkeit wahrnehmen und ernst nehmen und sein Verhalten entsprechend steuern. Auch soll er den Mut haben, einmal nein zu sagen, wenn er sich überfordert fühlt,
- lernen, auch in schwierigen Situationen mit „Andersdenkenden" zusammenzuarbeiten, zu seiner eigenen Meinung zu stehen, aber auch berechtigte Kritik konstruktiv anzunehmen.
- seine eigenen Erfahrungen reflektieren, für neue fachspezifische Erkenntnisse und für berufspolitische Interessen der Zeit offen sein und sich aktiv an der Weiterentwicklung seines Arbeitsgebietes beteiligen,
- Bereitschaft zu ständigem Weiterlernen entwickeln, um mit Veränderungen Schritt zu halten und auf dem neuesten Erkenntnisstand zu bleiben.

Ein Beispiel für situationsangepasstes Reagieren und damit Handlungskompetenz aufseiten des Auszubildenden zeigt das vermeintlich misslungene Beispiel einer Praxisprobe.

Beispiel

Küchenhilfe

Der Auszubildende Julius hatte eine Aktivierung in einer sozialpsychiatrischen Wohngruppe geplant. Die fast 50-jährige psychisch kranke Frau N., die er dafür ausgesucht hatte, war in der Wohngruppe durch Unselbstständigkeit und Antriebslosigkeit aufgefallen. Nun sollte sie unter seiner Anleitung eine Mahlzeit zubereiten und so erfahren, dass sie in ihrer momentanen Situation nicht zum Nichtstun verdammt war und wieder ein Stück Selbstständigkeit erlangen konnte. Alles war vorüberlegt, Nah- und Fernziele standen fest, die methodischen Schritte hatte Holger vorher in der schriftlichen Ausarbeitung dokumentiert.

Doch nun geschah das Unerwartete: Kaum war die bis dahin lethargische Frau in der Wohnküche mit Schüsseln und Kochzutaten zugange, erwachte in ihr die „Hausfrau". Julius, der sich vorgenommen hatte, in Einzelschritten vorzugehen, sah sich von dem selbstbewussten und forschen Einstieg seiner „Patientin" völlig überrumpelt. Nochmals startete er einen Versuch, das Feld zurückzuerobern; er war schließlich der Pfleger! Frau N. aber hatte ihre Lebensenergie wiedergefunden, mischte selbstständig Zutaten, ignorierte Julius' Rezept herablassend, und als es ihr schließlich zu bunt wurde, drückte sie dem verdutzten jungen Mann einen Kochlöffel in die Hand. Nach kurzem Zögern akzeptierte er die neue Realität und begab sich fortan in die Rolle des „Küchengehilfen". Frau N. war mit dem Ergebnis sehr zufrieden.

Verunsichert und sichtlich angestrengt kam Julius zum Nachgespräch. Überraschend für ihn: Die Rückmeldung der Praxisbegleitung war positiv. Dass Julius sich letztlich an den Fähigkeiten und Bedürfnissen der Patientin orientiert hatte und nicht starr seinen ursprünglichen Plan durchgezogen hatte, wurde sogar gelobt.

Die Reaktion der Praxisbegleitung (Praxisbegleitung in Abgrenzung von der Praxisanleitung (S. 14)) hebt Julius' Handlungskompetenz, die aus seiner Reaktion auf das unerwartete Verhalten der Bewohnerin spricht, hervor. Im Reflexionsgespräch sollte nun deutlich gemacht werden, dass Julius damit (vielleicht ohne, dass ihm das selbst bewusst war) das große Ziel einer jeden Pflegeausbildung erreicht hat: nämlich, aus einem Fundus von Maßnahmen schöpfend, flexibel auf eine Situation reagieren zu können.

5.1.1 Der Anleitungsprozess

Jede Anleitung sollte strukturiert sein und im Rahmen eines durchdachten Prozesses ablaufen. Es gibt verschiedene Möglichkeiten, diesen Prozess zu gestalten. Eine ist die sogenannte „Cognitive Apprenticeship" („kognitive Lehre"), ein lernmethodischer Ansatz, der Ende der 1980er Jahre von Collins, Brown und Newman entwickelt wurde. Das Modell nutzt Prinzipien der traditionellen Handwerkslehre im Sinne des Meister-Lehrling-Verhältnisses. Das Besondere an diesem Verhältnis ist, dass hier der Auszubildende auf das Wissen eines Experten (in unserem Fall das Fach- und Erfahrungswissen des Anleiters) zurückgreifen kann. Lernen (S. 95) funktioniert hier über Interaktion und die Verknüpfung von kognitiver, praktischer und auch affektiver Verarbeitung. Außerdem verläuft das Lernen in aufeinander aufbauenden Handlungsschritten (sequenzielles Lernen). Das hat den Vorteil, dass diese Schritte für den Auszubildenden logisch aufeinander aufbauen und auch so nachvollzogen und gespeichert werden können.

Das Modell beschreibt 6 Phasen:

1. Modeling (Vorführen)
2. Coaching (Anleiter bietet Unterstützung bei der Lösung)
3. Scaffolding (Lehrer zieht sich kontinuierlich zurück)
4. Articulation (Wiedergabe der Aufgabenbewältigung durch den Lernenden)
5. Reflection (Bewusstmachung und Bewertung des Lösungswegs)
6. Exploration (selbstkritische eigenverantwortliche Umsetzung)

Anhand einer Pflegehandlung kann diese Methode etwas konkreter veranschaulicht werden.

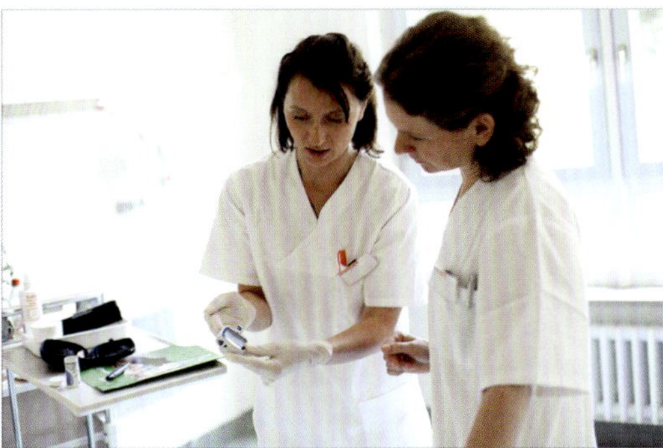

Abb. 5.2 Praktische Anleitung. Eine Anleitung, z. B. zur Blutzuckermessung, funktioniert am besten, wenn sie strukturiert erfolgt. Im Modell der kognitiven Lehre (Cognitive Apprenticeship) wird das Vorgehen in 6 Schritte untergliedert. (Foto: A. Fischer, Thieme)

B

Beispiel

Blutzuckermessung

Anleiter Leon vermittelt dem Auszubildenden Tarek die Blutzuckermessung anhand des 6-schrittigen Modells der „Cognitive Apprenticeship“.

1. Bevor das eigentliche Vorführen erfolgt, bespricht Leon zusammen mit Tarek die wichtigsten Details zum Thema Diabetes mellitus und Blutzuckermessung. Leon erklärt Tarek, wie er vorgehen wird. Er erläutert, worauf es ankommt, und weist auf mögliche Schwierigkeiten hin. Er weist Tarek in die Funktion von Blutzuckermessgerät, Lanzette und Teststreifen ein. Im Anschluss daran führt Leon die Blutzuckermessung vor. Auch hier erklärt er nochmals sein Vorgehen und nimmt Bezug auf das zuvor theoretisch Besprochene.
2. Tarek darf im zweiten Schritt eine Blutzuckermessung eigenständig durchführen. Die aktive Ausführung wird von Leon unterstützt, indem er Tarek zunächst beobachtet und ihm noch im Geschehen Tipps gibt bzw. ihn praktisch unterstützt, wenn dies nötig erscheint (z. B. Material anreichen).
3. In dieser Phase kann Leon alternative Lösungsmöglichkeiten aufzeigen (z. B. zum Handling der Utensilien) und je nach Bedarf nochmals Teilschritte erklären (z. B. Gewinnung eines brauchbaren Blutstropfens aus der Fingerkuppe). In diesem dritten Schritt sollte sich Leon jedoch immer mehr zurückziehen, in den Hintergrund treten und Tarek das Feld überlassen. Das kann sich z. B. in einer etwas distanzierteren Position im Raum widerspiegeln. Tarek wird immer eigenständiger.
4. Tarek soll in der Phase der Artikulation sein Vorgehen in eigenen Worten wiedergeben. So wird er sich seiner Handlung sprechend bewusst. Leon kommentiert und bewertet die Beschreibung. Es soll hier außerdem zu einer Diskussion von Lösungsvarianten kommen (z. B.: „Bei diesem Patienten wäre eine Blutgewinnung aus dem Ohrläppchen geeigneter“).
5. Im nächsten Schritt soll die Beschreibung bewertet werden. Hier strukturiert Anleiter Leon Tareks Reflexionsvorgang („Begründe mal, warum bist du so vorgegangen …“). Wahrscheinlich werden in der Praxis die Phasen 4 und 5 fließend ineinander übergehen.
6. Anleiter Leon gibt ergänzende Tipps zum selbständigen Arbeiten (z. B.: Wo und wie lege ich mir mein Material zurecht?). Tarek ist nun in der Phase des eigenverantwortlichen Arbeitens, wobei er immer wieder selbstkritisch sein Handeln überprüft. Tarek handelt nun ohne die Hilfe von Leon.

Dieses Beispiel zeigt, dass das Lernen in diesem Modell vom Einfachen zum Schweren verläuft. Parallel dazu wird aus Tareks unselbstständigem Handeln ein selbstständiges Agieren. Das Lernen folgt somit einer klaren Struktur.

5.2 Vom Lernen

Zitat

„Man kann einen Menschen nichts lehren, man kann ihm nur helfen, es in sich selbst zu entdecken.“ (Galileo Galilei)

Wer Lernprozesse konstruktiv begleiten möchte, muss wissen, wie Lernen funktioniert und welche Faktoren das Lernen beeinflussen (▶ Abb. 5.3).

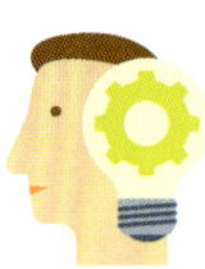

- Alter
- Konzentrationsfähigkeit
- kognitive Fähigkeiten
- Vorwissen
- Persönlichkeit, Lernbiografie
- Emotion
- Selbstkompetenz
- körperliche und psychische Verfassung
- Umweltfaktoren: familiäre Situation, Erziehung, Erwartung, Sozialisation

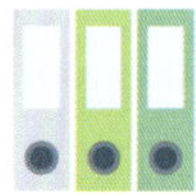

- Thema
- Schwierigkeitsgrad
- Lernziele

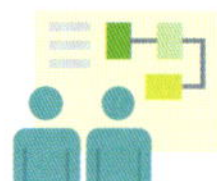

- Verhalten
- Beziehung zum Lernenden
- Fachwissen

- Rahmenbedingungen
- Philosophie
- Regeln
- Lernkultur

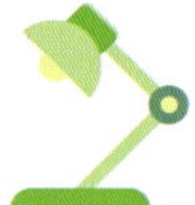

- Lernumgebung (Lautstärke, Lichtverhältnisse)
- räumliche Gegebenheiten
- Tageszeit
- Lernen in der Gruppe/individuelles Lernen

Abb. 5.3 Lernbeeinflussende Faktoren. Verschiedene Aspekte wirken auf den Lernprozess ein.

5.2.1 Deklaratives und prozedurales Wissen

Sprach man früher im Blick auf das Lernen primär von einem Erwerb von Wissen bzw. Fertigkeiten, so verwenden wir heute bevorzugt den Begriff „Kompetenz", in dem sich neben dem Wissensaspekt auch das aus dem neuen Wissen resultierende Verhalten und die damit verbundene innere Haltung ausdrückt. Der Begriff passt so hervorragend zu dem bereits erläuterten Vorgang des Lernens in und an der Praxis.

Es geht beim Lernen immer um die Aufnahme und Verarbeitung neuer Informationen, mit dem Ziel, das neu Gelernte wieder abrufen zu können. Lernen ist also in hohem Maße eine Gedächtnisübung, bei der es darum geht, die Inhalte über das Kurzzeitgedächtnis hinaus im Langzeitgedächtnis zu verankern. Ob und wie problemlos dies geschieht, hängt zum einen mit der Art der Darbietung der Informationen zusammen, zum anderen hängt es von ihrer Qualität ab, d. h. davon, ob es um Faktenwissen (deklaratives Wissen) oder um das Aneignen von Handlungsketten oder Problemlösungsstrategien (prozedurales Wissen) geht (siehe ▶ Abb. 5.1).

Wie in Kapitel zur Anleiter-Auszubildenden-Beziehung (S. 56) deutlich wurde, wird in der Praxisanleitung die den Lernprozess stützende oder

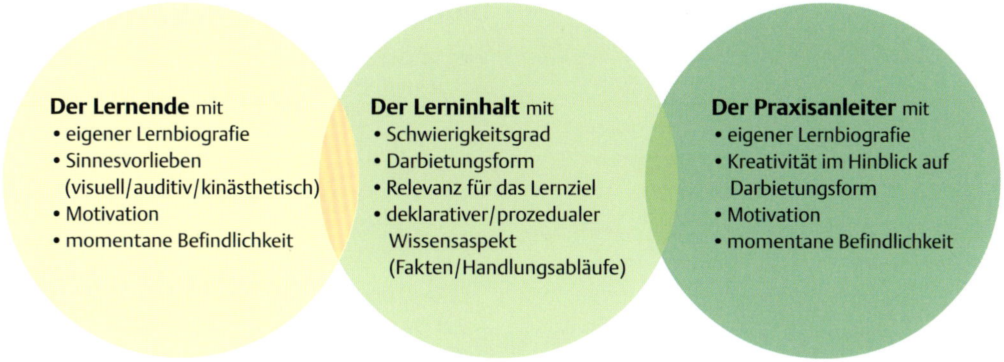

Der Lernende mit
- eigener Lernbiografie
- Sinnesvorlieben (visuell/auditiv/kinästhetisch)
- Motivation
- momentane Befindlichkeit

Der Lerninhalt mit
- Schwierigkeitsgrad
- Darbietungsform
- Relevanz für das Lernziel
- deklarativer/prozedualer Wissensaspekt (Fakten/Handlungsabläufe)

Der Praxisanleiter mit
- eigener Lernbiografie
- Kreativität im Hinblick auf Darbietungsform
- Motivation
- momentane Befindlichkeit

Abb. 5.4 Die 3 Komponenten des Lernprozesses. Der Lernerfolg einer Praxisanleitung hängt vom Auszubildenden, dem Lerninhalt sowie dem Anleiter ab.

hemmende affektive Komponente sehr stark durch die Beziehung zwischen Anleiter und Auszubildenden geprägt. Das didaktische Geschick und die Motivation des Anleitenden stellen dadurch einen weiteren wichtigen Einflussfaktor für den Lernerfolg dar. Beim Lernprozess in der Praxisanleitung begegnen sich also 3 Komponenten, wie in (▶ Abb. 5.4) dargestellt.

5.2.2 Stationen des Lernprozesses

▶ **Das Gehirn.** Das Lernen bildet sich im Gehirn als komplexer Prozess ab, der hier nur in Grundzügen beschrieben werden kann. Die beiden Hälften des Großhirns (Hemisphären) sind für unterschiedliche Leistungen zuständig. Die linke Hirnhälfte ist der Ort für Faktenwissen, Sprache, Hören, Bewusstsein. Die rechte Hirnhälfte liefert Bilder, steuert unsere Intuition, gibt uns Zugang zu unseren Gefühlen und ist eher visuell sowie kinästhetisch ausgerichtet. Unterbewusstsein und Vorbewusstsein werden ihr zugeordnet.

Für den Lernvorgang ist ein Zusammenspiel beider Hemisphären ideal. D.h., wenn wir einen Lerninhalt nicht nur intellektuell zur Kenntnis nehmen, sondern ihn emotional bejahen, hat dies einen positiven Effekt. Ebenso vereinfacht sich das Lernen, wenn der Erwerb des Faktenwissens auf spielerische Weise geschieht und damit das Unterbewusstsein angesprochen wird. Auch hier vernetzen sich die beiden Hirnhälften.

▶ **Das Gedächtnis.** Unsere Wahrnehmung arbeitet selektiv im Hinblick auf die auf uns einströmenden Reize und Informationen. Aufgenommen wird, was entsprechend deutlich ist, was Relevanz besitzt und den Interessen und Motiven des Wahrnehmenden entspricht. Ob eine Information über das Sinnesgedächtnis und das Kurzzeitgedächtnis tatsächlich bis ins Langzeitgedächtnis wandert, hängt massiv von der Darbietungsart, den Gefühlen gegenüber dem Lerninhalt (der affektiven Besetztheit) und der Zahl der Wiederholungen ab. Besonders gut merken wir uns also Dinge, die mit starken Emotionen gekoppelt sind. Erschreckende Erlebnisse, etwa wenn wir etwas Gravierendes falsch gemacht haben, bleiben uns möglicherweise für immer im Gedächtnis, auch wenn sie – glücklicherweise – nur einmal passiert sind. Anderes wiederum können wir uns nur durch mühsames Wiederholen merken. Wieder andere Inhalte interessieren uns so sehr, dass wir sie relativ rasch im Gedächtnis behalten. Im Allgemeinen setzt jedoch nach einiger Zeit der Prozess des Vergessens ein, wie die Grafik zeigt (▶ Abb. 5.5).

Eine Technik, mit der sich ein größerer Anteil von Inhalten langfristig verfestigen lässt, ist die Wiederholung. In regelmäßigen Abständen müssen dafür die Inhalte erneut behandelt werden. Durch die Wiederholung wird der Anteil der erinnerten Inhalte jedes Mal größer, wodurch langfristig insgesamt mehr Informationen im Gedächtnis bleiben.

Zeit nach …	korrekte Wiedergabe in %
30 min	55%
60 min	45%
9 Std	35%
24 Std	33%
6 Tage	23%
31 Tage	15%

Abb. 5.5 Korrelation zwischen Merkfähigkeit und Zeit. Je mehr Zeit verstreicht, desto größer ist der Anteil des Gelernten, der verloren geht.

5.2.3 Lernen in der Erwachsenenbildung

Wer in der Praxisanleitung die Rolle des Lernprozessbegleiters übernimmt, hat es, wie oben schon angedeutet, nicht mit Lernanfängern zu tun, sondern mit Menschen mit einer eigenen Lerngeschichte.

Reflexion

Es kann spannend sein, unter diesem Aspekt einmal die eigene Lernbiografie in den Blick zu nehmen. Stellen Sie sich einmal selbst folgende Fragen:

- Was hat mir beim Lernen besonders Spaß gemacht?
- Welche Bedingungen erlebe ich für mich als hilfreich beim Lernen?
- Gab es Personen, die ich besonders unterstützend in meiner Lernbiografie fand? Welche Qualitäten hatten sie?
- Welche Lerntechniken empfand und empfinde ich als nützlich für mich?
- Was waren besondere Erfolgserlebnisse in meiner Lernbiografie?
- Was hat mir in schwierigen Lernphasen geholfen?

Überlegen Sie, ob Sie einige der gewonnenen Antworten für Ihre jetzige Aufgabe nutzen können.

Fragen Sie auch nach den Lernerfahrungen und Lerntechniken des Auszubildenden.

In jedem Fall geht es in der Praxisanleitung nicht um ein „Lehren“ im Sinne der Vermittlung deklarativen Wissens, sondern um das Ermöglichen autonomen Lernens durch das Schaffen entsprechender Lernumgebungen. Ziel ist eine Zusammenhänge erschließende, sich immer weiter ausdehnende Durchdringung theoretischen und praktischen Wissens und innerer Haltung, fachlicher, personaler und sozialer Kompetenz.

Um sich auf den Lerninhalt einzulassen, brauchen erwachsene Lernende:

- klare, einsichtige Informationen
- die Möglichkeit, an ihr Erfahrungswissen anzuknüpfen und es zu erweitern
- eine gute Begründung für die Sinnhaftigkeit des Lerninhalts
- die Möglichkeit, den Lernprozess aktiv mitzugestalten

5.3 Was das Lernen erleichtert

Die Lernberaterin Hanna Hardeland beschreibt das Lernen als einen aktiven und selbstorganisierten Prozess, der von inneren und äußeren Lernbedingungen beeinflusst wird, die wiederum wechselseitig in Verbindung zueinander stehen. Durch Beeinflussung dieser Lernbedingungen kann Praxisanleitung lernerleichternde Effekte erzielen:

► **Darbietungsform.** Lernen fällt leichter, wenn der Lerninhalt auf mehreren Sinneskanälen angeboten wird (► Abb. 5.1) und dabei in Handlung überführt werden kann. Findet zudem noch eine positive emotionale Besetztheit der Lernsituation statt, etwa durch eine gute Anleiter-Auszubildenden-Beziehung oder Erfolgserlebnisse, so werden beide Hirnhemisphären (S. 97) aktiviert und das Behalten gelingt besser. Positive emotionale Besetztheit ergibt sich auch bei spannend und/oder spielerisch gestalteten Lernsituationen und der Möglichkeit zu selbständigem Problemlösen im Umgang mit der Aufgabenstellung.

► **Verknüpfung mit Bekanntem.** Durch die Möglichkeit, an bereits Bekanntes anzuknüpfen, erschließen sich dem Lernenden Zusammenhänge. Wichtig ist dabei, zunächst das vorhandene Wissen abzurufen und dann die neuen Inhalte dazu in Beziehung zu setzen.

► **Wiederholen und Üben.** Zeitnahe Wiederholungen sind für das Lernen entscheidend. Eine Hilfe beim Wiederholen kann die Technik des lauten Denkens sein, bei der sowohl zunächst der vormachende Anleiter, dann aber auch der übende Auszubildende die anstehenden Handlungsschritte laut mitspricht, während er handelt. Ungünstig wäre dagegen, ähnliche Inhalte in engem zeitlichen Abstand zu üben, da es hier zu Überlappungen und entsprechend Verwirrungen kommen kann. Der Lernende sollte außerdem immer wieder aufgefordert werden, das Verstandene zusammenfassend zu formulieren. Besonders günstig auf eine Verfestigung des Wissens wirkt es sich aus, wenn der Auszubildende aufgefordert wird, das Gelernte einer anderen Person, etwa einem Mitschüler oder Seminaristen in einem anderen Ausbildungsjahr, zu erklären. Wichtig für eine echte Transferleistung ist auch die Anwendung des Gelernten in unterschiedlichen Situationen.

► **Überblick.** Der Anleitende erleichtert dem Auszubildenden das Verstehen und Behalten, wenn er bei einer Maßnahme zunächst einen Überblick über die anstehende Aufgabe gibt und das Vorgehen dann in Handlungsschritte untergliedert (evtl. mit „lautem Denken"). Als Anleitender sollte man sich dabei bewusst sein, dass zuerst Gesagtes und am Schluss Gesagtes am ehesten im Gedächtnis des Hörers bleiben. Unterstützend wirken kann hier eine positive Zielformulierung, die den zu erwartenden Lernerfolg beschreibt („Wenn du das geübt hast, kannst du künftig selbstständig …").

► **Zeit.** Neues zu lernen ist sehr anstrengend, daher ist es wichtig, die Aufnahmezeiten eher kurz zu gestalten. Pausen im Anschluss dienen zur Vertiefung.

5.4 Motivation des Auszubildenden – die goldene Mitte zwischen Über- und Unterforderung

Zitat

„Ich rate, lieber mehr zu können, als man macht, als mehr zu machen, als man kann, bis man so viel macht, wie man kann." (Bertolt Brecht)

► **Extrinsische und intrinsische Motivation.** Motivation, der Anstoß zum Handeln, zum Lernen, zur Veränderung, ist der Motor des gesamten Lernprozesses. Der an seinem Beruf interessierte Auszubildende bringt ein gewisses Maß an innerer (intrinsischer) Lernmotivation mit, er *will* lernen. Um den langen Lernweg mit seinen Schwierigkeiten und Anstrengungen durchzuhalten, bedarf er jedoch der Ermutigung von außen (extrinsische Motivation). Hier kommt der Anleiter ins Spiel, der selbstverständlich seinerseits intrinsisch motiviert für seine Aufgabe sein sollte. Seine Rückmeldungen korrigieren und bestärken den Auszubildenden in seinem Handeln. Wenn im Zuge des Lerngeschehens für beide Teile, den Angeleiteten und den Anleitenden, Fortschritte und Erfolge sichtbar werden (die dann wiederum extrinsisch motivierend wirken), dann macht Anleitung wirklich Freude. Am Ende sollte der Auszubildende immer sicherer und damit unabhängiger von der Motivierung durch den Anleiter werden.

Merke

Motivation durch Eigenkompetenz

Ziel der Anleitung sollte es sein, die Eigenkompetenz des Auszubildenden so zu entwickeln, dass er daraus Freude und Motivation ziehen kann („Ich gehe gern zur Arbeit und habe Lust etwas zu bewegen, weil ich etwas von meinem „Handwerk" verstehe!").

► **Lernen durch Einsicht – besonders motivierend.** Der Anleiter als Lernprozessbegleiter wird immer wieder die Grenzen der Lernfreiheit des Auszubildenden dessen momentaner bzw. mittlerweile erworbener Kompetenz anpassen. Sein Ziel ist es, den Auszubildenden möglichst viel selbst erkennen zu lassen, da dies die beste Garantie dafür ist, dass etwas gelernt wird (Lernen durch Einsicht). Menschen, vor allem Erwachsene, tun sich im Allgemeinen schwer damit, Ratschläge und Lösungen von anderen anzunehmen, und verbinden mit selbst entwickelten Problemlösungen positive Gefühle (rechte Hemisphäre). Das Lernen durch eigene Einsicht darf dabei freilich unter keinen Umständen mit Risiken für die Pflegeempfänger verbunden sein, deren Bedürfnisse, wie schon mehrfach betont, auch in der Anleitungssituation immer an oberster Stelle stehen.

► **Anforderungsniveau erspüren.** Vorbedingung für solche motivierenden Erfahrungen ist eine einfühlsame Begleitung, die den Auszubildenden seinem Wissensstand und seinen pflegerischen und betreuerischen Fähigkeiten gemäß fordert, ohne ihn zu überfordern, was zwangsläufig zu Misserfolgserlebnissen für ihn führen würde – aber auch ohne ihn zu unterfordern, was nicht weniger demotivierend wirkt. Das Erspüren des idealen Anforderungsniveaus für den jeweiligen Lernenden ist eine wichtige und oft nicht einfache Aufgabe für den Anleiter.

Merke

Lernmethode für Fortgeschrittene

Beobachten, Beobachtungen dokumentieren, daraus Fragen entwickeln und sich gemeinsam mit dem Anleiter auf die Suche nach Antworten machen, fachlich diskutieren – das bringt vor allem den auf seinem Lernweg fortgeschrittenen Auszubildenden weiter.

► **Fähigkeiten erkennen.** Ich muss mich als Anleiter genau über den Wissensstand des Auszubildenden informieren und ihn bei der Arbeit beobachten, um zu sehen, welche besonderen Fähigkeiten er vielleicht gerade hier, in der Praxis, entfaltet. Beweist er ein besonderes pflegerisches Geschick, hat er „sanfte Hände"? Hat er auffallend großes Interesse an medizinischen Fragen? Liegen ihm administrative Aufgaben? Oder zeigt er eine besondere Begabung im sozialen Umgang mit den Pflegeempfängern? Suchen sie das Gespräch mit ihm, schütten sie ihm das Herz aus, bringt er sie zum Lachen oder Erzählen? Gelingt es ihm, Bewohner zu Aktivitäten oder gemeinschaftlichen Unternehmungen zu motivieren? Fördert er auf geschickte Weise Selbstständigkeit? Oder kann er gut Nähe vermitteln? Kann er besser mit Gruppen umgehen oder liegt ihm mehr die Einzelbetreuung?

► **Begabungen entfalten.** Wenn die Erkenntnisse aus diesen Beobachtungen gezielt in die Arbeitsaufgaben des Auszubildenden mitaufgenommen werden, d. h., wenn ihm neben und innerhalb der normalen Arbeit immer wieder bewusst Bereiche zugewiesen werden, die ihm besonders liegen, dann erhält er die Möglichkeit, seine besonderen Begabungen weiterzuentwickeln – und damit auch positive Rückmeldungen von Pflegeempfängern, Kollegen und vom Anleiter zu erhalten.

► **Gezielt an Schwächen arbeiten.** Gleichzeitig liefert die Beobachtung auch Anhaltspunkte dafür, in welchen Bereichen der Auszubildende besondere Förderung und Anleitung braucht, weil seine Fähigkeiten oder seine angeeigneten Fertigkeiten hier nicht so ausgeprägt sind: Etwa, wenn er manuell nicht besonders geschickt ist. Eine solche besondere Förderung wird wiederum den Grundsatz des Nicht-Über- und Nicht-Unterforderns berücksichtigen. So würde es einem im Umgang mit Gruppen nicht so sicheren Auszubildenden nicht weiterhelfen, wenn man ihn gleich eine größere Aktivität, etwa einen gemeinsamen Adventsnachmittag, planen und gestalten ließe. Er wäre überfordert, wäre ängstlich und dadurch sicherlich noch weniger überzeugend als „Animateur". Sinnvoller wäre hier, wenn er eine kurze Einheit mit nicht zu vielen Teilnehmern zu einem für die Bewohner bekannten Inhalt anböte. Genauso sinnlos wäre es, einen Auszubildenden mit „zwei linken Händen" stumpfsinnig immer wieder Betten machen zu lassen, bis kein Fältchen mehr zu sehen wäre. Ziel der Anleitung muss es vielmehr sein, mangelhaft ausgebildete Fertigkeiten des Auszubildenden – deren dieser sich ja oft nur zu gut bewusst ist – behutsam und gezielt so zu fördern, dass er immer mehr Sicherheit und damit auch Selbstvertrauen gewinnt (siehe dazu auch das Gesprächsprotokoll Felix (S. 74)).

► **Vom Auszubildenden lernen.** Zugleich sollten, wie oben gesagt, besondere Begabungen von Lernenden erkannt und zugelassen werden, was von Seiten des Teams und des Anleiters Offenheit für Ideen und Vorschläge des Auszubildenden verlangt. Dabei sollte der Anleiter auch offen sein für Eindrücke des Auszubildenden, der, da er zunächst noch ganz unvoreingenommen mit den Pflegeempfängern umgeht, häufig ganz andere und neue Seiten an ihnen erlebt, auf die dann eventuell auch die anderen Mitarbeiter eingehen können.

► **Entlassung in die Selbstständigkeit.** Schon zu Beginn der Anleitungssituation sollte der Anleiter sich bewusst machen, dass es sein eigentliches Ziel ist, sich überflüssig zu machen. Mit zunehmender Sicherheit des Auszubildenden werden die Anforderungen an ihn wachsen, der Anleiter wird zum Ratgeber, der dem Auszubildenden immer mehr Raum für Eigenständigkeit und Eigenverantwortung lässt. Das sollte auch in den Aussagen des Anleiters deutlich werden, der den Auszubildenden bewusst in die Selbstständigkeit weist („Ich traue dir zu, dass du das schaffst“). Die Frage „Meinst du, das schaffst du wirklich schon alleine?“ dagegen bindet den Auszubildenden an den beschützenden Anleiter, der seine (Eltern-)Rolle nicht loslassen kann (vergleiche dazu die Rolle des Anleiters (S. 42) und die Rolle des Beziehungsgefüges (S. 58)).

► **Fragen stellen und beim Lernenden anregen.** Aus dem bisher zu Lernprozessen Gesagten wird deutlich, dass sich die eindrücklichsten Lernerlebnisse und die stärkste Lernmotivation aus möglichst eigenständigem Lernhandeln ergeben. Paradoxerweise ist es gar nicht unbedingt die Antwort, sondern die Frage des Anleitenden, die den Auszubildenden weiterbringt und zu stärkerem Engagement anregt. Sobald es der Kenntnisstand des Auszubildenden zulässt, sollte der Anleiter ihn Dinge selbst „entdecken“ lassen, ihm dabei allerdings möglichst präzise „Forschungsfragen“ mit auf den Weg geben: Eine gute Möglichkeit bietet hier auch die Nutzung digitaler Medienangebote z. B. auf Videoplattformen, die viele Lerninhalte gut aufbereitet darstellen und den jungen Lernenden vertraut sind.

5.4.1 Sanftes Lernen

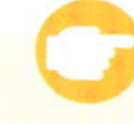

Erfahrung

Gute Vorbilder

„Zum Wichtigsten aus meiner eigenen Ausbildung gehört für mich die Erinnerung an zwei Stationsschwestern, die ich damals als Anleiterinnen erlebt habe. Vor allem die eine stand mir in meinem späteren Berufsleben immer wieder vor Augen. Dabei hat sie gar nicht viel mit mir geredet. Es war mehr ihre ganze Art. Wie sie war, wie sie mit den Patienten umging oder mit ängstlichen Angehörigen, das hat mich ungeheuer beeindruckt.“ (Eine Anleiterin in der Krankenpflege)

In den Ausführungen zur Anleiter-Auszubildenden-Beziehung (S. 58) wurde die zentrale Rolle des Anleiters im Rahmen der Lernbiografie des Auszubildenden anschaulich. Die Einwirkung des Anleiters auf das Lerngeschehen beim Auszubildenden erfolgt in hohem Maße auf dem Wege der Kommunikation (Rückmeldung, Frage, Erklärung), zugleich aber auch mindestens genauso stark durch das Vorleben und einfache Vormachen bestimmter Handlungssequenzen oder -kompetenzen. Wie kann der Anleiter dieses Werkzeug des Vorbild-Seins (► Abb. 5.6) so einsetzen, dass in bestmöglicher Weise soziale, emotionale und andere Lernprozesse beim Auszubildenden angestoßen werden?

Zitat

„Was hindert uns eigentlich daran, das zu tun, was wir von anderen erwarten?“, fragte Herr Z. (Kurtmartin Magiera)

In gewisser Weise lebt der Anleiter dem Auszubildenden vor, was den Beruf des Gesundheits- und Krankenpflegers, Alten- oder Heilerziehungspflegers ausmacht. Die Vorbildfunktion, die sich im einfachen Nachahmungslernen schon andeutet, wird in anderen Bereichen, etwa wenn es um den Umgang mit Pflegeempfängern, Angehörigen oder Mitarbeitern geht, ganz entscheidend. Dabei ist

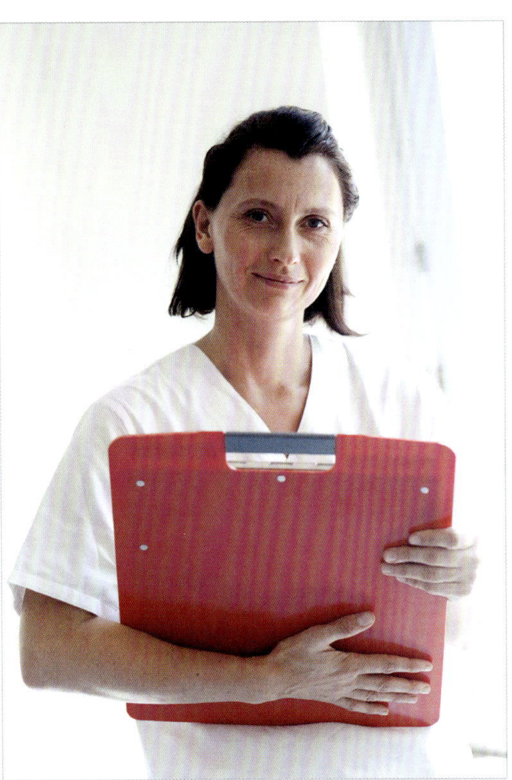

Abb. 5.6 Vorbild. Der Praxisanleiter kann in Verhalten, Umgang und Handeln als Vorbild für die zukünftigen Pflegekräfte dienen. (Foto: A. Fischer, Thieme)

das Lernen am Modell eine besonders sanfte Form des Lernens, bei der der Lehrende nicht gezielt in das Verhalten des Lernenden eingreift, sondern ihn einfach durch das Vorleben eines vorbildhaften Verhaltens beeindruckt und anregt. Er ist dafür die geeignete Person, denn: „Die Menschen, mit denen man häufig umgeht, bestimmen, welche Verhaltenstypen man häufig beobachten kann und demzufolge am genauesten lernen wird“ (Bandura, 1976, S. 24).

Merke

Vorbild sein

Allein das Verhalten des Anleiters oder eines anderen Mitarbeiters bewirkt, dass im Auszubildenden – manchmal noch nicht einmal bewusst – der Gedanke wächst: „So möchte ich es auch machen!“.

Reflexion

Immer wieder sind wir in unserer Beschäftigung mit der Anleitungstätigkeit auf den Begriff „Vorbild“ gestoßen. Erinnern Sie sich an Menschen, die Ihnen Vorbilder waren oder sind? Was zeichnet(e) sie aus? Was nützen uns Vorbilder? Wann werden sie vielleicht auch gefährlich? Überlegen Sie sich vor dem Hintergrund dieser Gedanken, auf welche Weise Sie in Ihrer Anleitungstätigkeit „vorbildhaft“ sein möchten. Wichtig ist auch hier wieder, sich nicht zu überfordern.

5.4.2 Wie man Vorbild wird

Damit die Anleiterpersönlichkeit zum positiven Modell für den Lernenden werden kann, müssen bestimmte Voraussetzungen gegeben sein. Grundvoraussetzung (leider oft nicht in ausreichendem Maße gegeben) ist natürlich, dass das Modell für den Nachahmenden überhaupt zugänglich ist, dass ein Auszubildender also genügend Zeit mit dem Anleiter verbringt und die Bezugsperson nicht dauernd wechselt. Die Anleiter-Auszubildenden-Beziehung braucht Kontinuität.

Ist diese Bedingung erfüllt, so wird das Folgende wichtig:

- **Echtheit:** Das Modell (der Anleiter) sollte in seinem Verhalten echt sein.
- **Positive Bezugsperson:** Das Modell (der Anleiter) muss vom Nachahmenden (dem Auszubildenden) persönlich und fachlich akzeptiert werden. Umgekehrt muss sich der Auszubildende vom Anleiter angenommen und gefördert fühlen. Die grundsätzliche Wertschätzung des Anleiters motiviert und ermutigt den Auszubildenden.
- **Konstruktiver Umgang mit Fehlern:** Ist in der Anleitungssituation ein Klima der Akzeptanz gegeben, so kann offen und förderlich mit Fehlern umgegangen werden. Dazu gehört das differenzierte, sachliche Feedback (S. 66), das zu Veränderungen anregt, ebenso wie klare handlungs- und zielorientierte Korrekturen des Anleiters. Und nicht zuletzt das wichtige Werkzeug des Fragens und Hinterfragens.
- **Raum geben:** Überaktionismus des Anleiters bremst den Lernenden. Ein guter Anleiter wird auf das Gegenteil bedacht sein – den Lernenden zu aktivieren und zur Eigenständigkeit zu ermuntern. Er wird sich nicht mit dem Menschen,

dessen Lernprozess er begleitet, identifizieren („Genauso war es bei mir!“), sondern die professionelle Distanz wahren.

- **„Erfolg“:** Der Anleiter, der zum Vorbild wird, muss „erfolgreich“ in den Augen des Nachahmenden (des Auszubildenden) sein. Der Nachahmende sollte das Verhalten des Modells und/oder die Reaktionen der Umwelt darauf gut finden und mit seinen eigenen Wert- und Erfolgsmaßstäben verbinden können. Erfolg muss hier also nicht unbedingt äußerlich sichtbar werden, es kann auch eine innere Haltung sein, die der Nachahmende am Modell bewundert und sich auch zu eigen machen möchte! Wie im Erfahrungsbericht (S. 101) beschrieben.
- **Humor:** Eine unschätzbare Hilfe im oft von ernsten Lernbemühungen und manchen Befürchtungen („Schaffe ich das überhaupt?“) bestimmten Anleitungsgeschäft ist der Humor. Miteinander lachen zu können, gemeinsam Spaß zu haben, trägt die Beziehung und hilft über manche Klippe hinweg.

Unter diesen positiven Voraussetzungen erweist sich das Modell-Lernen als eine der wirksamsten Lernarten überhaupt, die prägend für das ganze Berufsleben sein kann.

Reflexion

Überprüfen Sie einmal, ob die genannten Voraussetzungen in Ihrem Anleiter-Auszubildenden-Verhältnis erfüllt sind bzw. was Sie tun können, um sie zu erfüllen.

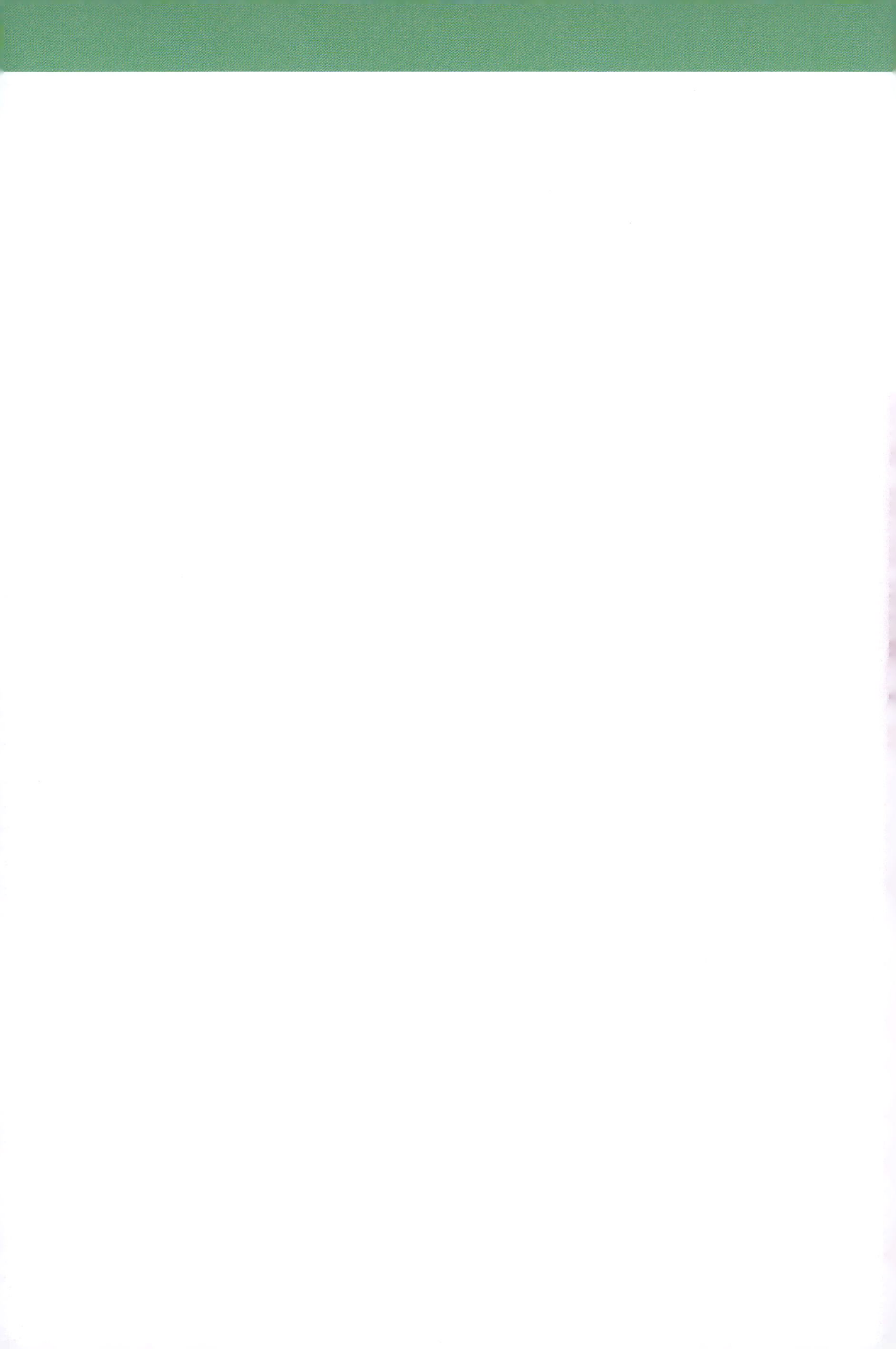

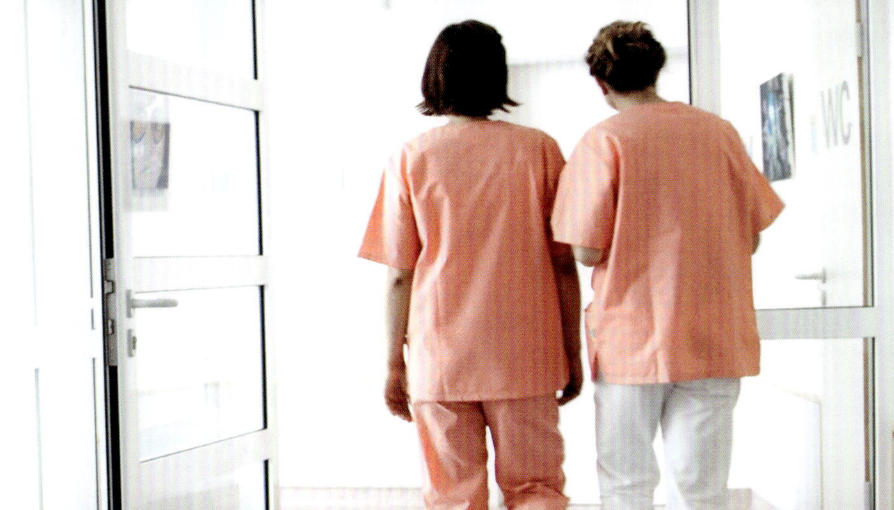
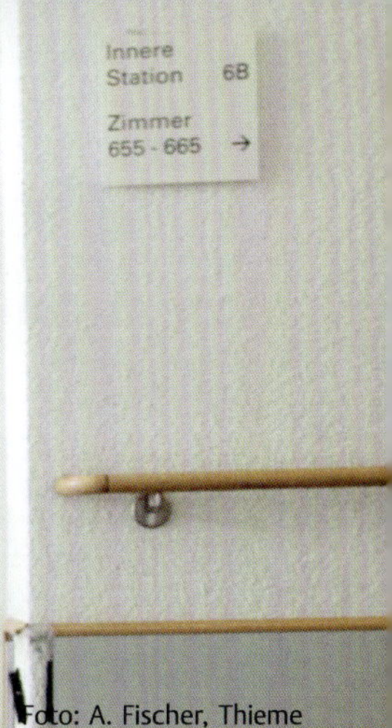

Foto: A. Fischer, Thieme

Kapitel 6

Stufen der Ausbildung

6 Stufen der Ausbildung

6.1 Ausbildungsziele

6.1.1 Gesetzliche Grundlagen der Ausbildungsziele

Die Ausbildungsziele sind für die verschiedenen Pflegefachbereiche festgelegt. Mit dem Inkrafttreten der generalistischen Ausbildung im Jahr 2020 werden die Ausbildungsziele (S. 107) für die Alten- und die Gesundheits- und (Kinder-)Krankenpflege einheitlich formuliert.

Gesundheits- und Krankenpflege (KrPflG § 3)

► **Allgemeine Ziele sind:**
- das Mitwirken bei der Heilung, Erkennung und Verhütung von Krankheiten nach anerkannten pflegewissenschaftlichen, medizinischen und bezugswissenschaftlichen Erkenntnissen
- die Berücksichtigung präventiver, rehabilitativer und palliativer Maßnahmen in der Pflege
- das Mitwirken beim Erhalt und der Förderung physischer und psychischer Gesundheit
- die Berücksichtigung der unterschiedlichen Lebenssituationen und der Selbstbestimmung der Pflegeempfänger

► **Eigenverantwortlich auszuführen sind:**
- die Erhebung des Pflegebedarfs, Planung, Organisation, Durchführung und Dokumentation der Pflege
- die Evaluation, Sicherung und Weiterentwicklung der Pflegequalität
- die Beratung, Anleitung und Unterstützung von Pflegeempfängern und Angehörigen bei ihrer individuellen Auseinandersetzung mit Gesundheit und Krankheit
- die Einleitung lebensnotwendiger Sofortmaßnahmen bis zum Eintreffen der Ärzte

► **Im Rahmen der Mitwirkung durchzuführen sind:**
- eigenständige Durchführung von Arztanordnungen
- Assistenz bei der medizinischen Diagnostik
- Unterstützung bei Krisen und Katastrophensituationen

► **Berufsgruppenübergreifendes Arbeiten:**
- Zusammenarbeit in einem interdisziplinären Team
- Mitarbeit bei Problemlösungen im Gesundheitssystem

Altenpflege (AltPflG § 3)

► **Die Ausbildung dient dazu, Kenntnisse und Fertigkeiten zu vermitteln, die**
- zur selbständigen und eigenverantwortlichen Pflege befähigen und
- die selbständige Beratung, Begleitung und Betreuung alter Menschen ermöglichen.

► **Dies umfasst:**
- die nach pflegewissenschaftlichen und medizinisch-pflegerischen Erkenntnissen geplante Pflege
- Mitwirkung bei der Behandlung kranker alter Menschen sowie die Ausführung ärztlicher Anordnungen
- Umsetzung geriatrischer und gerontopsychiatrischer Rehabilitationskonzepte
- Mitwirkung bei der Qualitätssicherung
- Gesundheitsvorsorge, einschließlich Ernährungsberatung
- umfassende Sterbebegleitung
- Anleitung von Pflegehilfskräften
- Betreuung und Beratung alter Menschen in persönlichen Angelegenheiten
- Hilfe zur Erhaltung der eigenständigen Lebensführung und der Förderung sozialer Kontakte
- Beratung pflegender Angehöriger

Heilerziehungspflege (APrOHeilErzPfl nach Landesrecht BW)

► **Die Ausbildung soll dazu befähigen:**
- selbständig und eigenverantwortlich Menschen, deren Leben durch Beeinträchtigung oder Behinderung erschwert ist, zu begleiten, zu beraten und zu pflegen
- zur Persönlichkeitsentwicklung, Bildung und Rehabilitation sowie der sozialen Eingliederung der Menschen mit Assistenzbedarf beizutragen
- Handlungen durchzuführen und Entscheidungen zu treffen, die auf der Verknüpfung von Methodenkenntnissen, Fachwissen, interkulturelle Kompetenz und Sozialkompetenz basieren

Pflegeberufegesetz (PflBG § 5) (voraussichtlich gültig ab 2020)

▸ **Die Ausbildung vermittelt:**
- die selbständige und prozessorientierte Pflege von Menschen aller Altersstufen in akuten oder dauerhaft stationären sowie ambulanten Pflegesituationen
- Pflegefachwissen unter Berücksichtigung von wissenschaftlichen Erkenntnissen und des Rechts auf Selbstbestimmtheit der Pflegeempfänger
- die erforderlichen fachlichen und personalen Kompetenzen
- die Fähigkeit zum Wissenstransfer und zur Selbstreflexion
- präventive, kurative, rehabilitative, palliative und sozialpflegerischer Maßnahmenkompetenz
- Fähigkeiten zur Unterstützung von Menschen mit psychischer oder physischer Einschränkung unter Berücksichtigung der Lebensphase, des kulturellen und religiösen Hintergrunds sowie der sexuellen Orientierung
- die Fähigkeiten zur Begleitung Sterbender
- das berufliches Selbstverständnis

▸ **Selbständig durchzuführen sind:**
- Erhebung und Feststellung des individuellen Pflegebedarfs und der Pflegeplanung
- Gestaltung und Organisation des Pflegeprozesses
- Pflegemaßnahmen und Dokumentation der angewendeten Maßnahmen
- Analyse, Evaluation, Sicherung und Entwicklung der Qualität der Pflege
- Bedarfserhebung und Durchführung präventiver und gesundheitsfördernder Maßnahmen
- Beratung, Anleitung und Unterstützung von Pflegeempfängern bei ihrer individuellen Auseinandersetzung mit Gesundheit und Krankheit
- Unterstützung bei der Erhaltung und Stärkung der eigenen Alltagskompetenz unter Einbeziehung ihrer sozialen Bezugspersonen
- Erhaltung, Wiederherstellung und Stabilisierung individueller Fähigkeiten der Pflegeempfänger im Rahmen von Rehabilitationskonzepten
- Pflege und Betreuung von Pflegeempfängern mit Einschränkung der kognitiven Fähigkeiten
- Einleitung lebenserhaltender Sofortmaßnahmen bis zum Eintreffen der Ärzte
- Durchführung von Maßnahmen in Krisen- und Katastrophensituationen
- Anleitung von anderen Berufsgruppen und Ehrenamtlichen sowie Mitwirkung an der praktischen Ausbildung von Pflegeschülern

▸ **Nach ärztlicher Anordnung durchzuführen sind:**
- Maßnahmen der medizinischen Diagnostik
- Maßnahmen der Therapie und Rehabilitation

▸ **Zur interdisziplinären Arbeit gehört:**
- die fachliche Kommunikation
- die effektive Zusammenarbeit mit den beteiligten Berufsgruppen
- die Entwicklung von individuellen Lösungen bei Krankheitsbefunden und Pflegebedürftigkeit in einem multidisziplinären Team

In der neuen Ausbildungs- und Prüfungsordnung für die Pflegeberufe (August 2018) werden die Ausbildungsziele darüber hinaus über die Festlegung konkreter Kompetenzen definiert, die zur Erlangung des Berufsabschlusses notwendig sind.

Der Erwerb der Handlungskompetenz bleibt auch mit der generalistischen Ausbildung das übergeordnete Ziel.

6.1.2 Die Handlungskompetenz

Die berufliche Handlungskompetenz wird beschrieben als Bereitschaft und Befähigung des Auszubildenden, sich in beruflichen und gesellschaftlichen Situationen sachgerecht, durchdacht sowie individuell und sozial verantwortlich zu verhalten. Die Handlungskompetenz wird mit dem Erlangen des Ausbildungsabschlusses offiziell bestätigt und muss im Verlauf des Berufslebens mittels Fortbildungsmaßnamen weiter gewährleistet werden.

Handlungskompetenz ergibt sich aus dem Zusammenspiel von Fachkompetenz, Personalkompetenz und Sozialkompetenz.

▸ **Fachkompetenz.** Bezeichnet die Fähigkeit, auf Grundlage fachlichen Wissens und entsprechender Fähigkeiten Probleme und Aufgaben zu lösen. Die Lösung muss dabei zielgerichtet, sachgerecht und mit den geeigneten Methoden erfolgen. Die Problemlösung selbständig durchzuführen und sie am Ende anhand festgelegter Kriterien zu evaluieren, ist ebenfalls ein Zeichen von Fachkompetenz. Beispiel für diese Kompetenzform ist z. B. die professionelle Durchführung von Beratung und Anleitung oder die prozessorientierte Durchführung von Pflegehandlungen unter Berücksichtigung der Pflegestandards.

▶ **Personalkompetenz.** Die Personalkompetenz ist die Fähigkeit, als individuelle Persönlichkeit Anforderungen, Möglichkeiten, Einschränkungen, Entwicklungschancen etc. entgegenzutreten, sie zu durchdenken und zu beurteilen. Es geht dabei auch um die Weiterentwicklung von Persönlichkeit und Wertvorstellungen. Beispiele sind Empathievermögen, Selbstvertrauen oder Verlässlichkeit

▶ **Sozialkompetenz.** Dabei geht es um die Fähigkeit und Bereitschaft, soziale Beziehungen zu leben und zu gestalten. Die Person sollte in der Lage sein, Stimmungen zu erfassen, sie rational zu bewerten und sich verantwortungsvoll damit auseinanderzusetzen. Dazu zählt auch die Entwicklung sozialer Verantwortung und Solidarität. Beispiele sind Teamfähigkeit, wertschätzendes Verhalten oder Kommunikationsfähigkeit.

Neben dem Fachwissen werden in der Pflegeausbildung auch Fähigkeiten und Merkmale aus dem Bereich der Personal- und Sozialkompetenz ausgebildet. Der Erwerb sämtlicher Kompetenzen erfolgt in einen Lernprozess (S.92), der sich unter anderem mithilfe einer systematischen Lernzielerfassung strukturieren lässt.

6.1.3 Strukturierung der Lernziele

Für den Anleiter ist es maßgeblich, sich vor jeder Anleitung bewusst zu machen, welche Ziele er verfolgt, d.h. was er dem Lernenden eigentlich vermitteln möchte.

> **Merke**
>
> **Zielsetzung**
>
> Der Anleiter sollte sich immer die Frage stellen:
>
> Welche Fähigkeiten, welches Wissen soll der Auszubildende am Ende unserer Lerneinheit erworben haben?

Zur strukturierten Formulierung der Lernziele kann die Lernzieltaxonomie nach Benjamin Bloom dienen. Sie teilt die Lernziele nach dem Grad ihrer Komplexität ein.

Auf der untersten Ebene der Lernzieltaxonomie (▶ Abb. 6.1), also dem Grad der geringsten Komplexität entsprechend, steht das Wissen. Es geht hier um das einfache Faktenwissen. Auf der zweiten Stufe wird die „rohe" Kenntnis eines Sachverhalts um das tatsächliche Verstehen dieses Sachverhalts ergänzt. Der dritte Abschnitt der Pyramide überführt das Verständnis auf die Handlungsebene und das Wissen muss konkret angewendet werden. Es folgt das Level der Abstraktion, das mit der Analyse eines Sachverhaltes verbunden ist. Auf der fünften Stufe kommt es zur Bewertung der vorangegangenen Analyse. Die Evaluation bietet dann letztendlich die Basis dafür, an der Spitze der Pyramide zur eigenen Gestaltung zu kommen.

In der ▶ Tab. 6.1 wird dieser abstrakte Prozess mit einem Beispiel konkretisiert. In einer Anleitungseinheit soll der Auszubildende die kinästhetische Mobilisation lernen.

Die kursiven Verben in ▶ Tab. 6.1markieren das für die jeweilige Stufe definierte Kompetenzniveau. In der Vorbereitung können diese Formulierungen dem Anleiter zur Reflexion des eigenen Handelns dienen. Sie verhindern, dass eine Anleitung willkürlich und strukturlos verläuft – die Anleitung ist im wahrsten Sinne des Wortes zielgerichtet. Zum Abschluss kann der Anleiter den Erfolg seiner Anleitung mit dieser Methode prüfen. Hat der Auszubildende die Ziele erreicht? Wo muss nachgearbeitet werden?

Selbstverständlich kann eine einzelne Anleitung nicht alle Hierarchieebenen ansprechen. Eine geeignete Auswahl ist sinnvoll.

Auch der Auszubildende selbst profitiert von diesem Verfahren. Die Lernziele werden transparent. Dies erhöht die Motivation, diese Ziele auch zu erreichen. Zusätzlich, als eine Art Nebenprodukt, lernt der Auszubildende auf indirekte Weise eine Methode, wie sich das Lernen gestalten lässt („Lernen lernen").

> **Reflexion**
>
> Nutzen Sie bei einer Anleitungsvorbereitung die Taxonomie-Pyramide. Erkennen Sie einen Unterschied in der Strukturierung Ihrer Arbeit? Wie reagiert Ihr Auszubildender auf die Methode? Würden Sie dieses Verfahren Ihren Anleiterkollegen empfehlen?

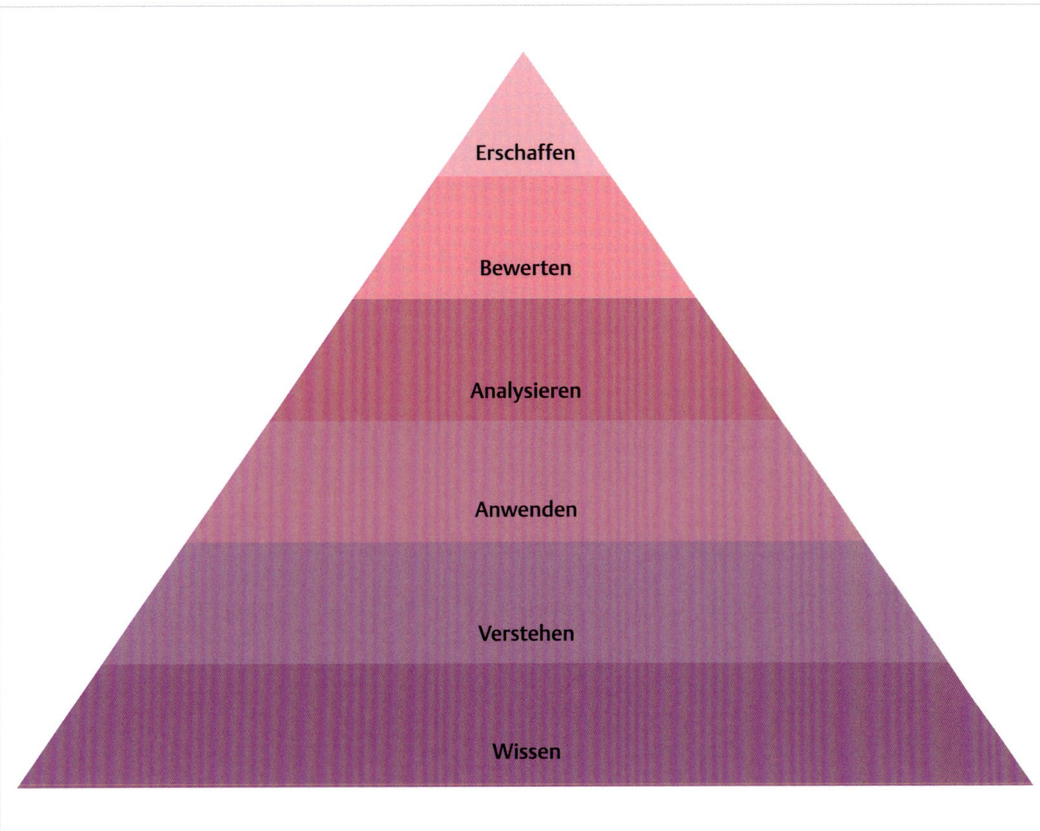

Abb. 6.1 Lernzieltaxonomie. Nach der Methode von Bloom sind die Lernziele in Form eine Pyramide hierarchisch gegliedert.

Tab. 6.1 Lernziele festlegen.

Stufe	Lernziel(e)
Wissen	Der Auszubildende *kennt* die Grundprinzipien der kinästhetischen Mobilisation. Oder detaillierter: • Er *kennt* die Begriffe „parallele" und „spiralige Bewegung". • Er *nennt* die für die Kinästhetik relevanten Sinne.
Verstehen	Der Auszubildende *erklärt* die Grundprinzipien der Kinästhetik. Der Auszubildende *kann* diese Prinzipien in eigenen Worten wiedergeben.
Anwenden	Der Auszubildende *nutzt* sein Wissen über die Grundprinzipien der Kinästhetik und wendet diese in einem einfachen Beispiel konkret an (z. B. Mobilisation eines älteren Pflegeempfänger aus dem Bett).
Analysieren	Der Auszubildende *erkennt* die einzelnen Bestandteile der kinästhetischen Mobilisation, *entdeckt* das Aufbauprinzip. Er *findet Analogien für die Anwendung der Prinzipien in anderen Mobilisationssituationen*.
Evaluieren	Der Auszubildende *ist in der Lage*, die Vor- und Nachteile seiner Mobilisation zu *überprüfen*, und kann sich *begründet* für eine Variante entscheiden.
Erschaffen	Der Auszubildende *wendet* die Prinzipien der kinästhetischen Mobilisation auch in neuen, komplexen Pflegesituationen *an* (z. B. Mobilisation eines geschwächten Patienten nach Bauch-OP).

6.2 Lernen muss organisiert werden

Zitat

„Eigentlich kann man gar nicht ‚ausbilden'. Das, was man gemeinhin ‚Ausbilden' nennt, besteht darin, Situationen zu schaffen, in denen der Lernende sich selbst ausbilden kann." *(Bauer et al.)*

Eben dies, das Schaffen von Lernsituationen, erfordert allerdings einigen organisatorischen und planerischen Aufwand, damit das Lernen und Anleiten selbst dann umso natürlicher und ungehinderter ablaufen kann.

6.2.1 Organisation durch die Ausbildungsstätte

Neben der Absprache und Festlegung von Ort und Dauer des Praxiseinsatzes organisieren die Schulen die Besuche des Fachlehrers bzw. Praxisbegleiters in der Pflegeeinrichtung. Außerdem laden die Schulen die Anleitenden und alle an der praktischen Ausbildung beteiligten Personen in regelmäßigen Abständen in die Schule ein. Dort findet ein Austausch von Erfahrungen statt, aufgetretene Probleme werden besprochen und evtl. neue Maßnahmen gemeinsam vereinbart. Die Schulen sind auch federführend in der Dokumentation der praktischen Ausbildung. Dazu gehören:

- Nachweise über die theoretischen Lerninhalte im vorausgegangenen Theorieblock
- Überprüfung des Praxishandbuches/Praxisordners/Studienbuches des Auszubildenden
- Aufgabenstellung und Durchsicht von Pflegeberichten, Entwicklungs- und Förderberichten
- Erstellen von Protokollen bei Praxisbesuchen, Prüfungen
- Fehlzeitenregelungen

6.2.2 Organisation durch die Praxisstelle

Die Praxisstellen übernehmen die Aufgabe, den Auszubildenden während der einzelnen Praxiseinheiten seinem Ausbildungsstand entsprechend einzusetzen und seine praktische Ausbildung zu fördern. Sie organisieren seine Einführung in den geeigneten Arbeits-/Betreuungs-/Pflegebereich und sorgen für seine Begleitung durch eine entsprechend vorgebildete Fachkraft. Zu den allgemeinen Vorbereitungen der Praxisstellen gehört auch die Planung von Gesprächsterminen mit dem Auszubildenden und mit dem Praxisbegleiter/Fachpraxisdozenten der Schule. Dabei hat es sich bewährt, mindestens drei „offizielle" Termine zu vereinbaren (siehe dazu Anmerkungen zu Austauschmöglichkeiten (S. 27)); „inoffizielle" Gespräche zwischen den Beteiligten finden in der Regel ohnehin bei Bedarf statt. Auch für Auszubildende, die nach einem Theorieblock in dieselbe Pflege- oder Wohngruppe zurückkehren, sollte ein Vorgespräch vor Wiederaufnahme der Arbeit eingeplant werden. Die inhaltlichen Schwerpunkte des Praxiseinsatzes in Abgrenzung zur schulischen Ausbildung zeigt ▶ Tab. 6.2.

Tab. 6.2 Inhaltliche Schwerpunkte der Theorie- und Praxisblöcke.

Schule	Praxiseinrichtung
• organisiert gemeinsame Absprache der Lernziele und -inhalte für die einzelnen Blöcke • vermittelt Hintergrundwissen für praktisches Handeln, hilft Auszubildenden bei der Einsicht, warum so gehandelt werden muss • regt zu Diskussionen über pflegerisches Verhalten an und gibt Orientierung in sozialen Fragen • führt in bestimmte Pflegetechniken ein und bietet Übungsmöglichkeiten (z. B. an der Puppe) • ist wichtiger Gesprächspartner für Fragen und Probleme, auch während der Praxisblöcke • gibt Hilfestellung bei der Aufarbeitung negativer Erfahrungen, bleibt Partner für alle Fragen während der gesamten Ausbildung	• beschreibt praktische Lernziele • bietet ein praktisches Übungsfeld zum Umsetzen theoretischen Wissens • bietet ein soziales Übungsfeld zum Aufbau von pflegerischen Beziehungen, zur Balance zwischen „Distanz und Nähe" • lässt den Pflegeempfänger mit seinem biografischen Hintergrund zum Mittelpunkt aller Beobachtungen und praktischen Maßnahmen werden • bietet Gelegenheit, in der Begleitung durch den Anleiter professionelles Handeln zu erlernen und einen Überblick über die Pflege- und Betreuungswirklichkeit zu gewinnen • ermöglicht durch Einzeldemonstrationen eine individuelle Ergänzung der praktischen Lerninhalte nach dem Lehrplan

6.3 Lernvereinbarungen und Lernangebote

Aufgabe am „Lernort Praxis“ ist es, dem Auszubildenden Lernchancen zu bieten oder gegebenenfalls sich darbietende Lernanlässe (S. 112) aufzugreifen, an denen sich die berufsspezifischen Kompetenzen zeigen, ausprobieren und letztlich aneignen lassen. Der Praxisanleiter wird dabei gezielt Handlungssituationen auswählen und mit dem Auszubildenden daraus Aufgabenstellungen und Fragen entwickeln.

▸ **Lernziele geben dem Lernprozess Richtung.** Wenn der Auszubildende in die Praxis kommt, bringt er einen Katalog von Lernzielen aus seiner Ausbildungseinrichtung mit. Diese Lernziele basieren auf den in der Schule vermittelten Inhalten und enthalten daraus abgeleitete Aufträge für die Praxis. Im besten Fall besteht ein reger Dialog zwischen Praxis und Ausbildungsstätte über die dem jeweiligen Ausbildungsstand gemäßen Lernziele (weitere Details im Abschnitt Strukturierung der Lernziele (S. 108)).

▸ **Lernvereinbarungen ebnen den Lernweg.** Jeder Auszubildende bringt aber auch seinen ganz individuellen Lernbedarf mit, den der Praxisanleiter durch Befragen und genaue Beobachtung des Auszubildenden einschätzen lernt. Eine Klippe bei der genauen Ermittlung des Lernbedarfs können Wahrnehmungsfehler (S. 58) beim Anleiter, aber auch eine unrealistische Selbsteinschätzung des Auszubildenden sein. Ausgehend von den Lernzielen und in Anpassung an den Lernbedarf des Auszubildenden sollen für die Arbeit von Schülern und Anleiter klare Lernvereinbarungen getroffen werden. Das heißt, Anleiter und Auszubildender besprechen, woran der Auszubildende arbeiten wird. Dabei werden ganz konkrete Aufgaben entwickelt.

Beispiel

Fehlender Theorie-Praxis-Transfer

Nach dem mehrwöchigen Unterricht zu Ausbildungsbeginn, in dem die Auszubildende die ersten AEDLs theoretisch kennengelernt hatten, begann der erste Praxiseinsatz. Paula hatte die Aufgabe, eine Patientin bezüglich der ihr bekannten AEDLs zu betreuen und darüber zu berichten. Als sie dann vor der Patientin stand, hatte sie keinen blassen Schimmer, was sie eigentlich machen sollte. So hilflos und unsicher hat sie sich in den ersten Praxiseinsätzen häufiger gefühlt.

Paulas theoretische Unterrichtseinheiten hatten sich umfassend auf die Aktivitäten und existenziellen Erfahrungen des Lebens (AEDLs) konzentriert. Als Lernziel für den ersten Praxiseinsatz hätte sich daraus das Durchführen von pflegerischen Maßnahmen im Rahmen der AEDLs ergeben können. Für Paulas ersten Tag wäre es hilfreich gewesen, wenn daraus ein Teilziel gewählt und ihr eine überschaubare Aufgabe übertragen worden wäre. Sie hätte z. B. die Körperpflege der Patientin unter Anleitung des Praxisanleiters durchführen und sich damit auf eine konkrete Aufgabe konzentrieren können. Die zu allgemein formulierte Aufgabe war für einen ersten Tag einfach zu komplex und Paula damit total überfordert. Zudem sind die Eindrücke am Anfang eines ersten Praxiseinsatzes besonders vielfältig, sodass ein Auszubildender oft froh ist, wenn er sich an einer klaren Aufgabenstellung orientieren kann.

Zugeschnitten auf den Stand des Auszubildenden wird nicht nur über den Inhalt der Aufgabe, sondern auch über die Wege, auf denen er sich die entsprechende Kompetenz aneignen kann, gesprochen und der Grad der Hilfestellungen durch den Anleiter festgelegt. Durch das begleitende, immer wieder verlässlich einsetzende Feedback des Anleiters erfährt der Lernende, dass er nicht alleingelassen wird, wird aber auch immer wieder zu kritischer Selbstreflexion und eigenen Lernfragen angeregt. Ausführliche Zwischengespräche geben dem Anleiter und dem Auszubildenden Raum für eine Bilanz der bisherigen Arbeit, aus der dann die nächsten Lernschritte abgeleitet werden.

Reflexion

Versuchen Sie, Ihre „Lernprozessbegleitung“ nach der folgenden Vorgabe zu strukturieren bzw. Ihr übliches Vorgehen zu reflektieren:

Schritte der Lernprozessbegleitung (nach Bauer et al.)

1. Lernwege entwickeln und Lernvereinbarungen treffen
2. Lernziele klären, individuellen Lernbedarf feststellen
3. Lernaufgaben entsprechend der Lernvereinbarung auswählen, für das Lernen aufbereiten und an den Lernenden übergeben
4. das Lernen beobachten und unterstützen, über Lernklippen hinweghelfen
5. Auswertung

6.3.1 Spezifische Lernangebote

Umgekehrt kann durch besondere Lernangebote der Praxisstelle die Auswahl und Organisation eines Einsatzortes entsprechend dem Ausbildungsstand des Auszubildenden vereinbart werden. Schule und Auszubildender können sich detailliert über die gegebenen Lernmöglichkeiten informieren, Schwerpunkte herausgreifen und so Praxiserfahrungen gezielt ergänzen und vertiefen. In diesen Bereich fallen auch Hospitationen bzw. Fremdpraktika.

Manche Lernangebote ergeben sich aber auch völlig ungeplant durch unvorhersehbare Situationen im Arbeitsalltag. An ihnen wird der Anleiter ebenfalls Lernziele (S. 108) deutlich machen können, die dann in geplanten Lernsituationen nachbearbeitet werden. Ein Formular zur gezielten Lernprozessbegleitung befindet sich im Anhang (▶ Abb. 10.1).

6.4 Der erste Praxiseinsatz

Das Zusammenspiel der beiden Lernorte Schule und Praxis ist unterschiedlich organisiert. Eine praxisbegleitende Ausbildungsform, bei der der Auszubildende ähnlich wie in anderen Berufsausbildungen jeweils an 1–3 Tagen in der Woche theoretischen Unterricht hat und an den anderen Tagen in der Praxis tätig ist, findet sich häufig an Einrichtungen mit angeschlossener Ausbildungsstätte, etwa an Kliniken mit integrierter Krankenpflegeschule. Genauso häufig, vor allem in der Alten- und Heilerziehungspflege, ist jedoch eine Trennung in Schul- bzw. Seminar- und Praxisblöcke von jeweils mehrwöchiger Dauer. Es hat sich dabei bewährt, die Praxisphasen nicht zu kurz zu bemessen, damit der Auszubildende in Beziehung zu den Pflegeempfängern und Kollegen treten kann und auch Routine kennenlernt. Im Folgenden wird stärker auf diese zweite Organisationsform Bezug genommen, die auch bei Fremdpraktika gebräuchlich ist.

6.4.1 Vorbereitung einer Praxisphase

Vor Beginn eines Praxisblockes sind zwischen dem Vertreter der Schule, dem Vertreter der Einrichtung (Pflegedienstleiter/Heimleiter) und dem Anleiter Absprachen notwendig, die der gegenseitigen Orientierung dienen und einen möglichst reibungslosen Verlauf der praktischen Ausbildung sichern. Inhalte der Absprachen:

- Name des Auszubildenden, seine persönliche Situation (soweit für die Ausbildung relevant)
- Wissensstand des Auszubildenden und seine berufspraktischen Erfahrungen
- Beginn und Dauer der Praxisblöcke
- besondere Ausbildungsvereinbarungen im Einzelfall, Information über geplante Fremdpraktika
- besondere Interessen, aber auch Schwachpunkte des Auszubildenden
- Lernangebote der Praxisstelle
- Termine für Praxisbesuche durch den Praxisbegleiter der Schule
- Leistungsnachweise und Prüfungstermine
- Termin für das Vorstellungs- bzw. Wiederaufnahmegespräch

▶ **Auch „Rückkehrer“ müssen sich neu informieren.** Aus der Tatsache, dass bei vielen Pflege-Ausbildungen die Auszubildenden mehrfach in dieselbe Pflege-/Wohngruppe zurückkehren, ergibt sich eine weitere Problemstellung: Auszubildender und Pflege-/Wohngruppe haben sich gegebenenfalls unabhängig voneinander verändert bzw. entwickelt. Dennoch ist häufig auf beiden Seiten die Erwartung da, dort anzuknüpfen, wo man aufgehört hat. Dies ist jedoch nur in begrenztem Umfang möglich. Auch bei diesen „Rückkehrern“ ist deshalb eine neue Orientierung und Eingewöhnung nötig, besonders wenn in der Zwischenzeit größere Veränderungen eingetreten sind. Rückkehrer sollten nicht gleich in den normalen Ar-

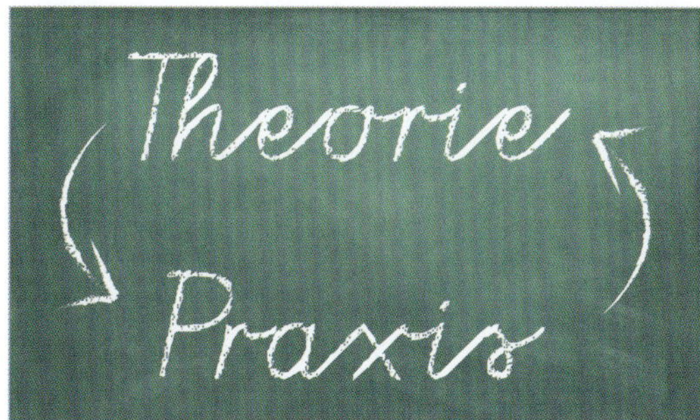

Abb. 6.2 Der erste Praxiseinsatz. Mit dem ersten Einsatz auf Station oder in der Wohngruppe erfolgt der Transfer von theoretischem Wissen in den praktischen Arbeitsalltag.

beitsablauf eingespannt werden, sondern kurz über Neugelerntes berichten und Erwartungen äußern können, wie auch das Team über Veränderungen berichten und seine Erwartungen im Blick auf den Lernzuwachs formulieren sollte.

Bei der Organisationsform mit Schultagen ist eine gute erste Vorbereitung nötig, danach arbeitet der Auszubildende, außer bei Fremdpraktika oder einem gewünschten Wechsel, über eine längere Zeit seiner Ausbildung kontinuierlich im selben Kontext. Sein Problem ist also eher der ständige, sehr rasch erfolgende Wechsel zwischen den beiden Lernwelten, der vor allem am Anfang und am Ende der Ausbildung, im Prüfungsstress, von vielen Lernenden als überfordernd erlebt wird.

6.4.2 Das Vorgespräch vor dem ersten Praxiseinsatz

Für alle Beteiligten, besonders aber für den Lernenden, ist es hilfreich, wenn die erste Begegnung, das erste Gespräch in einer ruhigen Atmosphäre und ohne Zeitdruck vor dem eigentlichen Praxiseinsatz erfolgen kann. Die Erfahrung zeigt, dass es besser ist, wenn zunächst nicht mehr als zwei Personen das Gespräch mit dem Auszubildenden führen. Eine größere Gruppe könnte den „Neuen" verunsichern und hemmen. Hilfreich ist auch, wenn schon zu diesem Zeitpunkt ein schriftlicher Nachweis über den Ausbildungsstand bzw. Lernzuwachs des Auszubildenden aus dem vergangenen Theorieblock vorliegt und die Lernziele bekannt sind. Der nachfolgende Vorschlag für Inhalte und Gestaltung eines Vorgespräches wurde von einer erfahrenen Anleiterin ausgearbeitet:

Der Pflegedienstleiter oder der Praxisanleiter empfängt den neuen Auszubildenden und begleitet ihn zur Pflegegruppe. Es folgt ein erster Austausch über den Ausbildungsstand des Auszubildenden und über die gegenseitigen Erwartungen mit dem Stationsleiter und/oder dem Praxisanleiter. Bei einer zwanglosen Tasse Kaffee entspannt sich die Gesprächsatmosphäre, die ersten Hemmungen und Ängste des Auszubildenden lösen sich und eventuell vorhandene (gegenseitige) Vorbehalte werden leichter abgebaut.

Konkrete Besprechungspunkte:

- Zielsetzung des Hauses
- Kenntnisstand und Erfahrungen des Auszubildenden (anhand eventuell vorhandener Protokolle)
- Erwartungen und Wünsche des Auszubildenden und der Einrichtung
- Arbeitszeitregelung
- Hinweis auf die Schweigepflicht
- Größe der Wohn- oder Pflegegruppe, räumliche Orientierungshilfen
- Tagesablaufgestaltung
- Besprechungstermine
- Pflegeorganisation (z. B. Zimmer- oder Gruppenpflege)
- Beschaffung der Dienstkleidung
- Versicherungsfragen
- schriftliche Unterlagen, z. B. Dokumentationssysteme, Standards

Eine Informationsmappe über die Einrichtung, ihre Betreuungskonzepte und Ziele kann das Gespräch ergänzen und abkürzen. Wesentliche Vereinbarungen und Ziele sollten schriftlich festgehalten werden, wie z. B. Tätigkeiten, die vom Auszubildenden bereits erfolgreich durchgeführt wurden (bestimmte Pflegemaßnahmen, Organisation von Festen usw.). Dies dient zugleich der Information für das ganze Team und kann bei der nachfolgenden Verteilung der Aufgaben berücksichtigt werden (siehe Vorgesprächsprotokoll [▶ Abb. 10.2] im Anhang).

6.4.3 Informationen für die Wohn- oder Pflegegruppe

Innerhalb der Wohn- oder Pflegegruppe müssen vor Beginn der Praxisphase ebenfalls verschiedene Fragen geklärt und Informationen übermittelt werden:

- Beginn des Praxiseinsatzes zu einer günstigen Zeit (z. B. am Ende der Schichtübergabe oder zum Mitarbeiterfrühstück)
- besondere Ausbildungsvereinbarungen im Einzelfall
- Name, persönliche Situation, Wissensstand und berufspraktische Erfahrungen des Auszubildenden
- Lernziele und besondere Interessen des Auszubildenden, insbesondere in Bezug auf den anstehenden Praxisblock
- Planung des ersten Arbeitstages
- Absprachen über Lernmöglichkeiten
- Kennenlernen unterstützender Arbeitsbereiche (z. B. Hauswirtschaft, Werkstattbereich)
- Zugang zu den Informationssystemen
- Regelung der Dienstzeiten
- Gesprächstermine und Abschluss des Praxisblocks

▸ **Der Anfang ist besonders prägend.** Alle Eindrücke und Erlebnisse im ersten Praxisblock (in der Regel nach dem ersten Theorieblock) sind für Auszubildende besonders prägend, daher muss hier bewusst und sorgsam vorgegangen werden.

Zitat

„Die Erinnerung an den ersten Tag ist für alle Berufsangehörige, auch für diejenigen mit vielen Jahren Berufserfahrung, noch gegenwärtig wie gestern."
(Christine Sowinsky)

Für einen guten Anfang in der Praxis sollten deshalb neben der zeitlichen Organisation auch emotionale Aspekte (z. B. Mitleid, Angst, Ekel) berücksichtigt werden. Begegnungen der Auszubildenden mit psychisch oder körperlich schwer Erkranken oder die Konfrontation mit großen Wunden (z. B. Ulcus cruris) sollten nach Möglichkeit nicht schon in den ersten Tagen unvorbereitet erfolgen. Wo es sich nicht vermeiden lässt – wenn es z. B. bei einem psychisch kranken Bewohner zu einer akuten Krise mit Fremd- oder Autoaggression kommt –, muss unbedingt danach mit dem Auszubildenden das Gespräch gesucht werden. Er darf ein solches Erlebnis nicht unbesprochen mit nach Hause nehmen (siehe Umgang mit belastenden Erlebnissen (S. 72)).

6.4.4 Keine Überforderung am Anfang

„Die Anfangsphase sollte das Lernen entspannen und nicht ein „schnelles Funktionieren" im Schichtdienst ermöglichen" (Schulze-Kruschke 2017, S. 7). Während der ersten Tage ist die intensive Begleitung des Auszubildenden durch den Anleiter besonders wichtig, da eine Fülle von Eindrücken auf ihn einstürmt und viele Fragen entstehen. Es empfiehlt sich daher, die ersten Begegnungen mit den Bewohnern/Pfegeempfänger und allgemeine Informationen über den Pflegebereich/die Wohngruppe nach Möglichkeit auf mehrere Tage zu verteilen.

Beziehungsorientierte Pflegesysteme (Gruppen- oder Zimmerpflege im Gegensatz zur Funktionspflege) erleichtern grundsätzlich die Einführung. Der Auszubildende erlebt dabei eine ganzheitlich orientierte Betreuung und fühlt sich miteinbezogen. So könnte es z. B. bei der Zimmer- oder Gruppenpflege genügen, den Auszubildenden am ersten Tag nur mit einem Teil der Bewohner/Pflegeempfänger bekannt zu machen und ihm nur die Räumlichkeiten des eigenen Wohn- und Pflegebereichs zu zeigen, in dem er arbeiten wird. An den folgenden Tagen wird er dann für weitere Informationen, wie z. B. die anderen Bereiche der Einrichtung, wieder aufnahmefähiger sein.

Die beiden nachfolgenden Berichte von zwei Auszubildenden zeigen die Bedeutung eines „guten Starts":

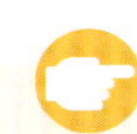

Erfahrung

Guter Start

„Als ich zum ersten Mal morgens ins Heim kam, hat mich eine Altenpflegerin angesprochen und auf meine zukünftige Station begleitet. Dort trafen wir dann meine Anleiterin, die mich freundlich empfing und mit meinem Namen ansprach. Sie ging mit mir ins Stationszimmer und stellte mich den anderen Mitarbeitern vor. Es war gerade Frühstückspause, für mich war sogar auch schon gedeckt. Das hat mich sehr gefreut. Da war meine größte Angst schon vorbei …" (Ein Auszubildender in der Altenpflege)

Erfahrung

Schwieriger Start

„An meinem ersten Arbeitstag im Heim hatte keiner Zeit für mich. Die Pflegekräfte eilten von Zimmer zu Zimmer, im Flur standen überall Wäschewagen und Putzgeräte. Da ich nicht wusste, was ich tun sollte, und weil ich mich genierte, untätig dazustehen, ging auch ich geschäftig den Flur auf und ab, so, als ob ich viel zu tun hätte … Wissen Sie, ich komme aus einem Geschäftshaushalt, da muss jeder anpacken …“ (Ein Auszubildender in der Altenpflege)

Der erste Erfahrungsbericht zeigt, wie eine gute Vorbereitung und entsprechende Signale für den Auszubildenden (z. B. mit Namen ansprechen) den Weg für das zukünftige Lernen ebnen können, während die Auszubildende in zweiten Erfahrungsbericht dem Verlauf ihres Einsatzes bestimmt noch stärker verunsichert entgegensieht. Beide Berichte aus der Praxis bestätigen die „Schlüsselfunktion“ des ersten Arbeitstages und rechtfertigen damit den Aufwand für die sorgfältigen Vorbereitungen eines guten Beginns.

6.4.5 Planung eines ersten Arbeitstags

Das folgende Beispiel (▶ Tab. 6.3) für die Planung eines ersten Arbeitstages wurde von Pflegekräften der Altenpflege im Rahmen einer Fortbildungsveranstaltung entwickelt.

Manche Einrichtungen bevorzugen grundsätzlich den Beginn am Nachmittag (Spätschicht), weil die meiste Arbeit des Tages in der Regel dann getan ist und daher mehr Zeit und Ruhe für die Einführung des neuen Auszubildenden gegeben ist.

Tab. 6.3 Planung eines ersten Arbeitstages.

Uhrzeit	Ablauf
Frühschicht	
8.00	Dienstbeginn für den Auszubildenden, Begrüßung durch den Anleiter, kurze Information über die erste Pflegemaßnahme
8.15	Anleiter und Auszubildender gehen zusammen in ein Zweibettzimmer. Vorstellung des Auszubildenden. Hilfestellung beim Aufstehen und bei der Körperpflege am Waschbecken. Der Auszubildende schaut zu (mit Einverständnis des Pflegeempfängers) und macht bei Bedarf kleinere Handreichungen.
9.00	Mitarbeiterfrühstück, Kontakt mit dem Team
9.30	Ganzwaschung eines Bewohners mit Prophylaxen im Bett
10.15	Aufräumarbeiten, Bettenmachen, Einsicht in Pflegestandards und Dokumentationssysteme
11.00	Vorstellung und Gespräch des Auszubildenden mit Bewohnern
11.30	Verteilung und Hilfestellung beim Mittagessen
12.15	Toilettengang und Hilfestellung beim Zubettgehen
13.00	Übergabe
13.30	Dienstschluss und Gespräch mit dem Auszubildenden über erste Eindrücke
Spätschicht	
13.00	Dienstbeginn, Begrüßung des Auszubildenden und anschließende Dienstübergabe
13.30	Anleiter und Auszubildender helfen (nach Vorstellung des Auszubildenden) Bewohnern beim Aufstehen, begleiten sie in den Aufenthaltsraum, leisten Hilfe beim Kaffeetrinken, Gespräche des Auszubildenden mit einzelnen Bewohnern.
15.00	Spaziergang mit einem Bewohner (eventuell mit Rollstuhl).
15.30	Rundgang durch den Pflegebereich, Funktionsräume, Einsicht in Pflegestandards und Dokumentationssysteme.
16.30	Abendessen vorbereiten, austeilen, beim Essen unterstützen.
17.30	Ausklang des Tages (Singen, Vorlesen)
18.30	Bewohner beim Zubettgehen unterstützen
19.30	Übergabe an die Nachtwache, Gespräch mit dem Auszubildenden über erste Eindrücke.

► **Zwischenzeiten nutzen.** In der Praxis hat sich gezeigt, dass eine (grobe) Zeitplanung in den ersten Tagen grundsätzlich hilfreich sein kann, dass sich aber trotzdem immer wieder Zeitlücken ergeben können, die sinnvoll und flexibel genutzt werden wollen. Es sollte daher vorher überlegt werden, wie der Lernende in solchen Zwischenzeiten angemessen beschäftigt werden könnte: Vielleicht freut sich ein Bewohner über einen kurzen Spaziergang?

Wenn eine detaillierte Zeitplanung (besonders in den folgenden Tagen) zu umständlich erscheint, dann sollten zumindest Zeitpunkte mit dem Auszubildenden vereinbart werden, zu denen sich Anleiter und Auszubildender sicher wieder begegnen und neu abstimmen können.

► **Dienstliche Besprechung als wichtige Informationsquelle.** Übergaben, Dienst- und Teambesprechungen sind eine günstige Gelegenheit für den Lernenden, Kollegen zu begegnen, den Arbeitsablauf nochmals zu reflektieren bzw. bevorstehende Aufgaben abzusprechen und Informationen auszutauschen. Hierbei kann er zusätzliche relevante Hintergrundinformationen bekommen und manche seiner Beobachtungen besser zuordnen, besonders wenn er die Beobachtungen anderer Mitarbeiter einbezieht.

Merke

Wertschätzende Umgebungsgestaltung

Die Gestaltung aller dienstlichen Besprechungen, Raum, Atmosphäre, Umgang der Teilnehmer miteinander, Wortwahl bei den Berichten über die zu begleitenden Menschen, spiegeln das Betreuungsverständnis der Gruppe wider und beeinflussen auch die Lernentwicklung des Auszubildenden.

Wichtig ist auch hier, den Auszubildenden von Anfang an einzubeziehen, ihn zu ermuntern, Fragen zu stellen und über seine Beobachtungen und seine Erlebnisse zu sprechen. Der Anleiter muss dabei teilweise die Initiative ergreifen und auf den Auszubildenden zugehen, um herauszufinden, was ihm schwerfällt bzw. „wo der Schuh drückt“. Fragen zeigen dem Anleiter, wo der Auszubildende steht! Er kann zugleich feststellen, ob er genau hinhört, ob er sich unter Druck fühlt und eventuell meint, „er müsste schon alles können“. Ein kurzes Abschlussgespräch bei Dienstende kann verhindern, dass er seine Ängste mit nach Hause nimmt.

6.4.6 Wichtige Informationen für den Anfang

Um sich von Anfang an gut in seinen Arbeitsbereich einleben zu können, muss der Auszubildende über folgende Punkte Bescheid wissen:

- Wer ist Ansprechpartner bei Unsicherheiten/Fragen?
- Tagesablauf und Pausenregelung
- Wer ist wofür zuständig?
- Orientierungshilfen wie Anschlagtafeln, Listen, Pflegestandards und Dokumentationssysteme, Funktionsräume
- Ver- und Entsorgung von Pflegematerial
- Umkleidemöglichkeiten für Personal
- Mahlzeitenregelung, Essensmarken
- Schlüssel
- Umgang mit Geschenken
- Brandschutzmaßnahmen, Notfälle

In den folgenden Tagen und Wochen wird der Auszubildende entsprechend seinem Wissensstand und praktischen Lernzuwachs schrittweise in den normalen Arbeitsablauf und in die Verantwortung eingebunden. Ziel des Anleiters ist es ja, sich entbehrlich zu machen. Deshalb wird er für jeden Auszubildenden individuell entscheiden müssen, wann und bei welchen Maßnahmen er ihn mitarbeiten, unter Beobachtung allein arbeiten und nachfolgend selbstständig werden lassen kann, siehe auch die Lernprozessbegleitung (S. 92) Häufig erfordert jedoch einfach die aktuelle Situation ein schnelleres Übertragen von Pflichten und Verantwortung als zunächst geplant. Dies kann ein Ansporn für den Auszubildenden sein und sich positiv auswirken, wichtig ist nur, dass er sich dabei nicht selbst überschätzt, Sicherheit vortäuscht und der zu Pflegende darunter leiden muss. Risikoreiche Pflegehandlungen müssen grundsätzlich vom Praxisanleiter begleitet werden.

Durch Beobachten beim Begleiten und eigenständiges Handeln wächst der Auszubildende in die Realität des Betreuungs- und Pflegealltags hinein und beginnt, Zusammenhänge zu verstehen. Er versucht mitzudenken und mitzugestalten, lernt den Einsatz von Pflegestandards und Dokumentationssystemen kennen und schätzen. Er bringt bei der gemeinsamen Pflegeplanung seine Beobachtungen und seine Anregung für Fördermaßnahmen mit ein.

6.5 Das Zwischengespräch

Das schon bei Praxisbeginn fest vereinbarte Zwischengespräch gibt Gelegenheit, über den Lernzuwachs des Auszubildenden zu sprechen, über seine Eingliederung in die Gruppe und über seinen Umgang mit den zu begleitenden Personen. Ihm muss dabei Gelegenheit gegeben werden, seine Leistungen selbst einzuschätzen, sein Selbstbild mit der Beobachtung der Mitarbeiter in Übereinstimmung zu bringen.

Zu klären ist außerdem:

- Funktioniert die Zusammenarbeit zwischen Auszubildendem, Anleiter, Pflegeteam?
- Wie gestalten sich die Anleitungsbedingungen?
- Muss eine Verhaltensänderung angesprochen werden?
- Wurde ein Teil der Lernziele schon erreicht?
- War das Vorgehen bisher richtig, die Erklärungen verständlich?
- Können standardisierte Maßnahmen schon delegiert werden?
- Gibt es persönliche Fragen, Probleme, Wünsche?
- Was soll für den Rest der Praxisphase eingeplant werden?
- Wo gibt es Hilfen zum Lernen, Bücher, schriftliche Unterlagen, Internetverweise?
- Wann und wo gibt es Gelegenheit zum Üben?

Das Zwischengespräch sollte außerdem folgende Aspekte hilfreich einbeziehen:

- sachliche, konkrete und konstruktive Kritik
- gemeinsames Erarbeiten von Strategien zur Veränderung von kritischen Punkten
- positive Rückmeldungen
- Anregungen aus Notizen als Gedächtnisstütze

Der Auszubildende soll nach dem Gespräch wissen, was unbedingt zu verändern ist und wo er noch Entwicklungsbedarf hat. Es sollte auf keinen Fall vergessen werden, auch positive Aspekte zu erwähnen und ein Lob auszusprechen (S. 66). Neben den „offiziellen" Gesprächen sollte es zwischen Anleiter, Auszubildendem und Team einen ständigen Austausch über gegenseitige Erfahrungen und Beobachtungen geben (siehe dazu auch das Kapitel zur Kommunikation (S. 62)). Damit kann u. U. verhindert werden, dass die Lernentwicklung an irgendeiner Stelle in eine falsche Richtung läuft.

6.6 Ablösung und Auswertung

„Hier geht es ja zu wie in einem Taubenschlag! Kaum sind Sie da, dann wollen Sie schon wieder gehen?" In dieser Aussage einer Bewohnerin spiegeln sich die Gefühle der Pflegeempfänger wider. Sie stehen im Mittelpunkt der Anleitung und sind persönlich mitbetroffen von jedem Schülerwechsel. In der Planung bleiben sie aber doch im Hintergrund. Deshalb ist es wichtig, die Lernenden von Anfang an auf die Grenzen einer professionellen Beziehung hinzuweisen, auf die notwendige Balance aus Nähe und Distanz zu den begleiteten Menschen. Die Phase der Ablösung ist damit zugleich Übergang zum nächsten Lern(fort)schritt.

6

6.6.1 Das Gespräch am Schluss

Ein Abschluss- oder Beurteilungsgespräch (▶ Abb. 6.3) beschließt den Praxisblock und ist zugleich Rückblick und Vorschau. Es gibt Gelegenheit zur Bilanz der bisherigen berufspraktischen Ausbildung und zeigt Anforderungen an die kommenden Praxisblöcke auf. Inhalt des Gesprächs ist in der Regel eine Rückmeldung über Verhalten und Einsatz des Auszubildenden im Pflegealltag, seine Fähigkeit, theoretische Kenntnisse anzuwenden, Anregungen einzubringen und Kritik anzunehmen. Wichtig ist auch hier, dass der Auszubildende selbst versucht, seinen Standort zu bestimmen (siehe dazu weitere Details zur Beurteilung (S. 143)).

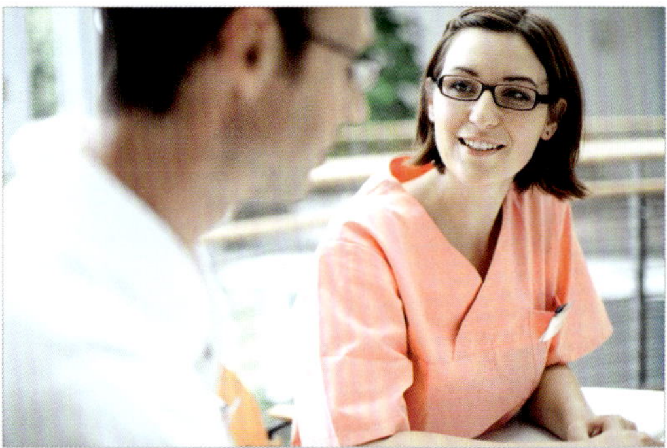

Abb. 6.3 Abschlussgespräch. Das Abschlussgespräch ist die Möglichkeit zur Reflexion, Rückmeldung und Beurteilung – sowohl für den Praxisanleiter als auch für den Auszubildenden. (Foto: A. Fischer, Thieme)

▸ **Gut vorbereiten.** Im Gegensatz zu anderen Rückmeldungsgesprächen kann es hilfreich sein, wenn am Abschlussgespräch auch noch andere Teammitglieder teilnehmen und ihre Beobachtungen mit einbringen. Dies erhöht die Objektivität und damit den Erfolg des Gesprächs. In der Regel orientiert sich der Gesprächsverlauf an den Lernzielen bzw. am Beurteilungsnachweis der Schule. Weiteres zum Thema Beurteilung (S. 142).

Zu klären ist:

- Wo steht der Auszubildende heute?
- Konnten die einzelnen Lernziele erreicht werden?
- Wie wurde die Zusammenarbeit erlebt?
- Wie wurde die Anleitungssituation erlebt?
- Wurden nach dem Zwischengespräch Korrekturen vorgenommen, waren sie sinnvoll?
- Wo wurden spürbar Fortschritte registriert, Entwicklungen berücksichtigt, wo gab es Unsicherheiten?
- Konnten Anregungen eingebracht und (unter Anleitung) ausprobiert werden?
- Wie werden die Leistungen des Auszubildenden beurteilt?
- Gibt es Empfehlungen für die Zukunft?

Merke

Objektive Beurteilung

Es ist wichtig, die Beurteilung anhand objektiver Kriterien vorzunehmen. Es ist nicht sinnvoll, wenn der Lernende aus Sympathie oder aus Bequemlichkeit eine gute bis sehr gute Beurteilung erhält. Als Folge wäre es fatal, wenn er am Ende seiner Ausbildung zum ersten Mal auf seinen wirklichen Lernstand hingewiesen würde.

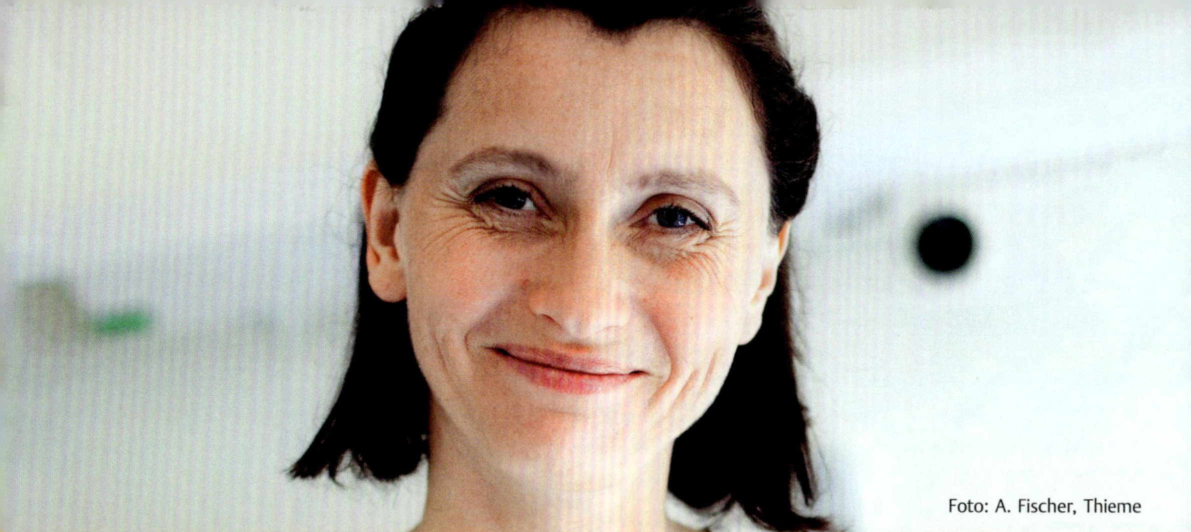
Foto: A. Fischer, Thieme

Kapitel 7

Wahrnehmen und verstehen – die ersten Lernschritte

7 Wahrnehmen und verstehen – die ersten Lernschritte

7.1 Der Anfang – Lernen durch Beobachten

Zitat

„Wirklichkeit zu bewältigen kann grundsätzlich nur in der Wirklichkeit gelernt werden." (H. Ch. Steinborn, I. Weilnböck-Buck)

7.1.1 Aufmerksam werden als erster Lernschritt

Der bedeutsame kognitiv-soziale Lernprozess, den die Praxisanleitung in Gang setzt, lässt sich in verschiedene Teilschritte untergliedern (siehe dazu auch den Lernprozess Anleitung (S. 92)). Am Anfang des Lernens steht das Aufmerksam-Werden des Auszubildenden. Er nimmt wahr und richtet seine Aufmerksamkeit bewusst auf sein Lernumfeld. Insbesondere achtet er auf die verschiedenen Kollegen, die ihm als Modelle (S. 101) dienen. Der Anleiter als wichtigstes Modell nimmt hier natürlich eine Vorrangstellung ein. Damit die besagten Aufmerksamkeitsprozesse einsetzen, sind jedoch auch entsprechende Rahmenbedingungen nötig wie eine ruhige Arbeitsatmosphäre und ein gut strukturiertes dem Lernenden einsichtiges Lernangebot, das ihn weder über- noch unterfordert (S. 99).

7.1.2 Lernfeld wahrnehmen

Der Auszubildende kann nicht sofort eigenständig tätig werden, er nimmt zunächst eine Beobachter- und Assistentenrolle ein und lernt beim Begleiten. Sein Anleiter lässt ihm Zeit dazu und bezieht ihn schrittweise und angemessen in sein Handeln ein. Diese Art des Lernens erfolgt meist in der ersten Phase der Ausbildung und bezieht sich auf die zweite Phase im Anleitungsprozess (S. 94).

Die Hauptaufgabe im Rahmen der „Echtarbeit" Pflege ist die Betreuung von Menschen mit Pflege- und Unterstützungsbedarf. Um daraus auch ein pädagogisches Lernfeld für den Auszubildenden zu entwickeln, wird der Anleiter die passenden Lernmöglichkeiten gestalten und dazu eventuell steuernd in die Organisation des Arbeitsablaufs eingreifen, die Einbeziehung des Auszubildenden organisieren und überwachen. Ein Beispiel: In der Altenpflegeschule wurden therapeutische Maßnahmen nach einem Schlaganfall besprochen und geübt. Ein Lernziel im folgenden Praxisblock könnte heißen: Die therapeutische Lagerung nach Bobath üben und festigen. Der Anleiter wird nun in Absprache mit dem Team versuchen, die Pflege eines an einem Schlaganfall erkrankten Bewohners zu übernehmen und mit dem Auszubildenden über die Symptome der Krankheit und über die Besonderheiten der Pflege zu sprechen. Danach fördert er die Kontaktaufnahme des Auszubildenden mit dem Erkrankten, beteiligt ihn an dessen Pflege und demonstriert die in diesem Fall verordnete und vom Physiotherapeuten vorgegebene Lagerung nach Bobath. Voraussetzung ist dabei immer, dass der Patient damit einverstanden ist.

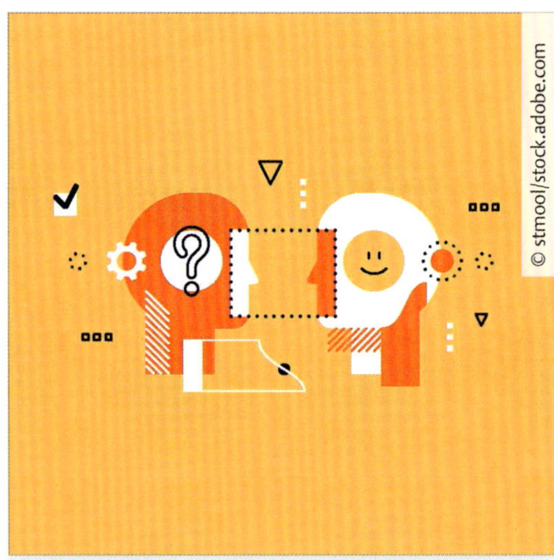

Abb. 7.1 Wahrnehmung. Der Auszubildende nimmt sein Lernfeld auf unterschiedlichen Ebenen wahr. (stmool – stock.adobe.com)

► **Der Pflegeempfänger darf nicht zum „Objekt" werden.** Da Pflege immer die ganze Person einbezieht, darf ein kranker Mensch mit seiner Krankheit und seinen Bedürfnissen nicht nur fachlich als „Lernchance" angesehen werden. Seine individuellen Bedürfnisse haben grundsätzlich Vorrang bei allen Überlegungen und Maßnahmen, auch bei allen Anleitungsdemonstrationen.

Merke

Der Pflegeempfänger im Vordergrund
Die Individualität und Intimität der Menschen zu wahren, muss trotz Lerngebot immer oberstes Ziel bleiben.

Die Vielfalt der täglichen Aufgaben und unvorhergesehene Ereignisse erfordern ein hohes Maß an Flexibilität. Obwohl die erwartungsgemäß anfallenden Arbeiten in der Regel schon tags zuvor im Team abgesprochen werden, verläuft mancher nachfolgende Tag doch ganz anders. Dann müssen Prioritäten neu gesetzt werden. Professionelle Kompetenz befähigt Mitarbeiter, Pflegeprozesse sinnvoll zu steuern und in einer personell angespannten Situation dann auch einmal eine tägliche „Routinemaßnahme" (z. B. Füße waschen) wegzulassen. So kann u. U. Zeit für eine andere, momentan wichtigere Maßnahme gewonnen werden, wie z. B. ein Gespräch mit einem bedrückten Bewohner zu führen. Wichtig ist, dass der Lernende dies nachvollziehen kann und ein Gefühl für situationsangemessenes Handeln bekommt.

▶ **Nutzen des Lernens durch Beobachten.** Für beide Seiten – Anleiter und Auszubildenden – bietet dieses Verfahren positive Möglichkeiten.

- Der Auszubildende bekommt einen Überblick über das Arbeitsfeld, er erlebt Arbeitsrealität.
- Der Auszubildende kann Lernchancen aus der Alltagssituation nützen, z. B. Sofortmaßnahmen in Akutsituationen.
- Der Auszubildende lernt, Schwerpunkte zu setzen, Lernerfolge durch Wiederholungen zu sichern.
- Der Anleiter kann auf die langfristige Wirkung von Pflegemaßnahmen hinweisen und sie analysieren, z. B. Behandlung eines Dekubitus.
- Der Anleiter hat die Möglichkeit, Lernentwicklungen über einen längeren Zeitraum zu beobachten.
- Der Anleiter kann Anregung für notwendige Verhaltensänderungen geben und längerfristig beobachten.

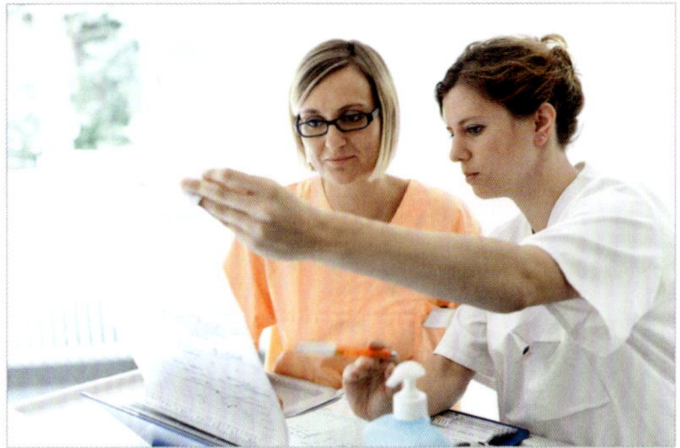

Abb. 7.2 Alltagsaufgaben meistern. Der Praxisanleiter unterstützt die Auszubildenden bei der Entwicklung von Arbeitsroutine. (Foto: A. Fischer, Thieme)

7.1.3 Routine – Lernen beim Wiederholen

Routiniertes Arbeiten hat im Pflege- und Betreuungsalltag durchaus seine Berechtigung. „Routine" bedeutet, so der Duden, einerseits „Wegerfahrung" und „handwerksmäßige Gewandtheit"; andererseits aber auch „bloße Fertigkeit bei einer Ausführung ohne persönlichen Einsatz". „Handwerksmäßige Gewandtheit" entwickelt sich als Ergebnis täglicher Übung und bedeutet Gewandtheit beim Ablauf häufiger Handlungen, z. B. beim Wäschewechsel, Anlegen eines Stützverbandes, Vorbereiten einer Injektion, bei der Förderung von Fertigkeiten im Rahmen des Gruppenalltages wie z. B. dem Tischdecken (▶ Abb. 7.2). Die zweite Definition für Routine, die „Wegerfahrung", kann helfen, z. B. die Organisation des Heimalltages sinnvoll zu gestalten, Pflegegewohnheiten auf ihre Zweckmäßigkeit zu überprüfen („Muss die Zeit vor dem Frühstück so überlastet sein?"). Beide Bedeutungen unterstützen den Arbeitsablauf, sie müssen jedoch immer wieder reflektiert und ihr Sinn hinterfragt werden. Der Pflegeempfänger darf nicht darunter leiden.

Bei der Anleitung von Auszubildenden ist es wichtig, dass trotz Routine bei allen Pflegehandlungen von Anfang an die nötige Sorgfalt geübt und vermittelt wird. Damit werden die richtigen Weichen für die spätere korrekte Arbeitshaltung eines Mitarbeiters gestellt, denn umlernen ist immer schwieriger als neu lernen.

7.1.4 Informationen richtig dosieren

Es gibt im Alltag für die Mitarbeiter so viel „Selbstverständliches“, das ein Auszubildender am Anfang einfach noch nicht wissen kann, z. B. wo was zu finden ist, wie und wann Material aufgefüllt wird, welcher Wäschesack wann richtig ist, wer für technische Mängel zuständig ist usw. Der Anleiter sollte daher versuchen, sich in die Lage des Auszubildenden zu versetzen und ihn seinem Wissensstand entsprechend zu informieren. Oft wird er dann zumindest am Anfang auch scheinbar Selbstverständliches sagen müssen. Selbst wenn er den Auszubildenden weder über- noch unterfordern möchte, muss er ihm doch ein bestimmtes (einrichtungsinternes) Grundwissen für die Tagesarbeit vermitteln. Er gibt dem Auszubildenden damit mehr Sicherheit und hilft ihm, Fehler zu vermeiden. Eine Checkliste kann die wichtigsten Informationen enthalten und alle entlasten. Nach einer gewissen Einarbeitungszeit und mit Zunahme der praktischen Routinefähigkeiten können sich die Erklärungen dann immer mehr auf das Wesentliche konzentrieren.

Beim Auszubildenden ergeben sich während der Arbeit oft viele Fragen, die meist nicht sofort beantwortet werden können. Deshalb muss er ein Gefühl dafür entwickeln, wann er den Anleiter am besten diesbezüglich ansprechen kann. Manchmal hilft ein kleines Notizbuch in der Tasche als Gedächtnisstütze, besonders dann, wenn sich die Ereignisse überstürzen.

▸ **Fragen vor Dienstschluss besprechen.** Grundsätzlich sollten Fragen aber möglichst zeitnah beantwortet werden, sofern sie nicht eine umfangreiche Hintergrundinformation erfordern. Da jedoch im Alltagsgeschehen die Bedürfnisse der begleiteten Menschen Vorrang haben, ist dies trotz guten Willens nicht immer möglich. Günstig ist, wenn vor Dienstschluss noch ein paar Minuten für offene Fragen des Tages eingeplant werden. Stellt ein Auszubildender überhaupt keine Fragen, sollte der Anleiter hellhörig werden. Dann stimmt entweder die pädagogische Beziehung nicht, oder der Auszubildende überschätzt sich selbst und gibt sich mit oberflächlichen Informationen zufrieden, oder er hat Angst zu fragen.

Merke

Gefährliches Halbwissen
Unzureichendes Wissen kann sich für die Pflegeempfänger gefährlich auswirken, deshalb ist hier gegenseitige Offenheit angebracht.

Fachbegriffe sollten gezielt, sinnvoll und nicht zu früh eingesetzt werden, am besten parallel zu den Erklärungen und Demonstrationen. Ein Zuviel an neuen Begriffen kann verwirren, außerdem können daraus Versagensängste entstehen.

7.1.5 Mit anderen Mitarbeitern zusammenarbeiten

Da der Anleiter unmöglich alle Lernsituationen des Auszubildenden langfristig allein begleiten kann, werden mit zunehmender Praxiserfahrung des Auszubildenden immer mehr die anderen Mitarbeiter als Co-Anleiter für den Lernprozess wichtig. „Lernen beim Begleiten“ wird zum „begleiteten Lernen“. Der Anleiter wird den Auszubildenden mehr und mehr in den Aufgabenbereich des gesamten Teams integrieren, um sich selbst schrittweise zurücknehmen zu können. Damit wächst der Auszubildende stetig in die Rolle eines neuen Mitarbeiters hinein. Mit fortschreitender Ausbildung und wachsenden Kenntnissen werden seine Aufgaben immer komplexer, er entwickelt sich zunehmend zur Hilfe für das ganze Team. Alle Beteiligten müssen jedoch immer wieder darauf achten, dass die Anleitung in der Betriebsamkeit des Alltags nicht untergeht. Der Auszubildende mit seinem Lernanspruch darf trotz Alltagsstress nicht zu kurz kommen.

7.2 Lernen im Erleben

Im folgenden Beispiel erzählt eine Auszubildende von den Erfahrungen, die sie in ihrem ersten Praxiseinsatz in einem Altenpflegeheim gemacht hat. Sie war sehr beeindruckt von der Arbeit mit alten Menschen und hat sich gedanklich noch lange danach damit beschäftigt. Ihre Anleitung hatte Schwester Inge übernommen, sie verstanden sich beide gut. Ute hatte sich für eine Pflegeausbildung entschieden, nachdem sie zuerst in einem Büro tätig und nicht glücklich dabei gewesen war. Sie hatte bis auf das erforderliche Praktikum keine pflegerische Vorerfahrung.

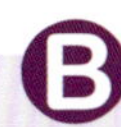

Beispiel

Erfahrungen machen

Wir hatten in der Schule im Fach Altenpflege ausschließlich am Modell (an der Puppe oder an uns selbst) geübt und uns eigentlich wenig Gedanken über das Verhalten der Bewohner gemacht. In unseren Vorstellungen waren sie einsichtig, geduldig und dankbar. In der Realität war dann so manches anders, da war der Bewohner der wichtigste Partner bei allen Maßnahmen, sein Wille konnte unsere Pläne total verändern.

Ich musste lernen, zuerst genau hinzuhören und hinzuschauen, aufmerksam Reaktionen zu beobachten, ich musste den Bewohner zuerst wahrnehmen, bevor ich irgendetwas an ihm oder mit ihm tun konnte. Ich musste lernen, seine Rückmeldungen nicht persönlich zu nehmen und nur auf mich zu beziehen, sondern sie aus seiner Situation zu verstehen und als Ausdruck seiner inneren Not einzuordnen. Dies fiel mir besonders bei einer häufig aggressiven Bewohnerin schwer, der ich nichts recht machen konnte, obwohl ich mir besonders viel Mühe gab.

Die Begegnungen mit den Pflegeempfängern hatten einen starken emotionalen Einfluss auf mich. Bei manchen Bewohnern war ich zu besonderen Hilfeleistungen motiviert, manchmal stieß ich auf Ablehnung oder Widerspruch, besonders wenn ich mehr Zeit benötigte als die anderen Pflegekräfte oder unsicher war und öfter nachfragen musste.

Frau P. (56 Jahre alt) z. B. ist seit einem Unfall querschnittgelähmt und muss täglich katheterisiert werden. Sie ist sehr kooperativ und grundsätzlich damit einverstanden, Auszubildende an sich üben zu lassen, da sie weiß, dass es wenig Gelegenheiten in diesem Heim gibt, Katheterisieren zu lernen.

An manchen Tagen ist Frau P. sehr traurig über ihr Schicksal, dann möchte sie am liebsten allein sein und weint auch viel. Die Pflegekräfte respektieren ihren Wunsch nach Ruhe, versuchen ihr aber trotzdem zu vermitteln, dass sie jederzeit für sie da sind. An diesen besonders schweren Tagen wird das Katheterisieren stillschweigend nur von vertrauten Personen übernommen, zu denen sie seit längerem eine gute Beziehung aufgebaut hat. Da jede zusätzliche psychische Belastung von ihr ferngehalten wird, entfällt auch die Anleitung der Auszubildenden. Ich konnte das gut verstehen. Ich habe trotzdem dabei lernen können, wie auch unausgesprochene Bedürfnisse respektiert werden müssen.

Herr L. kann nach einem Schlaganfall nicht mehr sprechen. Seine Frau besuchte ihn täglich und ich konnte spüren, wie sehr sie beide unter der Aphasie des Mannes litten. Als ich eines Morgens zu ihm kam, wollte er mir unbedingt etwas sagen. Er gestikulierte mit beiden Händen und wurde immer verzweifelter, weil ich ihn nicht verstehen konnte. Ich zeigte ihm alle denkbaren Gegenstände, die ich für richtig hielt (z. B. Rasierapparat, Zahnbürste), aber er lehnte immer energischer ab. Schließlich holte ich den Pfleger, der ihn sonst versorgte. Dieser wusste sofort, was Herr L. wollte: Ich sollte das Licht ausmachen! Nach diesem Erlebnis suchte ich das Gespräch mit meiner Anleiterin. Sie sagte mir, dass auch sie sich oft hilflos fühlt bei der Pflege von Kranken, die nicht mehr sprechen können.

Mit der Zeit versuchte ich alle Bewohner besser kennenzulernen, um sie besser verstehen und pflegen zu können. Ich nutzte die Chance, sie längerfristig und systematisch zu beobachten. Ich achtete aufmerksamer auf kleine Veränderungen in ihrem Aussehen und in ihren Reaktionen. Zugleich lernte ich auch im Gespräch mit meiner Anleiterin diese Veränderungen zu analysieren, entsprechende Maßnahmen zu ergreifen und deren Wirkungen zu erkennen.

Im Laufe meines Einsatzes wurde ich auf mancherlei Unterschiede zwischen Theorie und Praxis, zwischen Ideal- und Realsituation, aufmerksam. Mein vorher in der Schule aufgebautes „kognitives Raster" ließ sich nicht immer einfach auf die Gegebenheiten in der Praxis übertragen. Ich musste mich deshalb oft neu orientieren und machte mir viele Gedanken, ob meine Berufsentscheidung richtig war. Deshalb war ich für die intensive Stützung durch meine Anleiterin in besonderen Fällen dankbar. Sie konnte manche zunächst negativen oder missverständlichen Eindrücke zurechtrücken oder korrigieren. Oftmals genügte allein das Vermitteln von Hintergrundwissen zum Verständnis von beeindruckenden oder gar erschreckenden Erlebnissen. Zum Beispiel lernte ich, dass das besonders aggressive Verhalten eines Bewohners gegen eine Mitarbeiterin als Zeichen der Auflehnung gegen die eigene Abhängigkeit zu verstehen ist.

Ich habe sehr viele Erfahrungen sammeln können und ein realistisches Bild von meinem zukünftigen Pflegeberuf bekommen. Einerseits wurde mein Berufswunsch bestätigt, andererseits habe ich auch weniger Illusionen. Sicher weiß ich jetzt, dass ich mich als Pflegekraft in vielen persönlichen Bereichen werde entfalten können, dazu aber noch viel lernen und üben muss und dass manches nicht so möglich sein wird, wie ich es mir wünsche.

Der Bericht der Auszubildenden veranschaulicht den zweiten Lernschritt, der sich aus einer gut begleiteten Wahrnehmungsphase fast automatisch ergibt. Der Lernende durchdringt das Wahrgenommene gedanklich, es ergibt für ihn einen Sinn, er setzt es in seine eigene innere Sprache um, baut es in seine kognitive Landkarte ein. Die Reflexion ist ein wichtiger Lernschritt, der auf dem Weg von der Demonstration zur eigenen Umsetzung zwischengeschaltet sein sollte. Nur so entsteht wirkliches Verstehen, selbstreflektiertes Handeln und die Fähigkeit, Gelerntes auch in zukünftigen Situationen flexibel anzuwenden. Hilfreich ist dabei die schriftliche oder bildliche Aufzeichnung des Begriffenen durch den Lernenden selbst, zum Beispiel in einem Lerntagebuch. Hier liegt auch der – häufig verkannte oder durch eine unsinnige Aufgabenstellung verspielte – Sinn der geforderten Praxisberichte und der Verschriftlichung von Anleitungserfahrungen.

7.3 Auch der Anleiter lernt dazu

Lernprozessbegleitung ist für den Anleiter ein Abenteuer, das sich zu einer persönlichen und fachlichen Bereicherung entwickeln kann. Durch den kontinuierlichen Austausch mit anderen Anleitern und mit Vertretern der Schule ist er stets über den aktuellen Stand der Entwicklungen in seinem Tätigkeitsfeld informiert. Zudem ist er ja gezwungen, möglichst „vorbildlich" zu arbeiten, er muss sich daher selbst stets kritisch beobachten und sein Handeln hinterfragen. Seine begleitenden Erklärungen zu den Demonstrationen und Übungseinheiten erfordern detailliertes und systematisches Hintergrundwissen, das er immer wieder auffrischen oder erneuern muss. Und schließlich zwingt ihn das Eingehen auf den individuellen Lernbedarf und die Persönlichkeit des Auszubildenden im Lernfeld der „Echtarbeit" zur Ausbildung einer immer reiferen Sozialkompetenz.

Erfahrung

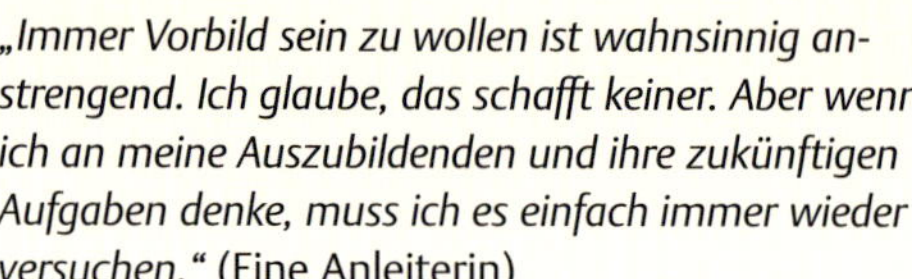

„Immer Vorbild sein zu wollen ist wahnsinnig anstrengend. Ich glaube, das schafft keiner. Aber wenn ich an meine Auszubildenden und ihre zukünftigen Aufgaben denke, muss ich es einfach immer wieder versuchen." (Eine Anleiterin)

Dass sich in manchen Sternstunden das Verhältnis gar in gutem Sinne umkehren kann und ein engagierter Anleiter von der Unvoreingenommenheit seines Auszubildenden lernen kann, zeigt das folgende Beispiel von Sadia.

Beispiel

Der lernende Anleiter

Sadia wollte trotz einiger Bedenken ihres Anleiters ihre erste Aktivierung mit drei älteren Damen mit beginnender Demenz und depressiver Verstimmung durchführen.

Es sollte ein lustiges Spiel werden. Im Vorgespräch fragte der Anleiter nochmals kritisch nach, ob sie sich bei ihrem Vorhaben wirklich an der Zielgruppe orientiert habe. Außerdem vergewisserte er sich, was sie über Depressionen und Demenz gelernt hatte. Doch Sadia blieb bei ihrem Entschluss.

Das „Merk- und Wahrnehmungsspiel" ging folgendermaßen: Eine Person musste jeweils den Raum verlassen und vor der Tür etwas an sich selbst verändern. Wieder zurück, sollten die anderen erraten, welche Veränderung vorgenommen worden war. Wie erwartet, verlief die erste Runde steif und emotionslos. Die Patientinnen saßen mit steinerner Miene da und befolgten fast mechanisch die einzelnen Anweisungen der Schülerin. Zur Überraschung des Anleiters ließen sich die Frauen aber zu einer zweiten Runde überreden und auch noch zu einer dritten.

Eine der Frauen meldete sich jetzt sogar freiwillig. Kurz hatte sich ihr finsteres Gesicht dabei aufgehellt und einen schelmischen Ausdruck angekommen, als hätte sie eine Idee entwickelt, wie sie die anderen hereinlegen könnte. Als sie wieder den Raum betrat, begann das Rätselraten. Doch nicht nur die Mitpatientinnen suchten vergeblich nach einer Veränderung, auch die Schülerin und der Anleiter konnten nichts erkennen. Schließlich hob die „Akteurin" selbst die Spannung auf. Mit zahnlosem Mund begann sie schallend zu lachen und zog dabei ihr Gebiss aus der Schürzentasche. Zunächst reagierten die anderen zwei Frauen völlig verdutzt. Doch dann wurden sie von dem mitreißenden Lachen so angesteckt, dass auch sie zu lachen begannen ...

Lange sprach man in der Einrichtung noch von jener Situation, in der drei alte, schwermütige Menschen für einen Augenblick vergessen hatten, warum sie in einer psychiatrischen Klinik Patientinnen waren. Wer wagt, gewinnt! Auch ein Anleiter hört nie auf dazuzulernen, nicht zuletzt von seinem Schüler.

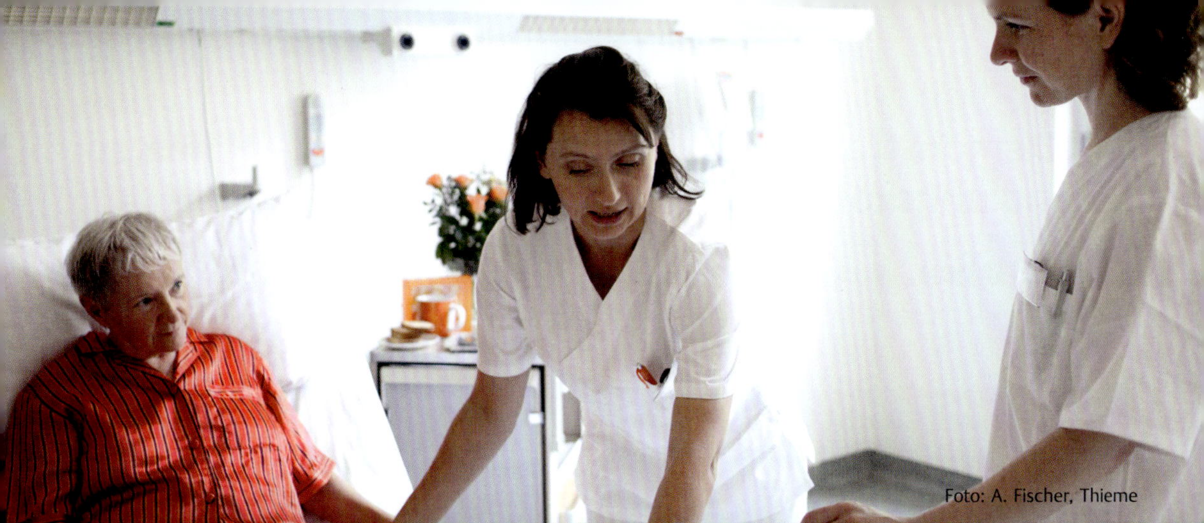

Kapitel 8

Demonstrationen, Übungen, Standards – Hilfen zur Handlungskompetenz

8 Demonstrationen, Übungen, Standards – Hilfen zur Handlungskompetenz

8.1 Erleben, was Pflegen heißt

Zitat

„Lernende lernen nicht am ‚Ergebnis' guter Pflege, jenes können sie höchstens bewundern; Lernende lernen an den zahlreichen Gabelungen auf dem Weg hin zum Ergebnis. Hier brauchen sie zunächst eindeutige Wegweiser, um sich zwischen den Alternativen entscheiden zu können bzw. diese überhaupt als Alternativen zu erkennen. Fehlen diese Wegweiser, werden die Schüler die Pflege-‚Strecke' nie selbstständig und zielgerichtet, das heißt auch ohne unnötige Umwege (...) zurücklegen können." (Susanne Schewior-Popp)

8.1.1 Übung macht den Meister

In der Praxisanleitung als „Übungsweg" erfolgt die oben geforderte Wegweisung als geplanter, strukturierter Prozess, der Anstöße zum Lernen und Anverwandeln beim Auszubildenden auslöst. Auf die Bedeutung des Wahrnehmens, der gerichteten Aufmerksamkeit des Lernenden, wie sie grundsätzlich am Anfang der Ausbildung und dann immer wieder bei jeder neuen Lerneinheit gefordert ist, wurde bereits eingegangen. Ebenso auf den nächsten Schritt, das Einordnen des Gesehenen. Entscheidend für die endgültige Aufnahme des so Gelernten in das Verhaltensrepertoire und damit für die Entwicklung von Handlungskompetenz wird nun das Üben und Ausprobieren, das Selbst-Handeln: „Beherrscht wird das Neue nur (...) wenn es selbstverständlich, ohne dass man lange nachdenken muss, zur Verfügung steht und man eine Art traumwandlerische Sicherheit gewinnt, es wie im Schlaf beherrscht. Diesem Ziel, das Gelernte zu einem unbewusst zur Verfügung stehenden Besitz zu machen, dient das Üben, d. h. die willentliche Wiederholung" (Bauer et al. 2006, S. 43). Der Lernende reproduziert das, was er begriffen hat, er übt es immer wieder, bis es ihm leicht von der Hand geht. Ist das Gelernte erst zum festen Bestandteil seines Handlungsrepertoires geworden, so kann er immer sicherer, flexibler und situationsangepasster damit umgehen.

Je nach Komplexität der geforderten Handlung wird beim Üben vielleicht ein gestuftes Vorgehen sinnvoll sein, bei dem die Handlung zergliedert wird und Teilschritte (S. 135) geübt werden. Eine Hilfe sind hier Standards (▸ Abb. 8.3) oder Handlungspläne (▸ Abb. 8.1), wie das Beispiel eines Handlungsplans zur Unterstützung der Bauchatmung des Patienten. Der Auszubildende hat damit einen Leitfaden, worauf zu achten ist, der Anleiter eine – objektivierte – Grundlage für die Beobachtung des Schülerhandelns.

8.1.2 Strukturierungsleitfaden für eine differenzierte Anleitungssituation

Jede Praxisanleitung besteht aus Vorbereitung, Durchführung und Auswertung (siehe dazu auch die Anmerkung zur Praxisphase (S. 112)). Im Folgenden sind diese Phasen noch einmal in schematischer Form für eine Anleitungssituation in der Krankenpflege dargestellt und entsprechend erläutert. In abgewandelter Form lässt sich der Leitfaden auch auf die Altenpflege und Aspekte der Heilerziehungspflege anwenden.

▸ **Vorbereitung.** Die Vorbereitung hat folgende Aspekte:

- *Analyse der Situationsdimension* mit:
  - Rahmenbedingungen (Station als Arbeitsfeld und Lernort)
  - Lernvoraussetzungen (S. 100) sowie -zielen (S. 108) des jeweiligen Auszubildenden (Vorkenntnisse, Defizite, Schwierigkeiten etc.)
- *Auswahl des Pflegeempfängers* (kann durch Auszubildende initiiert sein):
  - Analyse des Pflegebedarfs unter Zuhilfenahme von Pflegeplanung und Dokumentation
  - ggf. Auswahl einer spezifischen Pflegesituation (falls dies nicht bereits Teil der Anleitung im Sinne einer prozessbezogenen Entscheidungsleistung eines fortgeschrittenen Auszubildenden ist)
- *Vorbesprechung mit dem Auszubildenden* (nicht im Patientenzimmer) in Bezug auf:
  - Zeitabsprachen
  - Fallanalyse

Handlungsplan Atmung

Atemvertiefende Maßnahmen: Bauchatmung

Allgemeines

Bauchatmung als atemvertiefende Maßnahme folgt dem Prinzip der Kontaktatmung.

Handkontakte können während der Ein- und Ausatmung gegeben werden.

Atembewegungen des Thorax, Bauches und der Flanken werden vertieft durch das Auflegen der Hände.
Die Hände der Pflegenden versuchen, sich dabei:

- dem Atemrhythmus des Pflegebedürftigen anzupassen,
- in die Atembewegungen einzufühlen,
- dem Pflegebedürftigen dadurch seine Atmung erfahrbar zu machen.

Meist stellt sich nach einigen Atemzügen eine abdominelle Atmung mit Heben und Senken der Bauchdecke ein.

Der Atemstrom beruhigt und vertieft sich. Es tritt eine Verbesserung der Atemqualität ein.

Die gleiche Technik kann als Flanken- bzw. Thoraxatmung durchgeführt werden. Die Hände werden entsprechen auf den Rücken bzw. seitlich am Thorax aufgelegt.

Handlungsplanung

Ich...

01. führe die hygienische Händedesinfektion durch
02. informiere die Person alters- und situationsgerecht über Zweck und Vorgehensweise
03. nutze die Möglichkeiten der rückenschonenden Arbeitsweise
04. lagere den Pflegebedürftigen entsprechend der geplanten Maßnahme
- Pflegebedürftiger liegt mit leicht erhöhtem Oberkörper
- Pflegebedürftiger liegt in leichter Dehnlage

05. lege eine, ggf. beide Hände, bei Säuglingen 2 Finger auf den Bauch im Bereich des Nabels
06. hebe meine Hand mit der Einatmung des Pflegebedürftigen ohne sie gänzlich von der Bauchdecke zu entfernen
07. senke während der Ausatmungsphase die Hand/Hände/Finger, wobei meine Hand/Hände einen leichten zunehmenden Druck ausüben
08. passe Heben und Senken meiner Hand/Hände/Finger dem vom Pflegebedürftigen vorgegebenen Rhythmus an
09. nehme den bei der Ausatmung ausgeübten sanften Druck wieder zurück, sobald sich die abdominelle Atmung eingestellt hat
10. lasse meine Hand/Hände/Finger passiv die Hebung und Senkung der Bauchdecke nachvollziehen
11. sorge für die Umgebung des Pflegebedürftigen
12. führe die hygienische Händedesinfektion durch
13. dokumentiere die Maßnahme

Abb. 8.1 Handlungsplan. Atemvertiefende Maßnahme Bauchatmung . (Abb. nach: Schewior-Popp S. Lernsituation planen und gestalten. Handlungsorientierter Unterricht im Lernfeldkontext. Thieme; 2014)

 - Vorgehensweise
 - kriterienorientierte Erwartungen des Anleiters, ggf. mit Bezug auf Zielkatalog bzw. Handlungspläne
 - unmittelbar geäußerte Probleme, Wünsche, Ängste des Auszubildenden etc.
 - Vereinbarungen über Umgang miteinander „vor dem Pflegeempfänger“

▶ **Durchführung.** Die Durchführung der Anleitungssituation am Lernort Praxis richtet sich nach folgenden Kriterien:

- *Begrüßung und Information des Pflegeempfängers* durch Anleiter/Auszubildenden (Vorstellen, Verdeutlichung der spezifischen Situation, Sicherheit für Patienten)
- *Einhaltung des Prinzips „Vorrang von Pflege vor Anleitung“*
- *je nach Ausbildungsstand* des Auszubildenden:
  - Anleiter erläutert dem Auszubildenden und dem Pflegeempfänger Ziel und Vorgehensweise seines Handelns, lässt den Auszubildenden in patientenorientierten Grenzen üben, führt die Pflegebehandlung ggf. selbst durch bzw. zum Abschluss.
  - Anleiter hält sich (bei fortgeschrittenem Ausbildungsstand) weitestmöglich zurück, aber nicht auf Kosten der Qualität für den Pflegeempfänger, greift ggf. ein.

 - ○ Das Feedback findet nicht „vor dem Pflegeempfänger“ statt, so vermeidet man Verunsicherungen. Aber: Das Vermeiden von Pflegefehlern steht vor dem Schutz der Auszubildenden.
- *Anleiter beobachtet und dokumentiert kriterienorientiert* (Bezug zur Pflegeplanung, Einsatz von Handlungsbewertungslisten).

▸ **Auswertung.** Die Auswertung am Ende der Anleitungssituation ist besonders wichtig. Hierzu gehören folgende Aspekte:

- eine *differenzierte Selbstreflexion* durch den Auszubildenden
- *Anleiter erläutert* kriterienorientiert anhand seiner Beobachtungen (Protokoll, Handlungsbewertungslisten) seine *qualitative Einschätzung* des Handelns und der Dokumentation des Auszubildenden (Pflegeplanung, Ausbildungsziele).
- *Auszubildender und Anleiter setzen sich ggf. weitere Ziele*, vereinbaren eine neue Anleitungssituation.

(Nach Schewior-Popp, 2014)

8.2 Ergänzung zum Lernangebot: Einzeldemonstrationen

Mit Einzeldemonstrationen (▸ Abb. 8.2) soll das Lernangebot durch die gezielte Auswahl einzelner, meist komplexer Pflegemaßnahmen ergänzt werden. Sie helfen, das Lernziel zu sichern, und sollten einen festen Platz im Terminplan der Pflege bzw. Betreuungsgruppe haben. Es hat sich bewährt, derartige ergänzende Einzeldemonstrationen schon zu Beginn der Praxisblöcke einzuplanen und festzulegen, damit sie später in der Hektik des Alltags nicht untergehen oder vergessen werden.

Merke

Geplante Lernsituationen – ein Muss

Haben Auszubildende wenig oder keine geplanten Lernsituationen, ist es fast zwangsläufig, dass sie eine Vielzahl nicht standardisierter Pflegemaßnahmen erlernen. Spontane Lerneinheiten im alltäglichen Ablauf sind außerdem häufig weder pädagogisch noch didaktisch begründet und bergen die Gefahr, auch fachlich falsch zu sein.

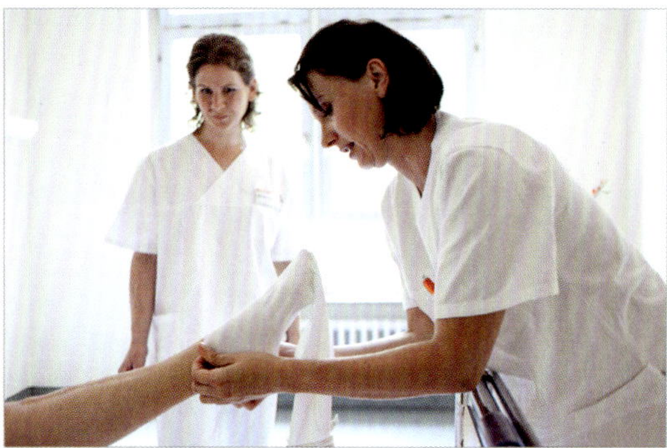

Abb. 8.2 Einzeldemonstrationen. Sie bieten eine gute Möglichkeit, auf die individuellen Lernbedürfnisse des Auszubildenden einzugehen. (Foto: A. Fischer, Thieme)

▸ **Vorzüge der Einzeldemonstration.** Diese können sein:

- Lernmöglichkeiten lassen sich individuell planen und systematisch vorbereiten; außerdem können zusätzliche Informationsquellen und Medien hinzugezogen und der Praxisbegleiter einbezogen werden
- durch Planung und Absprache können Störungen von außen vermieden werden
- Möglichkeit, umfangreiche Demonstrationen in Sequenzen aufzuteilen und bei Bedarf zu wiederholen
- die Vorbereitung und Durchführung zunehmend an Auszubildende zu delegieren
- einen günstigen Zeitpunkt für die Maßnahme zu wählen (für Bewohner und Mitarbeiter)
- Auszubildende anderer Bereiche oder andere interessierte Personen hinzuziehen
- Zeit kann, wenn nötig, von der Tagesarbeit unabhängig eingesetzt werden, z. B. bei besonders schwierigen Maßnahmen oder Meinungsverschiedenheiten

8.2.1 Der Rahmen muss stimmen

Der Zeitbedarf einer Einzeldemonstration hängt vom Schwierigkeitsgrad und Umfang des Themas und von der Bereitschaft zur Mitarbeit des Pflegeempfängers (der sog. Compliance) ab. Auch der Wissensstand sowie die kognitiven und praktischen Fähigkeiten des Auszubildenden können den zeitlichen Aufwand beeinflussen. Voraussetzung für seinen Lernerfolg ist ja, dass er im Verlauf der Demonstration die Zusammenhänge versteht und seine Beobachtungen mit seinem Wissen und seinen Erfahrungen verknüpfen und das so Begriffene schließlich selbst ausführen kann. Nur so kann er das Lernziel wirklich erreichen und das Gelernte langfristig behalten, siehe dazu auch das Kapitel „Wahrnehmen und Verstehen“ (S. 120).

Beispiel

Sorgfalt geht vor

Auszubildende Mia fühlt sich oft unter Stress, weil sie für die Vorbereitung einer Pflegemaßnahme mehr Zeit benötigt als Auszubildende Lena. Sie fühlt sich minderwertig und macht sich Vorwürfe, da ihr trotz aller Anstrengungen mehrere Fehler unterlaufen sind. Die Anleiterin erkennt den selbst erzeugten Stress und will durch ein Gespräch die negative Spirale durchbrechen. Zunächst betont sie die Bedeutung eines individuellen Zeitbedarfs, dann zeigt sie die Zusammenhänge zwischen dem Arbeiten unter Versagensangst und dem Auftreten von Stressreaktionen auf. Mia erkennt selbst, dass unter diesen Voraussetzungen die Gefahr fehlerhaften Arbeitens ansteigt. Schließlich weist die Anleiterin sie auf ihre Stärken und Ressourcen hin und bittet sie, zukünftig mehr Geduld mit sich selbst zu haben und sich beim Erlernen einer Pflegemaßnahme mehr Zeit zuzugestehen. Zum Schluss erkennt Mia, dass individuelle und aktivierende Pflege nur mit einem entsprechenden Zeitaufwand und mit Geduld realisierbar ist.

Lernatmosphäre, Mitwirkung bzw. Einfluss anderer Personen wie z. B. der Mitbewohner im Zimmer, Tageszeit, momentanes Befinden der Beteiligten (Beispiel Herr B.) und (unerwartete) Störungen von außen können das Lernen ebenfalls beeinflussen. Entscheidend für einen harmonischen Ablauf der Demonstration ist jedoch die Beziehung, die sich zwischen dem Pflegeempfänger und dem Anleiter und möglichst auch schon zwischen dem Pflegeempfänger und dem Auszubildendem entwickelt hat. Ebenso spielen die persönlichen Stärken und Schwächen (wie in Mias Fall), aber auch die jeweilige Tagesform der Auszubildenden eine Rolle.

Beispiel

Nicht alles läuft nach Plan

Herr B. wird regelmäßig zur Restharnbestimmung katheterisiert. Diese Anordnung bietet eine gute Lernsituation für Schüler Samuel. Dieser hat daher am Vorabend mit dem Anleiter die einzelnen Schritte nochmals besprochen und das nötige Material vorbereitet. Am nächsten Morgen soll er nun zum ersten Mal das Einmalkatheterisieren durchführen. Von der Nachtwache erfahren Anleiter und Samuel, dass Herr B. starke Schmerzen bis zum frühen Morgen hatte und erst nach einer Spritze einschlafen konnte. Kurzfristig muss die Anleitungssituation verschoben werden. Zwei Tage später geht es Herrn B. wieder besser und Samuel kann in einer entspannten Atmosphäre die Lernsituation nachholen.

Wichtigster Partner bei allen Demonstrationen am Menschen ist der Patient selbst. Sein momentanes Befinden und sein Einverständnis sind daher Grundvoraussetzung für alle weiteren Überlegungen. Das wurde in diesem Fallbeispiel gut umgesetzt. Der Anleiter sollte sich bewusst sein, dass sich der Auszubildenden nicht nur fachlich auf die Anleitungssituation vorbereitet, sondern sich auch emotional darauf eingestellt hat. Möglicherweise ist der Auszubildende durch das Ausfallen der Lernmöglichkeit enttäuscht oder frustriert. Auch diese Gefühle sollten aufgefangen und in einem kurzen Austausch geklärt werden. So wird auch diese verschobene Lernsituation sinnvoll abgerundet.

8.2.2 Vorüberlegungen für Einzeldemonstrationen

Die einzelnen Schritte bedingen sich gegenseitig, z. B. hängt der Erfolg eines Handlungsschrittes nicht zuletzt von der sorgfältigen Durchführung des vorausgegangenen Vorbereitungsschrittes ab. Deshalb ist eine durchdachte Planung so wichtig.

▸ **Teilnehmer.** Zuerst muss geklärt werden, wer an der Demonstration neben Anleiter und Auszubildendem teilnehmen und mitwirken wird.

▸ **Information an den Praxisbegleiter.** Falls der Fachpraxisdozent der Schule die geplante Demonstration ganz oder teilweise selbst durchführen will, sollte er unbedingt vorher über die momentane Situation in der Pflegegruppe informiert werden. Insbesondere wenn seit seinem letzten Besuch größere Veränderungen eingetreten sind. Als Fachlehrer hat er den Vorteil, den theoretischen Wissenstand des Auszubildenden umfassender zu kennen als der Anleiter, und kann darauf aufbauen. Er wird daher bei seiner Demonstration die Methode einsetzen, die den theoretischen Unterricht am besten ergänzt. Der Anleiter hingegen verfügt über detaillierteres „Insiderwissen" und hat im Laufe der Zeit in der Regel eine persönlichere Beziehung zum Bewohner bzw. Patienten aufbauen können. Diese Beziehung kann den Verlauf sehr beeinflussen.

▶ **Pflegestandards austauschen.** Auch Pflegestandards der Schule oder der Einrichtung sollten vorher ausgetauscht und besprochen werden. Sie können dann als Grundlage für die Handlungsabläufe eingesetzt werden, gleichzeitig dienen sie als Maßstab für die Beurteilung und Lernzielkontrolle. Nebenbei werden dabei zugleich Vorteile oder Grenzen der Anwendbarkeit von Standards sichtbar.

▶ **Einbeziehen des Auszubildenden.** Grundsätzlich muss auch vorher überlegt werden, inwieweit der Auszubildende seinem Ausbildungsstand entsprechend beteiligt werden kann und soll. Je mehr er aktiv planend und handelnd tätig wird, umso mehr wird er zum Weiterlernen motiviert sein, umso eindrücklicher wird das Gelernte in seinem Gedächtnis haften bleiben. Wichtig ist eine vorausgehende klare Absprache der Rollenverteilung: Wer übernimmt was?

Zu prüfen ist daher im Einzelfall:

- Was weiß und kann der Auszubildende schon?
- Was kann er allein oder mit dem Anleiter vorbereiten?
- Was kann er allein oder unter Aufsicht durchführen?

Beispiel

Vorerfahrung prüfen

Schülerin Elizabeth hat schon zweimal einen Verbandwechsel miterlebt, der aus Zeitmangel hektisch und ohne Erklärungen von Mitarbeitern der Pflegegruppe durchgeführt wurde. Jetzt spricht die Anleiterin sie darauf an und fragt, ob ihr Fehlerquellen bei der Durchführung aufgefallen sind. Gemeinsam planen sie, den nächsten Verbandwechsel zusammen durchzuführen.

Nach Absprache mit dem Patienten und nach Vorbereitung aller notwendigen Materialien entfernt die Anleiterin den alten Verband, da sie die Wundverhältnisse selbst am besten kennt. Die Schülerin bekommt den Auftrag, genau zu beobachten und sich mögliche Fehlerquellen zu merken. Anschließend erfolgt ein Rollentausch: Die Schülerin führt die Wundreinigung und die sterile Wundabdeckung durch, die Anleiterin assistiert. Im Nachgespräch zählt die Schülerin alle möglichen Fehlerquellen auf und wird von der Anleiterin sofort gelobt.

Das Beispiel von Elizabeth zeigt, wie Vorerfahrungen von Lernenden – hier die Beobachtungsfähigkeit und die Fehleranalyse – sinnvoll in eine Anleitung eingebaut werden können.

Hinführen zur späteren Tutorentätigkeit

Das schrittweise Einführen und Mitgestalten einer Anleitungsaufgabe kann zugleich auch der erste Schritt zu einer späteren Tutorentätigkeit des Auszubildenden sein. Der Auszubildende kann dabei erleben, dass er sich gut vorbereiten und sich Hintergrundwissen aneignen muss, um auf Fragen befriedigend antworten zu können. Er wird aber auch merken, dass er selbst am meisten davon profitiert, und Freude daran empfinden, wenn er Erfolg hatte.

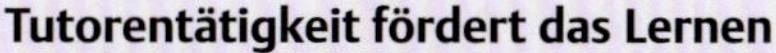

Beispiel

Tutorentätigkeit fördert das Lernen

Schülerin Emma ist der Meinung, dass sie nach wiederholtem Wechsel der Perfusorspritze die nötige Routine erworben hat. Die Anleiterin vereinbart, dass sie den Vorgang Schülerin Katharina vorführen und erklären soll. Um auf mögliche Fragen von Schülerin Katharina vorbereitet zu sein, bekommt sie von der Anleiterin noch Informationsmaterial zum Nachlesen.

Die praktische Demonstration am nächsten Tag klappt dann ganz gut. Beim Beantworten von Katarinas Fragen gerät sie jedoch ins Stocken und die Anleiterin muss einige Punkte ergänzen. Hierbei wird es Emma bewusst, dass sie nur etwas kompetent erklären kann, wenn sie es selbst verstanden hat.

Grundsätzlich sollte angestrebt werden, Auszubildende im Laufe ihrer Ausbildung immer mehr als aktive Partner bei Einzeldemonstrationen einzusetzen und Maßnahmen zu delegieren. Im Idealfall können sie gegen Ende ihrer Ausbildung dann selbst als Tutoren erste Erfahrungen sammeln, während sich Anleiter und Mitarbeiter beobachtend zurücknehmen. Ihre Aufgabe beschränkt sich dann auf Beratung und eventuell Entscheidungshilfe bei besonders schwierigen Maßnahmen.

Merke

Nachwuchsförderung

Mit der neuen Ausbildungsverordnung wird sich die festgeschriebene Anzahl der Praxisanleitungen deutlicher erhöhen. In der Konsequenz werden in Zukunft auch mehr Praxisanleiter gebraucht! Bereits in der Ausbildung kann hier das Interesse für diese Weiterbildung geweckt werden. Mit dem Blick für „Talente“ können Praxisanleiter auch der Nachwuchsförderung dienen.

8.3 Die Durchführung von Einzeldemonstrationen

Planung und Ablauf von Einzeldemonstrationen unterliegen einer systematischen Folge bestimmter Handlungsschritte. Diese werden in der Regel zu Beginn vom Anleiter selbst demonstriert, während der Auszubildende beobachtet und assistiert. Wichtig ist, dass der Auszubildende die theoretischen Hintergründe kennt oder sich anhand von Standards, Pflegeplanung oder Dokumentationssystemen kundig macht. Die Erklärungen während der Maßnahme erfolgen entweder parallel zu den Handlungsschritten oder danach.

Merke

Durchführung einer Einzeldemonstration in 5 Schritten

1. Zielorientiert planen
2. Vorbereitungen treffen
3. Maßnahme durchführen:
   - Vorgehen nach der Ganzmethode oder
   - Vorgehen nach der Teilmethode
4. Nachbereitung durchführen
5. Nachgespräch, Beurteilung des Lernerfolgs

Als erster Schritt ist die genaue Bestimmung des konkreten Lernzieles und die Schaffung möglichst günstiger Rahmenbedingungen erforderlich. Diese ermöglichen eine entspannte Lernatmosphäre und reduzieren bzw. verhindern Störungen von außen. In den folgenden Abschnitten werden die Schritte detailliert beschrieben (S. 133).

8.3.1 Mit Vorlauf: Zielorientiertes Planen

Die hier aufgeführten Planungsfragen sollten am besten am Tag vor der Anleitung geklärt werden. Der Fragenkatalog erscheint recht umfangreich, in der Praxis wird er jedoch häufig „unbewusst“ umgesetzt. Sie können ihn auch als Checkliste zum Abhaken für zukünftige Anleitungssituationen verwenden. Gerade für den Neueinsteiger in die Praxis kann dies hilfreich sein.

- Welche Lerninhalte sind noch offen, was soll der Auszubildende können bzw. kennenlernen (realistische Zielformulierung)?

- Kann der Praxisbegleiter/Fachdozent der Schule mitwirken oder möchte er beobachtend und prüfend dabei sein?
- Wird die (Pflege-)Maßnahme an einem Bewohner/Patienten demonstriert? Oder ist eine technische Demonstration wie z. B. Umgang mit dem Sauerstoffgerät vorgesehen?
- Wo soll die Demonstration stattfinden, welche Möglichkeiten bietet die Pflegegruppe/Einrichtung?
- Wie ist die (momentane) Personalsituation? Gibt es personelle Ressourcen?
- Welche Termine/Absprachen stehen an (z. B. Therapien, Arztbesuche, Besuche von Angehörigen)?
- Welche Hilfsmittel werden benötigt/müssen besorgt werden?
- Wer soll teilnehmen?
- Sind noch andere Auszubildende der Einrichtung an der Demonstration interessiert?
- Wann, welcher Tag, welche Tageszeit ist geeignet, wann kann sich der Bewohner/Patient, Anleiter, Auszubildende oder das Team am besten darauf einstellen?
- Wie lange kann der Bewohner/Patient (z. B. aus gesundheitlichen Gründen) mit der Maßnahme „belastet" werden?
- Wie lange kann das Team die Mitarbeit des Anleiters/Auszubildenden bei der „normalen" Tagesarbeit entbehren?

Nach Prüfung der inhaltlichen, personenbezogenen und institutionellen Voraussetzungen und den erforderlichen Absprachen kann der nächste Schritt folgen:

8.3.2 Am Tag der Anleitung: Vorbereitungen treffen

Am Tag der Anleitung sollten die letzten Punkte geklärt werden:

- Lernziel endgültig vereinbaren, Bezug zur letzten Anleitungssituation herstellen
- abklären, auf welchem Vorwissen aufgebaut werden kann, wo/wie sich der Auszubildende zusätzlich informieren kann (z. B. Informationssysteme, Standards, Lehrbücher, Internet)
- mit dem Bewohner/Patienten sprechen und um sein Einverständnis bitten
- Zeitpunkt und voraussichtliche Dauer absprechen, auch mit den anderen Mitarbeitern
- Anleitungsverlauf und Vorgehen (Handlungskette) planen, Beteiligung des Auszubildenden festlegen, evtl. schriftlich festhalten
- überlegen, was vorher, während der Situation oder danach erklärt werden soll
- Zusammenhänge zwischen aktueller Symptomatik und evtl. abweichendem Vorgehen erläutern (Anamnese, biografische Faktoren).
- Aktivierungsmöglichkeiten und -chancen einbeziehen
- mögliche Schwierigkeiten/Störungen ansprechen (z. B. akute Veränderungen, Zweibettzimmer, männlicher Auszubildender auf Frauenstation)
- Prüfen der Hilfsmittel, Wirkweisen erklären, z. B. bei Lagerungsmitteln, Medikamenten, technischen Geräten
- nach erneuter Prüfung, ob alle Überlegungen vom Vortag noch gültig sind (z. B. im Hinblick auf den Gesundheitszustand des Bewohners/Patienten), Methode der Demonstration (Ganzmethode oder Teilmethode) und Form der Zusammenarbeit absprechen

8.3.3 Durchführung der Pflegemaßnahme

Bevor die eigentliche Maßnahme beginnt, werden die geeigneten Umgebungsbedingungen geschaffen und die beteiligten Personen informiert.

- Bewohner/Patienten begrüßen, Befinden prüfen und nochmals informieren
- evtl. Schild „Bitte nicht stören!" anbringen
- Material vorbereiten (mit dem Auszubildenden oder durch den Auszubildenden): z. B. frische Wäsche, Pflegemittel, Verbandmaterial, Einmalhandschuhe
- Zimmer vorbereiten bzw. kontrollieren: Fenster, Heizung, Stellung des Bettes, Blickschutz, Ablagemöglichkeiten für Bettzeug
- Möglichkeiten zur Entsorgung beschmutzter Hilfsmittel wie Wäsche, Einlagen, Verbandmaterial usw. bereitstellen
- Bewohner/Patient bequem und günstig lagern, z. B. bei einem Verbandwechsel entsprechend der Lage der zu versorgenden Wunde
- günstigen Standort des Auszubildenden festlegen, gute Sicht, Rechts- bzw. Linkshändigkeit beachten
- Maßnahme nach Pflegestandard durchführen, dabei über die einzelnen Handlungsschritte informieren

- Auszubildenden je nach Lernstand und Planung einbeziehen, Vorgehen begleitend oder nach Absprache anschließend erklären.

Je nach Wissensstand des Auszubildenden kann die Durchführung nach der Ganz- bzw. Teilmethode demonstriert werden.

Vorgehen nach der Ganzmethode

Bei der Ganzmethode demonstriert der Anleiter durchgehend eine ganze Pflegehandlung, nachdem er Pflegeziel und Durchführung vorher (außerhalb des Zimmers) mit dem Auszubildenden besprochen hat, z. B. Morgentoilette im Bett und Anlegen eines Kompressionsverbandes vor dem Aufstehen des Bewohners. Während der Pflegehandlung macht der Anleiter auf wichtige Beobachtungskriterien aufmerksam, z. B. Kontrolle des Kompressionsdrucks der Binde am Bein. Der Auszubildende beobachtet die einzelnen Handlungsschritte und gibt Hilfestellung, wo nötig, evtl. durch Halten des Beines beim Anlegen des Verbandes. Er versucht gleichzeitig, die Zusammenhänge zu verstehen:

- Warum wird der Verband vor dem Aufstehen angebracht?
- Mit wie viel Druck wird das Bindenmaterial angebracht?
- Was bewirkt der Druck auf Muskulatur und Venen?
- Wie funktioniert der venöse Rückfluss?
- Wie muss mit dem Verband während der Körperpflege umgegangen werden?
- Wie funktioniert das Ankleiden mit Verband?

Im Idealfall verknüpft der Auszubildende seine Beobachtungen mit seinem Wissen und entwickelt ein tiefes, grundsätzliches Verständnis für das Thema „Kompressionsverband anlegen“.

Bei der Ganzmethode lernt der Auszubildende die Durchführung einer Maßnahme in ihrem Zusammenhang kennen, er erlebt, wie sie innerhalb der Pflegeplanung ausgeführt wird.

Zitat

„Die Ganzmethode ist der Teilmethode überlegen, weil der Sinnzusammenhang als verbindendes Element beim Lernen erhalten bleibt.“ (A. Vogel)

Vorgehen nach der Teilmethode

Bei der Teilmethode konzentriert der Anleiter seine Ausführungen zunächst nur auf einen Teil der Maßnahme, z. B. nur auf das Anlegen eines Kompressionsverbandes. Er schafft dadurch Gelegenheit, den schwierigeren Anteil einer Maßnahme gesondert zu erklären und zu üben. Er demonstriert (mit Einverständnis des Pflegeempfängers) schrittweise und macht auf die wesentlichen Punkte aufmerksam.

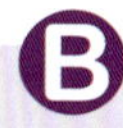

Beispiel

Anlegen eines Kompressionsverbands

Aufgabe
Bei Frau D. muss morgens vor dem Aufstehen zur Vorbeugung gegen Thrombose ein Kompressionsverband angelegt werden.

Verstehen
Der Anleiter hat dem Leistungsnachweis der Schule entnommen, dass im vergangenen Theorieblock Maßnahmen zur Thromboseprophylaxe besprochen wurden. Er versucht deshalb, dem Auszubildenden während seines Praxisblocks Gelegenheit zum Probieren, Üben und Festigen der praktischen Anteile des Gelernten, z. B. Anlegen eines Kompressionsverbandes, zu verschaffen. Zunächst überzeugt er sich davon, dass der Auszubildende die therapeutische Wirkung von Kompressionsverbänden verstanden hat und dass er weiß, was er beim Anlegen beachten muss.

Beobachten
Nun plant er, an mehreren aufeinanderfolgenden Tagen mit dem Auszubildenden gemeinsam den Verband bei Frau D. anzulegen. Er zeigt ihm, wie er die Binde hält, abrollt und wie er sie der Form des Beines folgen lässt. Zum Schluss lässt er den Auszubildenden fühlen, wie stark die Spannung der Binde sein soll, damit sich ihre Wirkung entfalten kann und sie doch keine Schnürfurchen hinterlässt.

Ausprobieren
Danach empfiehlt er dem Auszubildenden, bei sich selbst oder bei einem Kollegen einen ersten Anlegeversuch zu machen.

8

Durchführen
An den folgenden Tagen wird der Auszubildende den Kompressionsverband anlegen, der Anleiter beobachtet, kontrolliert und gibt Rückmeldung.

Üben
Danach wird der Auszubildende allein weiterüben, bis ihm das Anlegen eines Kompressionsverbandes problemlos von der Hand geht.

Teilhandlung in die Gesamthandlung einbauen
Hat er durch dieses Vorgehen Sicherheit bei der Durchführung einer Teilhandlung gewonnen, kann er sie in die Gesamthandlung einbauen (Morgentoilette und Anlegen eines Kompressionsverbandes).

Merke

Vorstufe für die Ganzmethode
Die Teilmethode kann somit als Vorstufe der Ganzmethode durchaus ihre Berechtigung haben.

Reflexion

Überlegen Sie, an welchen Stellen in der Praxisanleitung Sie ein Vorgehen nach der Ganzmethode/nach der Teilmethode für sinnvoll halten.

8.3.4 Nachbereitung

Nach jeder Demonstration muss immer zuerst wieder für das bestmögliche Wohlbefinden des Patienten gesorgt werden, z. B.:

- bequem positionieren
- Zimmer aufräumen und wieder wohnlich herrichten
- für bettlägerige Patienten Klingel bereitlegen
- lüften
- Heizung regulieren
- nach Wünschen fragen, evtl. zu trinken anbieten

Danach das gebrauchte Material nach ökologischen Grundsätzen sortieren und entsorgen. Ein „Dankeschön" an den Bewohner beschließt die praktische Demonstration. Danach erfolgt die Eintragung ins Dokumentationssystem und ins Praxishandbuch des Auszubildenden.

8.3.5 Nachgespräch – Beurteilung des Lernerfolgs

Das Nachgespräch ist zugleich Abschluss der Einzeldemonstration, in ihm sollen die Ereignisse und Beobachtungen zusammengefasst, kommentiert und beurteilt werden. Damit die Eindrücke noch lebendig sind, sollte es möglichst unmittelbar nach der Nachbereitung erfolgen. Wichtig ist auch hier die Gesprächsatmosphäre, sie kann durch das Verhalten der Beteiligten, ihre Wortwahl und durch einen ruhigen Raum gefördert werden.

Der Auszubildende hat Gelegenheit,

- über seine Beobachtungen und Gefühle zu reden,
- offen gebliebene Fragen anzusprechen,
- Wünsche nach Ergänzung und Übung zu äußern,
- seinen Stand im Rahmen der Ausbildung zu bestimmen.

Der Anleiter hat Gelegenheit, seine Beobachtungen während der Demonstration mitzuteilen, vor allem über

- das Engagement des Auszubildenden,
- sein Hintergrundwissen und seine kognitiven Fähigkeiten,
- seine praktischen Fähigkeiten (Handling),
- seinen Umgang mit dem Pflegeempfänger,
- seine Sicherheit beim Einsatz der Pflegemittel.

Zusammenfassend werden alle Beteiligten festzustellen versuchen, ob das Lernziel erreicht wurde, wo der Auszubildende besondere Stärken oder Schwächen gezeigt hat und wie im weiteren Verlauf der praktischen Ausbildung entsprechend reagiert werden kann und soll. Damit ergibt sich zugleich eine Perspektive für die nächste Demonstration bzw. die Möglichkeit einer Vertiefung der zuletzt erworbenen Erkenntnisse und Fähigkeiten. Ein prüfender Vergleich mit den Anforderungen im Praxisleitfaden zeigt, wo der Auszubildende momentan steht. Weitere Details zum Beurteilungsgespräch findet sich im Kapitel „Die formalisierte Rückmeldung" (S. 142).

8.4 Wichtige Regeln für die Anleitungssituation

Folgende allgemeingültige Regeln sind also sowohl für die Teil- als auch für die Ganzmethode bzw. für sämtliche Anleitungen zu beachten:

- Die einzelnen Handlungsschritte müssen begründet werden bzw. begründbar sein.

- Die Versorgung des Pflegeempfängers darf durch die Maßnahme nicht beeinträchtigt werden, deshalb rechtzeitig eingreifen, wenn Gefahr droht.
- Nicht *über* den Pflegeempfänger reden, sondern mit ihm. Verständlich informieren, seine Wünsche respektieren.
- Obwohl der Zeitbedarf i. A. größer ist als im Alltagsgeschehen, sollte versucht werden, zügig und rationell zu arbeiten.
- Ideen des Auszubildenden nach Möglichkeit einbeziehen oder im Nachgespräch aufgreifen. Keinesfalls abblocken („So haben wir es schon immer gemacht!").
- Am Ende einer jeden Anleitung steht immer das Reflexionsgespräch.

Merke

Anleitesituationen in der Kinderkrankenpflege

In der Gesundheits- und Kinderkrankenpflege ist eine Anleitesituation grundsätzlich komplex. Zum einen allein dadurch, dass die Patienten Kinder sind und entsprechend ihrem Entwicklungsstand handeln, wahrnehmen und „mitmachen". Zum anderen sind Anleitungen in der Kinderkrankenpflege oft ihrerseits Situationen, in denen die Eltern zu bestimmten Pflegehandlungen angeleitet werden sollen („Anleitung als Anleitung"). Auch die Eltern selbst sind wiederum eine Komponente, auf die Rücksicht genommen werden muss (z. B. auf die Sorge um das Kind oder auf die Angst, Fehler zu machen).

Diese Konstellation macht eine Auszubildendenanleitung hier sehr anspruchsvoll und fordert Auszubildenden und Anleiter gleichermaßen.

Wichtige für solche Lernsituationen sind

- die umfassende Vorbereitung der praktischen Lerneinheit
- die Information und Miteinbezug der Eltern (diese müssen ihr Einverständnis erklären!) und des Kindes
- die angemessene Kommunikationsform d. h. kleinschrittige sprachliche Begleitung/Erklärung der Handlung, dem Alter entprechende Sprache
- das Einfühlungsvermögen und die notwendige Flexibilität seitens des Anleiters und des Auszubildenden auf Unvorhergesehenes zu reagieren

8.5 Pflegestandards als Orientierungshilfe bei der praktischen Anleitung

Bei den Pflegestandards handelt es sich um Standards, die hausintern zu einzelnen Pflegemaßnahmen erarbeitet werden. Sie dienen der Verbesserung der Qualität der Pflegeeinrichtung. Abzugrenzen sind sie von den Expertenstandards, die nationale Gültigkeit besitzen und im Konsens mit der gesamten Berufsgruppe entwickelt werden. Einrichtungsspezifische Pflegestandards gibt es für die wichtigsten Pflegemaßnahmen wie z. B. Katheterisierung oder Verbandswechsel.

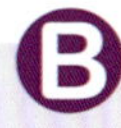

Beispiel

Verunsicherung ohne Standards

Der Praxisbegleiter/Fachpraxisbegleiter beobachtet bei seinem Besuch in der Pflegegruppe, dass Auszubildende Johanna sehr unsicher beim Vorbereiten von Pflegemitteln für eine Dekubitusversorgung ist. Er erfährt, dass die Anleiterin längere Zeit krank war und die Schülerin deshalb von verschiedenen Mitarbeitern angeleitet wurde. Sie erlebte dabei unterschiedliche Vorgehensweisen und hörte verschiedene Meinungen.

Da ein Auszubildender vor allem im Anfang der Ausbildung noch nicht in der Lage ist, eine Situation selbst zu beurteilen und sich seine eigene Meinung zu bilden, wird er durch unterschiedliche Vorgehensweisen und verschiedene Meinungen völlig verunsichert. Er ist auf eindeutige und unmissverständliche Vorgaben angewiesen. Zudem fühlt er sich häufig unter einem (selbstgemachten) Leistungsdruck, weil er trotz Auszubildendenstatus möglichst frühzeitig „alles richtig machen" will. Er möchte einerseits die Mitarbeiter nicht so oft bei ihrer Arbeit stören und nachfragen und wünscht sich andererseits, bald eine Hilfe für das Team zu sein. Deshalb ist die Verwendung von Pflegestandards für die Anleitung von Auszubildenden ein hilfreicher Schritt, sowohl für die Praxis als auch für die Schule.

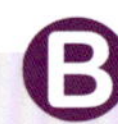

Beispiel

Vorteil von Standards

Während der Praxisbegleitung will die Fachlehrerin mit der Auszubildende Anna bei einer bettlägerigen Patientin eine Haarwäsche vornehmen. Bei der Vorbereitung dient der Pflegestandard „Haarwäsche" als Grundlage. Weil sich die Fachlehrerin aber unsicher ist, welche der beiden Alternativen im Standard laut Pflegeplan vorgesehen ist, wird der Praxisanleiter hinzugezogen. Dieser gibt noch einige Hinweise zur Handhabung der Haarwaschschüssel, und die Durchführung kann beginnen. Am Ende wird anhand des Pflegestandards die Durchführung nochmals besprochen und ausgewertet.

Pflegestandards (Beispiel ▶ Abb. 8.3) fördern somit

- die Übereinstimmung der Pflegemethoden in der Pflegegruppe
- die Übereinstimmung der Praxis mit den theoretischen Grundlagen
- die Kompetenz der Mitarbeiter
- das Vertrauen und die Zustimmung der Pflegeempfänger zur Durchführung der Pflegemaßnahmen

Pflegestandards führen zu einheitlichen Vorgaben von allen Mitarbeitern für alle Auszubildenden.

Merke

Pflegestandards fördern einheitliches Vorgehen

Wenn alle Vorgaben in ihren wesentlichen Aussagen übereinstimmen, werden nicht nur Anleiter und Mitarbeiter entlastet, auch der Auszubildende gewinnt Handlungssicherheit und damit Selbstvertrauen, und dies spürt letzten Endes der Pflegeempfänger am meisten.

8.5.1 Übereinstimmung von Theorie und Praxis

Die Schulen sind an der Diskussion um die Vereinbarung und Festlegung von Pflegestandards (▶ Abb. 8.3) beteiligt. Sie vermitteln den Auszubildenden das nötige Hintergrundwissen und bereiten sie auf die Arbeit mit Pflegestandards vor. Die Fachlehrer der Schule tauschen mit den Mitarbeitern der Einrichtung ihre Erfahrungen aus, profitieren von den Anregungen aus der Praxis und geben ihrerseits Rückmeldung und Anregung. Der Anleiter kann sich bei seinen Demonstrationen an den gegebenen Pflegestandards orientieren und sie in seine Planung einbeziehen. Er weiß auch, dass die anderen Mitarbeiter nach denselben Methoden arbeiten und ihn jederzeit vertreten können. Durch den Erfahrungsaustausch mit der Schule ist sich der Anleiter einer größtmöglichen Übereinstimmung mit den theoretischen Voraussetzungen des Auszubildenden sicher. Abweichendes Verhalten muss er begründen und eventuell Alternativen in Einzelfällen aufzeigen (z. B. wenn besondere Wünsche bzw. Gegebenheiten beim Patienten vorliegen) (▶ Tab. 8.1).

Tab. 8.1 Vorteile der Arbeit mit Pflegestandards.

Bedeutung für den Auszubildenden:	Bedeutung für den Anleiter:
• Er weiß, welches Ziel er mit der Maßnahme erreichen will. • Er gewöhnt sich an systematisches Arbeiten. • Er wird mit einheitlichen Methoden in der Pflegegruppe konfrontiert. • Er kennt die Begründung für die einzelnen Handlungsschritte. • Er kann sicher sein, dass es keine spontanen Veränderungen im Pflegeablauf ohne gemeinsame Absprache geben wird. • Er kann die nötigen Hilfsmittel entsprechend einsetzen. • Er fühlt sich insgesamt sicherer, weil er Standards jederzeit nachlesen und individuelle Unterschiede ansprechen kann. • Er weiß, dass Theorie und Praxis in größtmögliche Übereinstimmung gebracht werden können.	• Er ist sich übereinstimmender Pflegemethoden im Team sicher. • Er kann sich leichter durch Co-Anleiter vertreten lassen. • Er kann sich selbst jederzeit nochmals versichern und nachlesen, was gemeinsam vereinbart wurde. • Er hat bei selten durchzuführenden Maßnahmen eine Orientierungshilfe. • Er hat anhand von Pflegestandards objektive Beurteilungskriterien.

Pflegestandard: Soor- und Parotitisprophylaxe

Pflegeziel:

- Erhaltung einer intakten Mundschleimhaut (physiologische Mundflora)
- belagfreie Zunge
- reizlose, intakte Lippen
- Vermeidung von Mundhöhlen- und Zahnerkrankungen
- Anregung der Speichelproduktion

Pflegeproblem:

Gefahr von Pilzinfektionen durch gereizte Mundschleimhaut aufgrund mangelnder Mundhygiene

Gefährdete Personen:

- Personen mit Schluckstörung
- Personen mit Sondenernährung
- Personen mit gestörter Abwehrkraft
- Personen, die die selbstständige Mundpflege nicht durchführen können

Häufigkeit:

- 2-mal täglich
- weiterer Bedarf ist individuell einzuschätzen

Verantwortlichkeit:

Pflegefachkraft sowie angeleitete Pflegehilfskraft

Gültigkeitsbereich:

im gesamten stationären Bereich

Durchführung der Maßnahme:

Material:

- Einmalhandschuhe
- Nierenschale
- Bettschutz
- Tupferklemme
- Kugeltupfer
- Lösung für Mundspülung nach AA, ansonsten Kamillen-, Fenchel- oder Salbeitee nach Patientenwunsch
- ggf. Zitro-Glycerinstäbchen
- für die Lippenpflege: Präparate auf „Wasser in Öl"-Basis, z.B. Bepanthen-Lippensalbe

Durchführung:

- Pflegeempfänger (PE) informieren
- Händedesinfektion, Handschuhe anziehen
- ggf. Prothese entfernen
- Tupfer auf Klemme, mit Mundlösung befeuchten
- Mundhöhle, Zunge, Zahnfleisch und Backentaschen reinigen
- Vorgang mind. 1-mal wiederholen
- Lippen eincremen
- Prothese unter laufendem Wasser mit Zahnpasta reinigen und dem PE wieder einsetzen

Bemerkungen:

- keine zu nassen Tupfer, da sonst Aspirationsgefahr besteht
- Mundstatus während der Maßnahme begutachten

Nachbereitung:

- Materialentsorgung
- Händedesinfektion

Dokumentation:

- Maßnahme sowie erfassten Mundstatus dokumentieren

Abb. 8.3 Pflegestandard. Der Pflegestandard zur Soor- und Parotitisprophylaxe dient der einheitlichen, fachlich standardisierten Durchführung der Maßnahme.

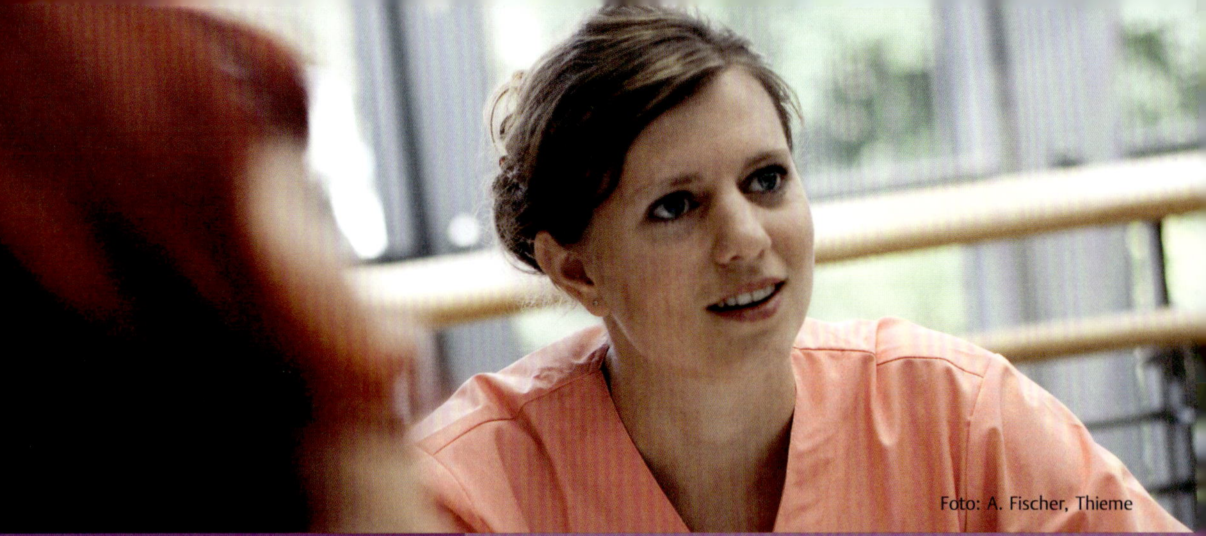

Kapitel 9

Die formalisierte Rückmeldung

9 Die formalisierte Rückmeldung

Neben den in die Anleitungssituation „eingebauten" informellen, begleitenden Rückmeldungen des Anleiters zum Lernfortschritt des Auszubildenden sind zu verschiedenen Zeitpunkten der Ausbildung „offizielle" Rückmeldungen vorgesehen, bei denen gleichsam Bilanz gezogen und der Lernertrag überprüft wird (S. 136). Diese finden statt:

- am Ende von Praxiseinsätzen
- bei Praxisproben
- in fachpraktischen Prüfungen

Im Gegensatz zur alltäglichen Rückmeldung erfolgt die Beurteilung hier in formalisierter Weise, z. B. im Rahmen eines Beurteilungsbogens, den der Anleiter am Ende eines Praxisblocks auszufüllen hat, und/oder in Form von Noten nach Absolvierung vorgegebener fachpraktischer Aufgaben, zu denen gegebenenfalls eine zusätzliche schriftliche Ausarbeitung eingereicht werden muss. In der Regel sind an solchen offiziellen Rückmeldungen weitere Personen, das Team bzw. der Lehrer für Fachpraxis der Schule, beteiligt.

Gut vorbereitete praktische Leistungsmessungen sind in sozialpflegerischen Ausbildungen sehr wichtig. Sie bieten eine gute Möglichkeit, die Handlungskompetenz (S. 107) des Lernenden einzuschätzen.

9.1 Grundsätzliches zur Beurteilungssituation

Beurteilungen sollen

- **realistisch** sein, d. h. den tatsächlichen Leistungsstand des Beurteilten wiedergeben.
- **gerecht** sein, d. h., sie sollen sich einzig und allein an den vereinbarten, zu überprüfenden Kriterien orientieren (siehe Beurteilungs- und Förderbögen (▸ Abb. 9.2)).
- nie ein Instrument zur Bestrafung sein, ebenso schädlich ist die Scheu vor schlechten Beurteilungen, wenn die Leistung den Anforderungen nicht genügt.
- **für den Beurteilten einsichtig** sein, d. h., sie müssen so begründet werden können, dass er die Gründe für die Bewertung zumindest verstehen und im besten Fall akzeptieren kann.
- **den Lernprozess fördern**, gerade in Zwischenprüfungen, indem sie dem Lernenden seine Stärken und Schwächen aufzeigen und ihn zum Weiterlernen motivieren.

9.1.1 Es „menschelt" bei der Beurteilung

Ein großes Problem im Bemühen um die „richtige" Beurteilung ist die Angst vieler Anleiter davor, Bewertungen abzugeben. Hier spielt der Gedanke an die Anleiter-Auszubildenden-Beziehung eine Rolle, die viele nicht gefährden wollen, der Wunsch, dem Lernenden keine Steine in den Weg zu legen, aber auch Unsicherheit beim Anleiter, der sich vielleicht nicht genügend Urteilskompetenz zutraut oder auch keine Möglichkeit hatte, sie zu trainieren. Zur Beurteilung siehe auch den Umgang mit Lob und Tadel (S. 66).

Ein weiteres Problem: subjektive Beurteilungsfehler (S. 58), die sich unbewusst einschleichen, wenn der Beurteilende sich nicht immer wieder selbstkritisch hinterfragt. In Prüfungssituationen sind vor allem die folgenden Verfälschungstendenzen zu beobachten:

▸ **Einseitige Fixierung (Halo-Effekt).** Die Fixierung der Wahrnehmung (S. 58) auf bestimmte Punkte hat zur Folge, dass der Gesamteindruck verloren geht. Wenn der Auszubildende eine bestimmte Handlungseigenart zeigt, die der Beurteilende besonders gut findet oder besonders ablehnt, so kann es geschehen, dass dieser eine Aspekt – unbewusst – zur Grundlage der Bewertung gemacht wird.

▸ **Fixierung auf den Anfang oder Schluss (Primacy-Recency-Effekt).** Eine ganze Handlungssequenz kann eventuell danach beurteilt werden, wie sie begonnen hat. Stimmt der Anfang, so ist der Beurteilende in positiver Erwartung dessen, was nun kommen wird, und wertet wohlwollender. Macht der Lernende gleich zu Beginn einen Fehler, so wird auch für den Rest der Prüfung nicht mehr viel von ihm erwartet. Genauso prägend kann der Schluss einer Prüfungssequenz sein, da der Schluss natürlicherweise noch am besten im Gedächtnis haftet. Dasselbe gilt für die Abfolge der Prüfung, wenn mehrere Prüflinge nacheinander beurteilt werden sollen. So wird nach einer sehr guten oder sehr schlechten Leistung beim folgenden Prüfling oft ein anderer Maßstab angelegt.

▸ **Vorurteile.** Der Anleiter hat den Auszubildenden über einen längeren Zeitraum erlebt und sich bereits ein inneres Urteil über seine Leistung gebildet. Er erwartet, dass der Auszubildende sich auch in der Prüfungssituation diesem Bild entsprechend verhalten wird. Änderungen in der Leistung des Lernenden werden ihm eventuell nicht auffallen, vor allem wenn sie nicht sehr gravierend sind. Seine Beurteilung wird dann von seiner Vorerwartung bestimmt, nicht von der aktuellen Situation (selbsterfüllende Prophezeiung).

► **Fixierung auf Unwesentliches.** Auch in der Prüfungssituation können Äußerlichkeiten, die nichts mit den zu überprüfenden Fähigkeiten zu tun haben (z. B. der äußere Eindruck), entscheidend auf die Beurteilung einwirken. Vor allem werden Dinge als störend empfunden, die im Gegensatz zur eigenen Persönlichkeit und zum eigenen Wertsystem stehen (Kontrastfehler). Anleiter, die großen Wert auf Korrektheit legen, nehmen z. B. leicht Anstoß an einem saloppen Prüfling (S. 58).

Die genannten Beurteilungsfehler lassen sich sicherlich nicht ganz ausschalten. Wichtig ist, sie sich vor der endgültigen Festlegung der Beurteilung selbstkritisch bewusst zu machen und sich nötigenfalls zu korrigieren.

Ein weiteres wichtiges Hilfsmittel sind Notizen während des Beurteilungszeitraums oder der Prüfung, die eine Fixierung vermeiden helfen und das Gedächtnis unterstützen.

Reflexion

Überlegen Sie, wo Ihre Stärken und Schwächen beim Beurteilen liegen. Zu welchen Beurteilungsfehlern neigen Sie?

9.1.2 Hilfen bei der Beurteilung

Die praktische Leistungsmessung stellt den Beurteilenden nicht zuletzt deshalb vor eine schwierige Aufgabe, weil es ja darum geht, ein mehrdimensionales Geschehen in eben dieser Vielschichtigkeit, aber auch als Ganzes wahrzunehmen. Die Vorgehensweise des Lernenden muss nach der gezeigten Handlungskompetenz, der kognitiven Leistung (theoretisches Wissen) und der sich dabei offenbarenden professionellen Einstellung bewertet werden.

Für eine derart komplexe Beurteilung empfiehlt sich ein mehrstufiges Vorgehen, bei dem sowohl der Gesamteindruck als auch einzelne Aspekte betrachtet und die Wertungen dann miteinander verglichen werden. Häufig wird zunächst der Gesamteindruck beurteilt, dann werden die einzelnen Beurteilungskriterien eingestuft und am Ende mit der Wertung des Gesamteindrucks verglichen. Ein umgekehrtes Verfahren ist ebenso möglich. Bei stark abweichender Einschätzung von Gesamteindruck und Einzelbewertung ist (selbst-)kritisch nach Beurteilungsfehlern zu fragen. Ebenso problematisch ist die häufig zu beobachtende Tendenz zu Mittelwerturteilen.

Unverzichtbare Richtschnur sind daher Handlungsbewertungslisten (► Abb. 9.1) und Beurteilungs- bzw. Förderbögen (► Abb. 9.2).

9.2 Beurteilung am Ende einer Praxisphase

Erfahrung

Fehlendes Gespräch

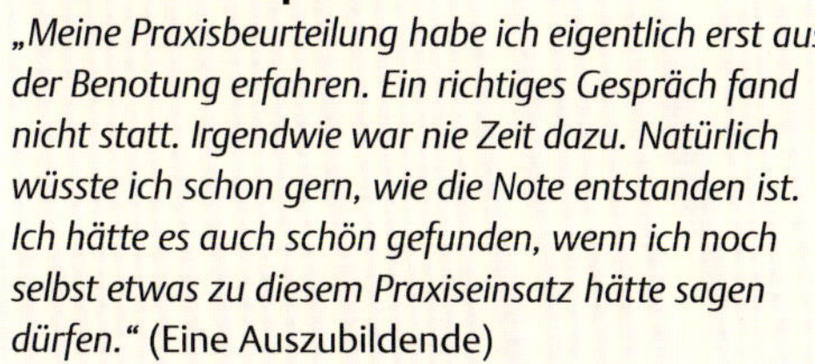

„Meine Praxisbeurteilung habe ich eigentlich erst aus der Benotung erfahren. Ein richtiges Gespräch fand nicht statt. Irgendwie war nie Zeit dazu. Natürlich wüsste ich schon gern, wie die Note entstanden ist. Ich hätte es auch schön gefunden, wenn ich noch selbst etwas zu diesem Praxiseinsatz hätte sagen dürfen." (Eine Auszubildende)

Die Auszubildende fühlt sich durch die Beurteilung überfahren und auch verunsichert, da sie die Gründe für die Note nicht kennt. Sie kann aus dieser Form von Rückmeldung eigentlich nichts lernen (S. 68). Dass niemand nach ihren eigenen Eindrücken gefragt hat, ist zudem ein Ausdruck mangelnder Wertschätzung.

Das leider in manchen Fällen unterbleibende Abschlussgespräch ist ganz offensichtlich von entscheidender Bedeutung für die Integration des Erlebten und Gelernten, die wiederum bestimmend ist für den weiteren Lernprozess (S. 117).

Handlungsbewertungsliste Blutdruck

Unblutige, indirekte Blutdruckmessung: Auskultatorische Methode am Oberarm

Allgemeines

- Der pflegebedürftige Mensch befindet sich im Ruhezustand.
- Bei Verlaufskontrollen immer unter gleichen Bedingungen messen: entweder im Liegen oder im Sitzen oder im Stehen.
- Ausschalten von Fehlerquellen, z. B.
  - bei Wiederholungsmessung Manschette immer vom Arm Arm lösen, luftleer machen und erneut anlegen
  - laute Umgebungsgeräusche ausschalten
- Bei venösen oder arteriellen Gefäßzugängen, einem Shunt oder Lymphödem darf an dem betreffenden Arm kein Blutdruck gemessen werden.

Handlungsbewertungsliste Der/die Lernende:	**Bewertung**			
	R	**F**	**ND**	**NE**
01. richtet die Materialien: – geeichtes Blutdruckmessgerät mit Manschette passender Breite – Stethoskop – Dokumentationssystem – Stift	☐	☐	☐	☐
02. führt die hygienische Händedesinfektion durch	☐	☐	☐	☐
03. informiert die Person alters- und situationsgerecht über Zweck und Vorgehensweise	☐	☐	☐	☐
04. nützt die Möglichkeiten zur rückenschonenden Arbeitsweise	☐	☐	☐	☐
05. entfernt beengende Kleidung am Oberarm und lagert diese in Herzhöhe	☐	☐	☐	☐
06. legt die Blutdruckmanschette luftleer und straff am Oberarm oberhalb der Ellenbeuge an	☐	☐	☐	☐
07. beachtet, dass ableitende Schläuche nicht unmittelbar in der Ellenbeuge liegen und nicht abknicken	☐	☐	☐	☐
08. schließt das Ventil des Blutdruckapparates	☐	☐	☐	☐
09. tastet den Radialispuls	☐	☐	☐	☐
10. füllt die Manschette mit dem Aufblasballon bis der Manschettendr uck den arteriellen Druck erreicht hat (Radialispuls ist nicht mehr tastbar)	☐	☐	☐	☐
11. steckt die Ohr-Oliven des Stethoskops ins Ohr	☐	☐	☐	☐
12. legt die Membran des Stethoskops auf die Arteria brachialis und fühlt dabei den Radialispuls	☐	☐	☐	☐
13. erhöht den Manschettendruck um ca. 30 mm Hg	☐	☐	☐	☐
14. lässt durch vorsichtiges Öffnen des Ventils Luft aus der Manschette mit einer Ablassgeschwindigkeit von ca. 2–5 mmHg/s	☐	☐	☐	☐
15. achtet auf pulssynchrone Strömungsgeräusche	☐	☐	☐	☐
16. liest den systolischen Wert am Manometer ab, sobald der erste Schlag hörbar wird	☐	☐	☐	☐
17. entleert weiter die Manschette mit beschriebener Ablassgeschwindigkeit	☐	☐	☐	☐
18. liest beim letzten Schlag bzw. bei deutlich abnehmenden Schlaggeräusch den diastolischen Wert ab.	☐	☐	☐	☐
19. lässt die Restluft aus der Manschette	☐	☐	☐	☐
20. entfernt die Manschette	☐	☐	☐	☐
21. teilt das Ergebnis nach vorheriger Rücksprache mit dem Arzt mit	☐	☐	☐	☐
22. sorgt für die Umgebung der Person	☐	☐	☐	☐
23. desinfiziert die Hände	☐	☐	☐	☐
24. dokumentiert den Wert	☐	☐	☐	☐
25. leitet Auffälligkeiten sofort an den Arzt oder die zuständige Pflegeperson weiter	☐	☐	☐	☐
26. bereitet die Geräte, einschließlich der Reinigung der Ohr-Oliven, für weitere Messungen unter den entsprechenden Hygienevorschriften auf	☐	☐	☐	☐
Name: **Gesamt**				

Datum:

R = Richtig   F = Falsch   ND = Nicht durchgeführt   NE = Nicht erforderlich

Abb. 9.1 Handlungsbewertungsliste. Die Liste ist ein übersichtliches Raster, auf dessen Grundlage eine vergleichbare Beurteilungsmöglichkeit gegeben ist. Es entbindet den Anleiter jedoch nicht, eine qualifizierte Begründung seiner Bewertung zu liefern. (Abb. nach: Schewior-Popp S. Lernsituation planen und gestalten. Handlungsorientierter Unterricht im Lernfeldkontext. Thieme; 2014)

Beurteilungs- und Förderbogen					
Zwischengespräch	**Abschlussgespräch**				
	immer	häufig	selten	nie	Begründung
1. Kritikfähigkeit					
• kann konstruktive Kritik annehmen					
• erkennt eigene Schwächen und arbeitet daran					
• strebt danach, eigene Arbeitsergebnisse zu verbessern					
• kontrolliert eigene Arbeitsergebnisse					
2. Initiative und Engagement					
• fragt bei Unklarheiten nach					
• erkennt Aufgaben aus eigenem Antrieb und führt diese durch					
• ist bereit, Neues aufzunehmen und umzusetzen					
• erkennt und berücksichtigt bereichübergreifende Zusammenhänge					
• erkennt Notwendigkeiten, setzt Prioritäten					
• wirkt bei gemeinsam zu leistenden Arbeiten mit					
• macht Vorschläge zur Verbesserung der Arbeitsabläufe					
• vertritt eigene Meinung					
3. Pünktlichkeit					
• erscheint pünktlich zum Dienst					
• hält Pausenzeiten ein					
4. Zuverlässigkeit					
• meldet sich bei Krankheit ordnungsgemäß ab					
• hält Zeiten und Absprachen ein					
5. Flexibilität und Belastbarkeit					
• kann sich auf veränderte Situationen einstellen					
• zeigt Ausdauer und Stetigkeit bei der Arbeit					
6. Verantwortungsbewusstsein					
• leitet Auffälligkeiten umgehend weiter					
• verschafft sich Überblick und holt Informationen ein					
• erkennt sachdienliche Informationen und richtet sich danach					
• leitet Informationen korrekt und schnell weiter					
• geht rationell und umweltfreundlich mit Arbeitsmaterialien um					
7. Äußeres Erscheinungsbild					
• ist nach den Richtlinien des BG gekleidet					
• hält Hygienevorschriften ein					
• ist äußerlich gepflegt					
8. Freundlichkeit, Höflichkeit und Aufgeschlossenheit in Bezug auf pflegebedürftige Menschen/Angehörige					
• nimmt Anliegen pflegebedürftiger Menschen ernst					
• geht diskret mit vertraulichen Angelegenheiten bzw. Informationen um					
• geht von sich aus auf pflegebedürftige Menschen zu					
9. Freundlichkeit, Höflichkeit und Aufgeschlossenheit in Bezug auf Kolleginnen (aller Berufsgruppen)					
• steht als Gesprächspartner zur Verfügung					
• geht von sich aus auf andere zu					
• verhält sich offen und fair					
10.Kooperation					
• ist zur Zusammenarbeit bereit					
• arbeitet mit Kollegen und Vorgesetzten zusammen					

Abb. 9.2 Beurteilungs- und Förderbögen. Der Bogen dient der Evaluation der Personal- und Sozialkompetenz des Auszubildenden. Er liefert eine kriterienorientierte Rückmeldung, die im Zusammenhang mit dem Gesamteindruck des Auszubildenden zu sehen ist. (Abb. nach: Schewior-Popp S. Lernsituation planen und gestalten. Handlungsorientierter Unterricht im Lernfeldkontext. Thieme; 2014)

Erfahrung

Unangenehme Aufgabe

„Diese Benoterei ist für mich als Anleiterin das Schlimmste. Ich sage den Schülern am liebsten schon während der Anleitung, was sie gut machen oder wo Fehler sind. Aber das Auswertungsgespräch am Schluss liegt mir immer schwer im Magen. Ich merke auch, ich schiebe das immer so lange vor mir her, bis eigentlich keine Zeit mehr ist. Dann wird das so hopplahopp mehr nebenbei erledigt. Aber irgendwie bin ich dann jedes Mal unzufrieden, wie es gelaufen ist. Ich weiß nur nicht recht, wie ich es anders machen soll." (Eine Anleiterin)

Die Anleiterin fühlt sich wohl in der spontanen Rückmeldungssituation, meidet aber die Festlegung in der formalisierten Rückmeldung. Grund dafür kann mangelndes Vertrauen in die eigene Urteilsfähigkeit sein oder auch die Angst, es sich mit dem Auszubildenden zu verderben. Mit ihrer Vermeidungstaktik setzt sie sich der Konfrontation und dem eventuellen Widerspruch des Auszubildenden gar nicht erst aus. Die Harmonie in der Anleiter-Auszubildenden-Beziehung bleibt scheinbar gewahrt, doch letztlich erhöht sich die Unsicherheit aufseiten der Anleiterin ebenso wie aufseiten des Lernenden, wie die Erfahrung der Auszubildenden im ersten Beispiel zeigt.

Die vorhergehenden Beispiele machen deutlich: Eine möglicherweise sogar mit einer Note verbundene Beurteilung stellt den „Ernstfall" einer Rückmeldung dar. Zumal das Ergebnis auch Dritten, vor allem der Schule, zugänglich gemacht wird. Damit daraus nicht wirklich ein Problem wird oder gar eine sinnlose oder destruktive Rückmeldung für den Auszubildenden, die ihn in seiner Motivation eher lähmt als fördert (siehe die oben zitierte Erfahrung), sollten bereits im Vorfeld einige Voraussetzungen erfüllt werden:

- Auf keinen Fall darf z. B. die offizielle Rückmeldung für den Auszubildenden sich auf ein einziges Auswertungsgespräch erst am Ende des Praxisblocks beschränken.
- Ebenso bedenklich bis unsinnig ist eine Bewertung oder gar Benotung allein im Rückblick, da sie fast zwangsläufig verfälschend ausfallen muss, sei es nun zum Positiven oder Negativen. Wie das z. B. bei der einseitigen Fixierung der Fall sein kann (S. 142).

Merke

Die Beurteilung

Im Idealfall sollte die Praxisbeurteilung eine Zusammenfassung und Auswertung aller vorangegangenen Rückmeldungen sein, die vom Anleiter und allen mit dem Auszubildenden zusammenarbeitenden Teammitgliedern verantwortet wird.

Das geht aber nur,

- wenn der Auszubildende bereits zuvor kontinuierlich Rückmeldung (S. 66) im geforderten Sinne vonseiten des Anleiters und des Teams erfahren hat und
- wenn Zwischengespräche (S. 117) und Beurteilungen fest vereinbarte, institutionalisierte Termine werden, bei denen der Auszubildende konkret erfährt, wo er steht und sich gegebenenfalls um Verbesserung bemühen kann.
- Ganz wichtig: Der Anleiter sollte seine – positiven und negativen – Beobachtungen und Rückmeldungen im Praxisverlauf immer wieder schriftlich festhalten, um später eine Bewertungsgrundlage zu haben.

Reflexion

Benutzen Sie ein Heft, eventuell eine Kopie des Praxisleitfadens des Auszubildenden, für laufende Notizen über die Leistungen des Lernenden und Anmerkungen Ihrerseits.

9.2.1 Untrennbar: Zwischengespräche und Abschlussgespräch

Richtiger Rahmen

Zwischen- und Abschlussgespräch sind als Teile eines Ganzen zu sehen, da beide den Lernprozess strukturieren. So verstanden und eingesetzt wird die Beurteilung zu einem wichtigen Förderinstrument, das dem Lernenden Lernanreize bietet, weil es seine Stärken und Schwächen in präziser Form spiegelt. Wichtig ist hier bereits der Rahmen:

- Zunächst sollte der Termin ernst genommen und rechtzeitig eingeplant werden, sodass Anleiter und Auszubildender in Ruhe ins Gespräch gehen können. Das Abschlussgespräch sollte nicht am letzten Arbeitstag des Auszubildenden stattfinden. Falls das Team miteinbezogen wird, sollte der Zeitpunkt so gewählt sein, dass Teammitglieder teilnehmen können.

- Es sollte genügend Zeit für das Gespräch angesetzt sein, umgekehrt sind Open-End-Gespräche zu vermeiden: Setzen Sie am besten einen Zeitrahmen.
- Die Gesprächsteilnehmer – der Auszubildende, eventuell auch das Team – sollten schon vorher aufgefordert werden, sich Gedanken über das zu machen, was sie sagen möchten. Sehr hilfreich sind hier Notizen. Unerlässlich sind solche Notizen aufseiten des Anleiters!
- Der Tisch sollte nicht mit anderen, nicht zur Sache gehörenden Unterlagen „zugebaut" sein. Schon äußerlich sollte deutlich signalisiert werden: Jetzt geht es um die Praxisauswertung und um nichts anderes.
- Die Sitzordnung sollte den Auszubildenden nicht zum „Prüfling" oder gar „Angeklagten" machen. Lockernd kann schon wirken, wenn sich der Anleiter über Eck neben den Auszubildenden setzt, sodass Blickkontakt möglich ist.

Wichtige Aspekte des Beurteilungsgesprächs

Die ▶ Tab. 9.1 liefert Punkte, die im Beurteilungsgespräch berücksichtigt werden sollten.

Das Zwischengespräch

Zwischengespräche finden in der Regel, wenn nicht besondere Vorkommnisse zu besprechen sind, in der Zweiersituation Anleiter-Auszubildender statt. Die Auswertung einer ganzen Praxisphase kann eventuell durch Hinzuziehung des Teams bzw. der Co-Anleiter gewinnen, gerade wenn es um die Bewertung sozialer Kompetenzen geht. Die Besprechung der konkreten Endbewertung und Benotung sollte jedoch wieder unter vier Augen erfolgen.

- **Inhalt:** Zur inhaltlichen Strukturierung hilft der Beurteilungsbogen, anhand dessen eine nach standardisierten Kriterien orientierte Rückmeldung ermöglicht wird (siehe Beurteilungs- und Förderbögen (▶ Abb. 9.2)). Die Standortbestimmung des Zwischengesprächs mündet dabei in konkrete Lernvereinbarungen zwischen Auszubildendem und Anleiter.

9

Tab. 9.1 Zentrale Aspekte des Beurteilungsgesprächs.

inhaltliche Aspekte:	formale Aspekte:	organisatorische Aspekte:	personale Aspekte:
• Der Anleiter begründet seine Bewertung und gibt eventuell notwendig werdende sachbezogene Erläuterungen dazu. • Es werden neben der Beurteilung immer auch konkrete Hinweise für Verbesserungen gegeben. • Auszubildender und Anleiter denken vor allem im Zwischengespräch gemeinsam über neue Lernwege nach, auf denen der Auszubildende eventuelle Defizite bearbeiten kann.	• Die Beurteilungsinstrumente bzw. -kriterien müssen allen Beteiligten bekannt sein. Transparenz im Hinblick auf die Bewertung hilft dem Auszubildenden bei der Selbstreflexion. • Der Beurteilte erhält Einsicht in die schriftlichen Unterlagen, z. B. die ausgefüllten Beurteilungsbögen. Für Zwischengespräche kann es interessant sein, wenn Anleiter und Auszubildender jeweils für sich die Bögen ausfüllen und der Auszubildende dann zu einem Vergleich zwischen Eigen- und Fremdbewertung angeregt wird. • Der Auszubildende hat die Möglichkeit nachzufragen und – ganz wichtig – selbst eine Stellungnahme abzugeben, die gehört und ernst genommen wird. Er kann dabei dem Anleiter und gegebenenfalls auch dem Team seinerseits rückmelden, wie er die Praxisphase empfindet/empfunden hat.	Wenn nötig, wird ein weiterer Gesprächstermin vereinbart, etwa wenn der Auszubildende sich der Sicht des Anleiters verweigert oder weiteren Gesprächsbedarf hat.	Der Anleiter ermutigt den Auszubildenden zu weiterer Initiative (S. 99). Dennoch wird klar und ohne Beschönigung auf Mängel hingewiesen, auch wenn diese auf den heiklen Gebieten der Sozial- und Personalkompetenz liegen (S. 107), vgl. auch Beurteilungs- und Förderbögen, (▶ Abb. 9.2)

- **Gestaltung:** Eine Haltung der Wertschätzung und des aufrichtigen Interesses ist Voraussetzung für das Gespräch.
- **Gesprächsverlauf**: Für den Gesprächsverlauf gelten weitgehend die Regeln des Rückmeldungs-Knigge. (S. 70)

Oberstes Gebot ist das Bemühen um Sachlichkeit. Wichtig ist, über eventuellem Negativem das Positive nicht aus den Augen zu verlieren.

Der Anleiter als Gesprächsmoderator

In dieser nicht einfachen Gesprächssituation ist möglicherweise der Anleiter in besonderem Maße gefordert. Als Moderator dafür zu sorgen, dass die Gesprächspartner nicht in eine Verteidigungs- oder Anklagehaltung verfallen und das Gespräch unversehens zu einer gegenseitigen „Abrechnung" gerät. Die Rolle fällt dem Anleiter insbesondere dann zu, wenn es Konfliktsituationen (S. 87) zwischen Auszubildendem und Team gibt. Solche Konfliktsituationen können sehr anspruchsvoll sein und verlangen von Seiten des Anleiters kommunikative (S. 62) und personale Kompetenz (S. 76). Die vorbildhafte Sachlichkeit und Wertschätzung des Anleiters kann den Gesprächsverlauf entscheidend beeinflussen.

Reflexion

Planen Sie für das nächste Auswertungsgespräch eine äußere Form, die Ihnen angenehm erscheint. Übernehmen Sie im Gespräch bewusst immer wieder die Moderatorenrolle. Was fällt Ihnen schwer? Was klappt besser? Was könnte das nächste Mal noch verbessert werden?

9.2.2 Zwei Problemsituationen

Erfahrung

Überrascht und enttäuscht

„Das Beurteilungsgespräch am Ende meines letzten Praxisblocks war ein richtiger Schock für mich. Ich hatte mich in dem Team wohlgefühlt und eigentlich das Gefühl, dass alles prima gelaufen war und meine Anleiterin und das Team sehr zufrieden mit mir waren. Plötzlich fingen sie an, kein gutes Haar mehr an mir zu lassen: Ich sei nicht zuverlässig und könne

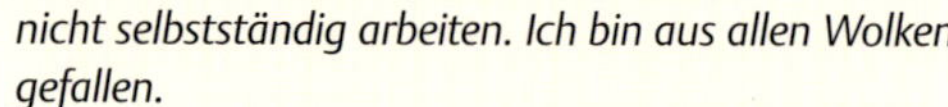

nicht selbstständig arbeiten. Ich bin aus allen Wolken gefallen.

Vorher hat mich kein Mensch darauf angesprochen. Zwischengespräche gab es auch keine. Ich wusste gar nicht, wie ich mich verteidigen sollte. Vieles, was mir jetzt vorgehalten wurde, lag ja schon lange zurück." (Eine Auszubildende)

Es liegt in der Natur der Sache, dass Auszubildende manchmal von ihrer Beurteilung enttäuscht sind. In diesem Fall geriet das Abschlussgespräch offenbar aber zur reinen Negativkritik, bei der Positives unterging. Außerdem kamen möglicherweise die begleitende Rückmeldung und die Erklärung zu kurz. Da offensichtlich kein vorheriger Austausch stattfand, war die Anleiter-Auszubildenden-Beziehung zudem nicht von Offenheit geprägt.

Es wäre aber auch denkbar, dass die Auszubildende Zwischenrückmeldungen verdrängt hat, um ihr Harmoniegefühl zu bewahren, oder dass sie eine falsche Selbsteinschätzung in Bezug auf ihre Fähigkeiten und Leistungen hat, die negative Rückmeldungen an ihr abprallen lassen (siehe dazu auch das folgende Beispiel). Ausführliche Zwischengespräche hätten Fehleinschätzungen auf beiden Seiten eventuell korrigieren können.

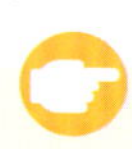

Erfahrung

Keine Gefälligkeitsnoten

„Ich möchte den Auszubildenden wirklich gerecht werden. Ich möchte auch nicht in bloße ‚Gefälligkeitsnoten' verfallen, sondern eine echte Leistungsbeurteilung abgeben, an der der Schüler sich orientieren kann und die ich ausführlich mit ihm bespreche. Aber ich erlebe immer wieder Schüler, die gar nicht hören wollen, was ich sage. Die starren nur auf die Note, und wehe, sie entspricht nicht dem, was sie erwartet haben. Andere haben eine solche Selbstüberschätzung, dass sie ihre Fehler auf keinen Fall akzeptieren. Dann bin ich der Böse, der sie ungerecht beurteilt hat." (Ein Anleiter)

Die meisten Anleiter gehen sehr gewissenhaft mit dem Instrument der Beurteilung um und empfinden umso größere Enttäuschung, wenn dieses Bemühen vom Auszubildenden nicht wahrgenommen wird. Das kann allmählich zu einem Vermeidungsverhalten wie im Beispiel der enttäuschten

Auszubildenden und im Fall der Anleiterin, die ungern Noten verteilt (S. 146), führen.

Im geschilderten Fall wäre denkbar,

- dass die Anleiter-Auszubildenden-Beziehung nicht stimmt.
- dass der Anleiter sich bei aller Sorgfalt zu sehr auf die Endbeurteilung konzentriert und zu wenig Zwischenrückmeldungen gegeben hat.
- dass die Auszubildende tatsächlich uneinsichtig ist.
- dass der Anleiter selbst „harmoniesüchtig" ist und Zustimmung vom Auszubildenden verlangt, die dieser bei einer schlechten Beurteilung kaum geben kann.

Bei „uneinsichtigen" Auszubildenden werden die Orientierung am Rückmeldungs-Knigge (S. 70) und der sachliche Ablauf des Beurteilungsgesprächs besonders wichtig. Trotz allem darf hier nicht die Beziehung zum Auszubildenden im Mittelpunkt stehen, sondern das Bemühen um eine fachlich korrekte Rückmeldung, die von allen Teilnehmern des Beurteilungsgesprächs mitgetragen werden kann.

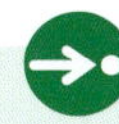

Reflexion

Überlegen Sie sich Beispiele aus Ihrem Erfahrungsbereich und erarbeiten Sie Lösungsvorschläge.

9.2.3 Rückmeldung für den Anleiter

Es ist letztlich nur fair, wenn Anleiter, die sich ja ständig um konstruktive Rückmeldungen für die Auszubildenden bemühen, ihrerseits ebenfalls Feedback von den Lernenden erhalten. In einer offenen und wertschätzenden Anleiter-Auszubildenden-Beziehung erfolgt diese Rückmeldung vom Lernenden an seinen Lernprozessbegleiter ebenso selbstverständlich und kontinuierlich im Verlauf der Zusammenarbeit. Anleitende, die nie vom Auszubildenden zu hören bekommen, wie es ihm mit ihrer Anleitung geht, sollten hellhörig werden und ins Gespräch mit dem Auszubildenden gehen. Möglicherweise hat er auch Hemmungen, sich zur Anleitungssituation zu äußern – ebenfalls aus Angst um die Beziehung – oder er schlägt sich sogar mit einer geheimen Unzufriedenheit herum. In jedem Fall ist hier um des Lernprozesses willen Klärung nötig.

Sehr nützlich kann aber auch eine formalisierte Rückmeldung auf der Grundlage eines Beurteilungsbogens ähnlich dem für den Auszubildenden sein, der dann natürlich genauso in der Zweier-Situation Auszubildender-Anleiter besprochen wird.

Daraus ergeben sich mehrere Vorteile:

- Lernende werden gezielt zu einer kriteriengeleiteten Reflexion des Anleiterverhaltens angeregt.
- Sie üben sich im Feedback und erleben dabei gleichzeitig die Herausforderung, sachlich, konstruktiv und wertschätzend zu bleiben, auch wo sie unzufrieden sind. Sie erfahren insgesamt, wie schwierig es ist, Rückmeldung zu geben.
- Auch eher zurückhaltende Schüler werden dahin geführt, sich zu äußern.
- Die Lernenden werden möglicherweise zu einer realistischeren Selbsteinschätzung in ihrer Eigenbeurteilung angeregt, falls, wie durchaus sinnvoll, der Auszubildende auch für sich selbst einen Beurteilungsbogen ausfüllt.

Die Anleitenden wiederum erfahren Nützliches für ihre eigene weitere Gestaltung der Anleitungssituation.

Sie haben die Möglichkeit, dem Auszubildenden Kritikfähigkeit vorzuleben und ihn in seiner Fähigkeit zum offenen Gespräch zu fördern. So können sie beispielsweise bei allzu harmoniebetonten Rückmeldungen nachhaken und zur Diskussion anregen.

Für ein Beispiel eines Anleiter-Rückmeldebogen siehe Anhang (▶ Abb. 10.3).

9.3 Praxisproben und fachpraktische Prüfung – Vorbereitung und Bewältigung

9.3.1 Stresssituation Prüfung

Erfahrung

Schülerstress

„Praxisbesuche von der Schule waren für mich und für meine Anleiterin grässlich. Irgendwie war es jedes Mal eine Prüfungssituation, weil ja immer eine Note gemacht wurde. Ich konnte meist schon die Nacht vorher nicht schlafen. Oft geht dann auch irgendetwas schief. Einmal ist die Bewohnerin, mit der ich die Ganzwaschung durchführen wollte, über Nacht krank geworden, und ich musste mich plötzlich auf einen anderen Bewohner einstellen. Ein anderes Mal ging eine Aktivierung daneben, weil die Bewohner an dem Tag überhaupt keine Lust hatten. Meine Anleiterin war immer genauso erledigt wie ich, wenn der Tag vorbei war." (Eine Altenpflegeschülerin)

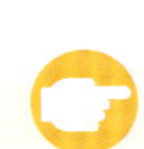

Erfahrung

Anleiterstress

„An Prüfungstagen bin ich oft fast genauso aufgeregt wie meine Schüler. Viele Dinge müssen sie ja von der Schule aus anders machen, als es dann bei uns möglich ist. Das bringt Unsicherheit. Andererseits möchte man, dass die Schüler zeigen können, was sie gelernt haben. Und dabei weiß man, wie unberechenbar die Arbeit mit Menschen ist. Da kann schon die Tagesform des begleiteten Menschen vieles entscheiden." (Eine Anleiterin aus der sozialpsychiatrischen Arbeit)

Der Anleiter ist an der Qualität der gezeigten Leistung beteiligt und ist mitverantwortlich für deren gerechte Beurteilung. Häufig fühlt er sich am Prüfungstag ähnlich auf dem Prüfstand wie der Schüler, schließlich war er dessen wichtigster fachpraktischer Ansprechpartner. Man wünscht einerseits dem Schüler ein gutes Abschneiden, zugleich schwingt auch ein wenig eigener „Anleiterehrgeiz" mit.

Im Folgenden wird der Versuch unternommen, einen Katalog mit Anregungen für eine erfolgreiche Vorbereitung und Gestaltung der Prüfungssituation zu erstellen. Des Weiteren werden „Prüfungskiller" genannt, die nach Möglichkeit vermieden werden sollten. Grundvoraussetzung ist natürlich in jedem Fall eine gute, detaillierte Vorbereitung und Begleitung des Auszubildenden.

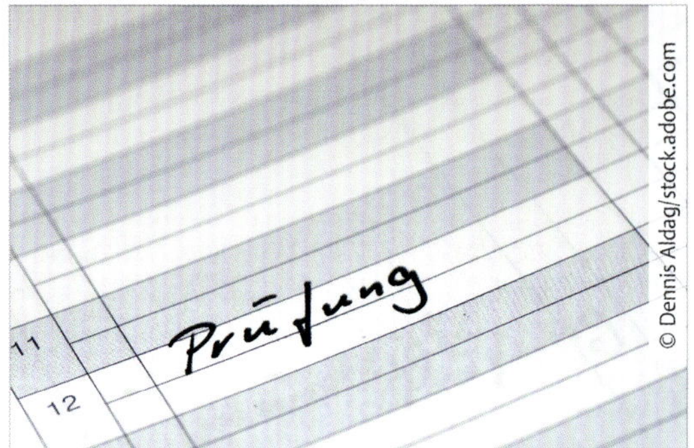

Abb. 9.3 Die Prüfung. Die Prüfung ist für den Auszubildenden, aber auch für den Anleiter ein herausforderndes Ereignis. (Dennis Aldag – stock.adobe.com)

9.3.2 Phasen der Prüfungsvorbereitung

Auch die Vorbereitung auf die praktische Prüfung sollte geplant und strukturiert gestaltet werden. Der Anleiter ist hierfür der erste Ansprechpartner und sollte dem Auszubildenden entsprechende Unterstützung bieten.

► **Phase I.** Frühzeitige gemeinsame Vorüberlegungen, wenn der Auszubildende Einfluss auf das Prüfungsthema hat, z. B. bei einer Praxisprobe:

- Was soll der Inhalt sein?
- Welche Aktivität bzw. Pflegehandlung möchte der Auszubildende durchführen? Welche Person kommt bzw. welche Personen kommen dafür infrage?
- Was braucht der Auszubildende für die Durchführung? Welche äußeren Bedingungen müssen erfüllt sein (Raumbenutzung etc.)?
- Erster schriftlicher Entwurf des Auszubildenden, den er dem Anleiter vorstellt.
- Pflegeempfänger informieren und um Mitarbeit bitten.
- Team informieren und um Rücksicht bei der Planung bitten.
- Bei Prüfungen, in denen medizinisch-pflegerisches Wissen abgeprüft wird: Üben denkbarer

Prüfungsinhalte, auch in leicht abgewandelter Form bzw. mit unterschiedlichen Patienten.
- Klare Absprachen zwischen Auszubildendem und Anleiter (wann kann geübt werden).

Der Anleiter fördert und fordert in dieser Phase bewusst die Eigeninitiative des Lernenden. Er nimmt ihm nicht etwa Verantwortung ab. Seine Aufgabe besteht darin, den Auszubildenden dazu zu befähigen, dass er selbst seine Kompetenzen nutzt und die Vorbereitungszeit effektiv strukturiert.

▸ **Phase II.** Beinhaltet folgende Punkte:
- äußeren Ablauf der Prüfung mit dem Auszubildenden durchsprechen (auf jeden Fall am Tag vor der Prüfung), damit beide, Auszubildender und Anleiter, sich sicher fühlen
- Vorbereitungen in die Wege leiten (Raumnutzung, Material)
- Bei Prüfungsaufgaben, die vom Auszubildenden vorbereitet und eingereicht wurden und deren Ablauf stark vom Befinden eines Bewohners/Patienten abhängt, sollte auch besprochen werden, wie auf ein verändertes Befinden eingegangen bzw. was ersatzweise gezeigt werden kann, falls die vorgesehene Person an diesem Tag nicht ansprechbar ist (Plan B).
- Gesprächsbereitschaft bei noch offenen Fragen deutlich signalisieren. Oft trauen sich die Auszubildenden so kurz vor der Prüfung nicht zuzugeben, dass ihnen noch etwas unklar ist.

Ermutigung und Lob sind für den Auszubildenden in der Zeit unmittelbar vor der Prüfung besonders wichtig, aber auch ein offenes Ohr für seine Ängste und für ungeklärte Fragen. Der Anleiter sollte deshalb unbedingt Zeit für die jetzt erforderliche Begleitung finden, den Auszubildenden aber durchgängig auf der „Erwachsenenebene“ ansprechen.

▸ **Phase III.** Kann Folgendes umfassen:
- Am Prüfungstag selbst kann schon die in netter Art erfolgende Begrüßung für alle Teile lockernd und entspannend wirken.
- Dem Anleiter kommt auch in der fachpraktischen Prüfung eine Art Mittlerrolle zu: Er sorgt dafür, dass der externe Prüfer sich wohlfühlt, so kann die Prüfung in angenehmer Atmosphäre verlaufen.
- Wichtig ist auch hier wieder die Information: Wie bei der Arbeit auch, sollte jeweils kurz besprochen werden, wie der Ablauf geplant ist.
- Für den Auszubildenden ist eine ruhige und ermunternde Haltung des Anleiters entlastend. Kleine positive Signale, ein Lächeln, ein Nicken, machen Mut.
- Im Prüfungsablauf sollten Anleiter und Prüfer möglichst allen Beteiligten, vor allem aber auch dem Patienten und Zimmernachbarn signalisieren, dass sie ernst genommen werden und jeder ihnen zugewandt ist.

Während der Prüfung kann der Anleiter durch seine souveräne und wertschätzende Präsenz entkrampfend und beruhigend auf die gesamte Situation einwirken und dem Schüler so Raum geben, sich gut zu entfalten.

▸ **Phase IV.** Enthält die folgenden Aspekte:
- Im abschließenden Gespräch (S. 143), das auch in angenehmem Rahmen gestaltet wird, hält der Anleiter seine Notizen und entsprechende Unterlagen bereit. Er sollte sich um eine offene, objektive Haltung bemühen und sich nicht vom Urteil des Fachlehrers beeinflussen lassen.
- Umgekehrt sollte er aber auch selbstkritisch seine Wahrnehmung hinterfragen (siehe Beurteilungsfehler (S. 58)).
- Inhaltliche Grundlage des Gesprächs kann die Kriterienliste (S. 153) der Prüfung sein.
- Der Auszubildende ist so rasch wie möglich über das Ergebnis zu informieren.
- Im anschließenden Zweiergespräch zwischen Auszubildendem und Anleiter dürfen und sollen beide die Möglichkeit haben, offen, aber um Sachlichkeit bemüht zu sagen, wie sie die Prüfungssituation empfunden haben und wie es ihnen jetzt geht.

Durch seine Kompetenz und Bereitschaft zum fachlichen Austausch trägt der Anleiter dazu bei, die Beurteilung des Prüflings auf eine gute Basis zu stellen. Das Bemühen um größtmögliche Transparenz des Prüfungsergebnisses für den Prüfling und die Möglichkeit, die Prüfung mit dem Anleiter nachzubesprechen, hilft dem Auszubildenden, die Bewertung einzuordnen, aus der Prüfung zu lernen und sich wertgeschätzt zu fühlen.

Reflexion

Nutzen Sie die 4 Phasen der Prüfungsvorbereitung gerne auch als Checkliste in der Praxissituation. Ergänzen Sie weitere Punkte oder streichen Sie für sich Überflüssiges.

9.3.3 Prüfungskiller

Und hier noch die Liste der zu vermeidenden „Prüfungskiller“:

- voreingenommene Grundhaltung
- hektisches Verhalten
- Unsicherheit beim Anleiter
- unfreundliches Verhalten gegenüber dem externen Prüfer
- Auszubildenden auf die „Kindebene“ stellen
- Zurechtweisen des Auszubildenden vor dem externen Prüfer
- übertriebenes Loben und Ermutigen des Auszubildenden
- abwertende oder missverständliche Körpersprache
- unsachliche Äußerungen im Beurteilungsgespräch

Dass es durchaus einmal zu unterschiedlichen Beurteilungen einer Praxissituation zwischen dem von außen kommenden Praxisbegleiter der Schule und dem mit Insiderwissen ausgestatteten Anleiter kommen kann, zeigt das folgende Beispiel einer Praxisprobe in einer Wohngruppe für Jugendliche mit körperlicher Behinderung:

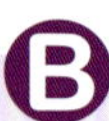

Beispiel

Praxisprobe mit Komplikation

Johannes hatte sich für seine dritte Praxisprobe im ersten Ausbildungsjahr eine nicht ganz einfache Situation ausgesucht: Mit Frieda, einer 16-Jährigen mit schwerer mehrfacher Körperbehinderung, wollte er den Ablauf der morgendlichen Frühtoilette spielerisch darstellen und einüben, um ihr zu mehr Selbstständigkeit und Unabhängigkeit zu verhelfen. Auf einen schönen, bunten Karton hatte er die einzelnen Schritte und Verrichtungen aufgemalt und ausgeschnitten. Die einzelnen Symbole lagen nun auf dem Tisch: aus grünem Papier die Seife, blau das Handtuch, rosa die Unterwäsche, gelb die Zahnbürste usw. Frieda sollte nun die Symbole in der richtigen Reihenfolge ordnen und danach auf vorbereitete Kartons kleben. Es war Johannes klar gewesen, dass in dieser Anleitungssituation mehrere zusätzliche Personen anwesend sein würden: die Anleiterin und der Fachlehrer. Hatte er bedacht, dass er einen „Außenstehenden“ in die recht intime Situation mit einbeziehen würde? Zunächst klappte es ganz gut. Johannes sparte nicht mit Lob und animierte Frieda, in bewährter Weise fortzufahren. Als aber die „rosa Unterwäsche“ an die Reihe kam, konnte Frieda nicht mehr an sich halten und begann schallend zu lachen. Johannes, zunächst amüsiert über seine lebensfrohe Bewohnerin, lachte mit, doch als das Lachen nicht mehr aufhören wollte, begann er es einfach zu ignorieren. Jeder weitere Schritt wurde nun von heftigen Lachsalven begleitet. Ein sinnvolles Weiterarbeiten war nicht mehr möglich. Doch Johannes saß mit ernstem Gesicht dabei und lobte Frieda ...

Das Nachgespräch war schwierig. Johannes saß steinern da und war blockiert. Er hatte seine Aufgabe zwar zu Ende gebracht und sein Ziel erreicht, aber er hatte sich selbst und Frieda dabei „verloren“. Für den Fachlehrer war die Situation klar: Johannes hatte die Situation unterschätzt und Frieda in eine peinliche Situation gebracht, die sie nur noch mit penetrantem Lachen überspielen konnte. Johannes wollte diese Interpretation nicht übernehmen. Auch die Anleiterin teilte diese Auffassung nicht. Was für den von außen Kommenden (Fachlehrer) so eindeutig schien, war für den Insider (Schüler/Anleiterin) keinesfalls naheliegend.

Während Johannes noch ganz unter dem Eindruck der erlebten Situation stand, konnte die Anleiterin artikulieren und begründen, dass das Friedas Lachverhalten Teil ihrer Behinderung ist und in vielen Situationen ihre Art darstellt, sich mit der Umwelt auseinanderzusetzen. Auf diese Weise konnte das Gespräch, das sonst sicher unbefriedigend verlaufen wäre, wieder in sachliche und fachliche Bahnen gelenkt werden und auch Johannes konnte sich wieder daran beteiligen und sein Vorgehen darstellen.

9.4 Beurteilungskriterien – Wegweiser im Bewertungswirrwarr

Es kann nicht Aufgabe eines Anleitungshandbuches sein, Prüfungsinhalte und Beurteilungskriterien zu definieren oder gar über Sinn und Unsinn von Benotung zu diskutieren. Dafür gibt es eigene Bücher und ganze Gremien, die sich darüber den Kopf zerbrechen. Hier geht es nur darum, Ihnen als Anleiter einige Anhaltspunkte zu geben und in einem Überblick deutlich zu machen, worum es bei der Beurteilung geht.

Grundlage einer Beurteilung, gleichgültig, ob sie nun im Rahmen einer Praxisauswertung oder einer fachpraktischen Prüfung erfolgt, sind vorgegebene Beurteilungskriterien (z. B. anhand von Pflegestandards (8.5)), die von den Lernzielen (6.1.3) bestimmt sind. Sie geben Auskunft darüber, welche Aspekte der Schülerleistung beurteilt werden sollen, z. B. die soziale Kompetenz im Umgang mit den begleiteten Menschen und/oder die richtige Umsetzung medizinischen oder pädagogischen Wissens.

Durch die Art der Aufgabenstellung in der Prüfung wird festgelegt, welches Leistungsniveau, bezogen auf den Ausbildungsstand, beim Auszubildenden vorauszusetzen ist: Im ersten Altenpflege-Ausbildungsjahr wird zum Beispiel die Beherrschung einfacherer pflegerischer Fertigkeiten vorausgesetzt, im dritten Ausbildungsjahr muss der Auszubildende auch komplexe Pflegehandlungen sicher und fehlerfrei durchführen können (S. 106).

Der Ausdruck der Beurteilung in Punkten, Noten oder Ähnlichem soll anzeigen, in welchem Maße der Auszubildende die Anforderungen erfüllt, ob er zum Beispiel die gezeigte Maßnahme folgerichtig, einfühlsam und sicher durchgeführt hat, wie es die Aufgabenstellung verlangte (siehe dazu auch die Anmerkungen zur Benotung (S. 154)).

Einrichtungen und Ausbildungsstätten geben Lernzielkataloge, Beurteilungskriterien und Orientierungshilfen zur Benotung bis hin zu detaillierten Formblättern für die Leistungsauswertung an die Hand. Mit der generalisierten Pflegeausbildung (ab 2020) werden die Ausbildungsrichtlinien, Lehrpläne und Prüfungsinhalte für pflegerische Berufe vereinheitlicht und bundesweit festgeschrieben.

In dieser Übergangssituation beschränken wir uns im Folgenden auf eine knappe Übersicht über die drei Kernbereiche, in denen der Auszubildende im Laufe der Ausbildung Kompetenz erwerben soll – und die damit auch Gegenstand der Beurteilung sind. Je nach Arbeitsfeld und Ausbildungsstand wird dabei die Gewichtung der einzelnen Kompetenzfelder unterschiedlich sein.

Grundsätzlich bietet die praktische Prüfung die Möglichkeit, Wichtiges über die kognitiven und praktischen, sozialen und personalen Potenziale des Prüflings in ihrem Zusammenspiel zu erfahren. Fluide Anteile der Intelligenz spielen dabei eine entscheidende Rolle, z. B. die Fähigkeit, sich auf Situationen und Personen einzustellen, Veränderungen zu erkennen und rasch und angemessen auf sie zu reagieren, Lösungen auch für neue Problemstellungen zu finden, sich in schwierigen Situationen eigenständig zurechtzufinden. Kriterien für diese komplexe Intelligenzfunktion zu definieren ist nicht ganz einfach und fordert vor allem eine gut durchdachte Aufgabenstellung. Werden im ersten Ausbildungsjahr Ansätze dieser Professionalität im Rahmen einfacherer Situationen verlangt, so muss der Auszubildende im zweiten Ausbildungsjahr schon weit mehr Sicherheit zeigen und im dritten Jahr komplexe Situationen aus dem Gesamtpool seiner Kompetenzen heraus meistern können.

9.4.1 Schwerpunkte der Beurteilung

► I. **Fachkompetenz.** Umfasst die theoretische Kompetenz sowie die Handlungskompetenz.

1. Organisation des Arbeitsablaufs
   - folgerichtige, situationsangepasste Planung, Durchführung und Nachbereitung
2. Umsetzung von Fachwissen
   - korrekte Anwendung von medizinisch-pflegerischem bzw. pädagogisch-psychologischem Fachwissen
   - genaue Patientenbeobachtung und situationsangepasstes Handeln (auch im Sinne prophylaktischer Maßnahmen sowie im Hinblick auf die Bewältigung von Akutsituationen)
   - Hygiene
   - Beachtung der Sicherheit
   - fachgerechter Umgang mit Material/Hilfsmitteln/Medikamenten
3. Arbeitsleistung
   - Geschick, Gewandtheit, Sicherheit
   - Flexibilität, Erkennen von Prioritäten
   - Problemlösefähigkeit in neuen Situationen
   - Arbeitstempo

4. Bewältigung administrativer Aufgaben
    - schriftliche Leistungsnachweise
    - mündliche und schriftliche Berichterstattung
    - Dokumentation
    - Pflegeplanung, Entwicklungsbericht
    - Planung von Veranstaltungen

▸ **II. Sozialkompetenz.** Umfasst Kommunikations- und Sozialverhalten des Auszubildenden.

1. Umgang mit Pflegeempfängern
    - wertschätzender Umgang (Anrede, Informierung, Umgangston, Wahrung der Intimsphäre)
    - Wahrnehmung von und richtiges Eingehen auf körperliche/psychische/soziale Bedürfnisse des begleiteten Menschen
    - Förderung von Selbstständigkeit, Erhalten von Ressourcen
2. Umgang mit Mitarbeitern
    - Offenheit
    - Verlässlichkeit
    - Weitergabe von Informationen
    - Kritikfähigkeit
    - Teamfähigkeit
3. Umgang mit Angehörigen
    - Information
    - wertschätzender Umgang

▸ **III. Personale Kompetenz.** Umfasst die Kompetenzen, die im Bereich der Selbstkompetenz liegen.

1. Lernfähigkeit
    - beobachtbare Lernfortschritte
    - Fähigkeit, Zusammenhänge herzustellen
    - Flexibilität, Anpassungsfähigkeit, Kreativität
    - rasche Auffassungsgabe auch bei komplexen Abläufen, Problemlösefähigkeit
    - Selbstständigkeit
2. Motivation
    - Einstellung zur Arbeit, Engagement
    - Verantwortungsbereitschaft
    - Eigeninitiative
3. Psychologische Fähigkeiten
    - Kontaktfähigkeit
    - Einfühlungsvermögen
    - Belastbarkeit (Umgang mit belastenden Situationen)
    - Umgang mit Distanz und Nähe
    - Konfliktfähigkeit

M!

Merke

Orientierung für die Anleitung
Machen Sie sich als Anleiter möglichst früh und möglichst intensiv mit dem Anforderungskatalog vertraut, denn er gibt die Ziele vor, die auf dem Anleitungsweg erreicht werden sollen.

9.4.2 Noten – ein bei aller Problematik wichtiges Instrument

„Die Beurteilung von Schülerleistungen ist nach wie vor mit Problemen belastet. Jeder selbstkritische Lehrende empfindet Unbehagen, wenn er möglichst objektiv und gerecht Leistungen beurteilen möchte und deutlich spürt, dass er den eigenen Ansprüchen nicht genügt. Die Literatur über Leistungsbewertungen und -beurteilung weist beeindruckend nach, dass viele subjektive Faktoren eine beeinflussende Wirkung haben. ... Während die didaktische Diskussion heute für den Wissensbereich hinreichend verlässliche Verfahren angibt, sind die Unsicherheiten im Verhaltensbereich, im Bereich der Fertigkeiten größer“ (M. Bönsch).

Wie weit der Auszubildende die an ihn gestellte Anforderung erfüllt, wie nah er dem festgelegten Lernziel kommt, soll in der Regel in einer Note ausgedrückt werden.

Beurteilungsskala statt Noten

Die Note wird üblicherweise aus einem neutraleren Bewertungsschema mit Punktevergabe bzw. aus einer Beurteilungsskala gewonnen, wie sie viele Beurteilungsbögen bieten. Ein Beispiel für eine solche Beurteilungsskala liefert der oben angeführte Vorschlag zur Bewertung einer Blutdruckmessung (▸ Abb. 9.1). Der Prüfer trägt seine Bewertung dabei per Ankreuzen ein. Als Grundlage für die Erstellung kann ein Standard (S. 136) herangezogen werden.

Häufig wird mit mehrstufigen Skalen gearbeitet, die von einer „starken“ über eine „mittlere“ bis hin zu einer „schwachen“ oder „völlig fehlenden“ Ausprägung des zu beurteilenden Merkmals reichen (vergleiche dazu Beurteilungs- und Förderbögen ▸ Abb. 9.2). Diese Graduierung ist nicht nur für das Abschlussgespräch hilfreich. Die Verwendung solcher differenzierteren Bewertungsskalen ist auch für die Beurteilung komplexerer Handlungsvorgänge unabdingbar.

Der Vorteil des Verfahrens liegt darin,

- dass Beobachtungen sehr rasch, also wirklich prüfungsbegleitend, dokumentiert werden können,
- dass die Abstufungen ein recht präzises Einschätzen der Leistung ermöglichen,
- dass sich die Beobachtungen mehrerer Prüfer, z. B. Anleiter/Lehrer für Fachpraxis, gut vergleichen lassen,
- dass eine Art „Leistungsprofil" des Auszubildenden entsteht, das eine objektivere Bewertung zulässt,
- dass ein solches Profil auch für den Auszubildenden selbst hilfreich ist, wenn es in der Nachbesprechung mit ihm angeschaut wird. Er erfährt so genau, wo er an sich arbeiten muss.

Notengebung

Die Auswertung der Beurteilungsskala wird schließlich in einer Note zusammengefasst. Nicht selten werden wir auf Zwischennoten zurückgreifen, um der Leistung des Auszubildenden gerecht zu werden. Zur Orientierung hier eine Übersicht darüber, was die verschiedenen Noten eigentlich ausdrücken:

► **Sehr gut.** Die Leistungen übertreffen überwiegend das geforderte Lernziel.

(Hervorragende Leistung ohne Einschränkung; sichere, differenzierte und breite Wissensbasis; klare, begründete, situationsangepasste Umsetzung des Wissens; eigenständige Auseinandersetzung mit Inhalten und Umsetzung.)

► **Gut.** Das Lernziel wird ohne Einschränkung erreicht.

(Beachtliche Leistung ohne wesentliche Einschränkungen; sichere Wissensbasis; gute Umsetzung, die Einsicht in die Zusammenhänge verrät.)

► **Befriedigend.** Das Lernziel wird im Allgemeinen erreicht.

(Solide Leistung mit geringen Einschränkungen; voll ausreichende Wissensbasis; angemessene Umsetzung.)

► **Ausreichend.** Die Leistungen weisen Mängel auf, die jedoch in absehbarer Zeit behoben werden können.

(Noch akzeptable Leistung, allerdings mit größeren Einschränkungen; knappe Wissensbasis; Unsicherheiten in der Umsetzung; keine Anzeichen für ein Denken in Zusammenhängen.)

► **Mangelhaft.** Die Leistung entspricht nicht den Anforderungen, sie weist auf erhebliche Kompetenzdefizite hin.

(Unbefriedigende Leistung mit erheblichen Mängeln; lückenhafte Wissensbasis; fehlerhafte Umsetzung; Leistungsverbesserung möglich.)

► **Ungenügend.** Die Leistungen entsprechen nicht den Anforderungen – selbst die Grundkenntnisse sind lückenhaft.

(Völlig unzureichende Wissensbasis; Unfähigkeit zur Umsetzung; Leistungsverbesserung erscheint nicht realisierbar.)

(Zusammengefasst und ergänzt nach Vorlagen Schule Witte, Stuttgart, und Berufsfachschule für Altenpflege des Diakonischen Instituts, Reutlingen)

9.4.3 Beurteilungen sind immer relativ – und doch oft angemessen

Bei allen Orientierungshilfen und allem Bemühen um Objektivität bleibt es schwierig, Leistungen so komplexer Art, wie sie im sozialpflegerischen Bereich gefordert sind, zu beurteilen. Zu den Tücken des pflegerischen Alltags mit seinen viel Flexibilität verlangenden Anforderungen kommt die Verzerrung durch die Subjektivität aller Beteiligten (subjektive Beurteilungsfehler (S. 142)). Jeder Anleiter hat, und sei es unbewusst, „Lieblingsschüler", jeder Prüfer hat „Lieblingsthemen", die ihm besonders wichtig sind und deren falsche Behandlung er besonders übel vermerkt. Die meisten Anleiter sind sich dieser Problematik nur zu bewusst, wie die Aussage der Anleiterin am Anfang des Kapitels und das Zitat von Manfred Bönsch zeigen.

Merke

Einfluss auf Bewertung

Bewertungen, vor allem, wenn sie aus einer einzigen Leistungsdemonstration abgeleitet werden, wie etwa bei einer Prüfung, sind immer auch von Zufällen und Unwägbarkeiten, dem Befinden der Pflegeempfänger und zu begleitenden Menschen und vielem mehr abhängig.

Dennoch wäre es ein Fehler, dieses Dilemma durch die Vergabe von „Durchschnittsnoten“ zwischen „gut“ und „befriedigend“ zu umgehen. Sie lassen den Auszubildenden über seine tatsächliche Leistung im Unklaren, ja verführen ihn möglicherweise zu gefährlicher Selbstüberschätzung. Es kann nicht angehen, aus Gutmütigkeit Auszubildende, die den Anforderungen eigentlich nicht gewachsen sind, in eine verantwortungsvolle Tätigkeit zu entlassen, in der andere Menschen in hohem Maße von ihnen abhängig sind. Außerdem werten Durchschnittsnoten die Ernsthaftigkeit der Ausbildung ab („Mit Hilfsbedürftigen umgehen kann jeder“) und schaden damit dem Ansehen des ganzen Berufsstandes. Genauso ungerecht ist es natürlich, Auszubildenden, die wirklich Hervorragendes leisten, die Anerkennung durch die entsprechende Note zu verweigern, weil man ja immer irgendetwas noch besser machen kann.

In der Prüfungs- und Beurteilungssituation ist höchste Sachlichkeit gefordert – auch dem „Lieblingsschüler“ gegenüber, der sonst doch immer viel besser war. Selbst „unangenehme Auszubildende“, die dem Anleiter viel zu schaffen machten, können durch unerwartete Leistungen überraschen, die bei allem menschlich verständlichen, aber unsachlichen inneren Widerstreben des Anleiters absolut gerecht und unabhängig bewertet werden müssen – ohne Ansehen der Person!

Doch soll hier die Notengebung, mit der sich viele Anleiter ohnehin schwertun, nicht unnötig dramatisiert werden. Bis unsere Prüfungsordnungen bessere Alternativen anbieten, müssen wir uns bemühen, mit dem uns zur Verfügung stehenden Instrumentarium sinnvoll zu arbeiten. Dies ist durchaus möglich, wenn die oben angedeuteten Gesichtspunkte kritisch und bewusst berücksichtigt werden.

So ist in der Beurteilungssituation noch einmal in besonderer Weise das Selbstbewusstsein des Anleiters gefordert – gerade auch in der Zusammenarbeit mit dem Fachlehrer. Er darf hier durchaus auf die eigene Fachkompetenz und Beobachtungsgabe vertrauen und Mut zu einer eigenen, unabhängigen Wertung zeigen, sofern er diese sowohl dem externen Prüfer als auch dem Auszubildenden gegenüber begründen kann.

Reflexion

Beurteilen Sie die Leistungen des Auszubildenden ab und zu inoffiziell für sich. Vergleichen Sie Ihre Wertung mit der von Kollegen, um ein Gefühl für das Bewertungssystem zu bekommen.

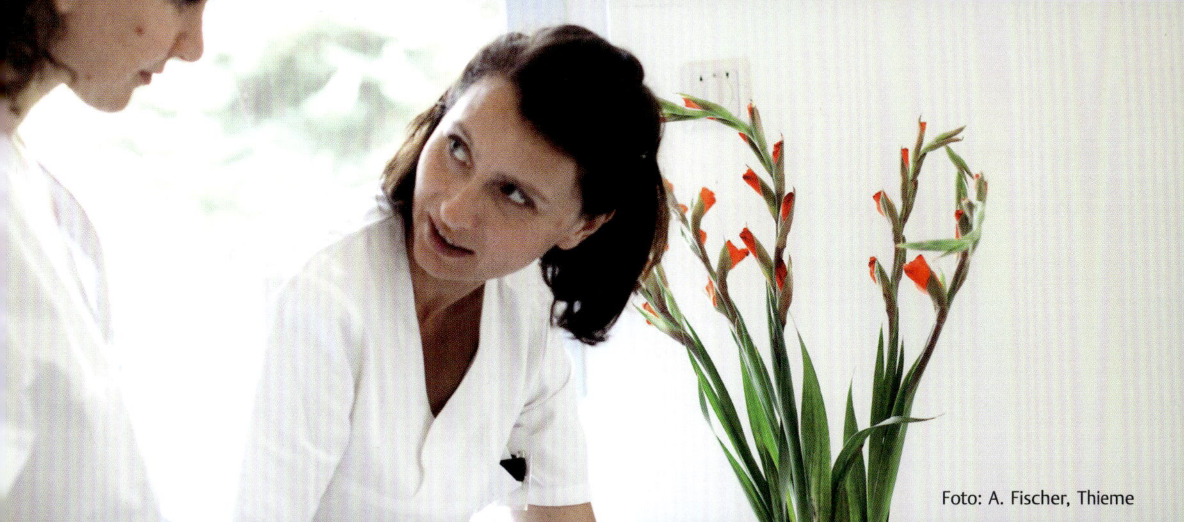

Foto: A. Fischer, Thieme

Kapitel 10

Anhang

10 Anhang

10.1 Formblätter, Kopiervorlagen

Formblatt zur Lernprozessbegleitung
Vereinbartes Lernziel:
Lernbedarf des Schülers:
Lernvereinbarungen:
Einzelaufgabe(n) innerhalb der Lernvereinbarung:
Beobachtung der Praxisanleiter/in:
Auswertung der Lerneinheit:
Abschließende Vereinbarung:

Abb. 10.1 Lernprozessbegleitung. Das Formblatt dient der Strukturierung einer Lerneinheit.

Vorgesprächsprotokoll

Auszubildende/r:

Praxisanleiter/in:

Einrichtung/Station:

Praxiseinsatz, Zeitraum:

1. Information der/des Auszubildenden an die Einrichtung

1.1. Theoretische Ausbildung
- Ausbildungsbeginn: ___________
- theoretische Inhalte:

1.2. Bisherige Praxiseinsätze:

1.3. Die/der Auszubildende fühlt sich bei folgenden Tätigkeiten (besonders im Hinblick auf das Einsatzfeld)

sicher:

unsicher:

1.4. Lernwünsche der/des Auszubildenden an die Einrichtung/Praxisanleitung:

2. Information der Einrichtung an die/den Auszubildenden

2.1. Zuständiger Praxisanleiter:

2.2. Weitere Ansprechpartner:

2.3. Lernangebote der Einrichtung:

3. Vereinbarungen

3.1. Vorläufige Lernziele:

3.2. Termin für das Zwischengespräch

3.3. Termin für das Abschlussgespräch

3.4. Sonstiges

Datum, Unterschrift Auszubildende/r

Datum, Unterschrift Praxisanleiter/in

Abb. 10.2 Vorgesprächsprotokoll. Das Protokoll ist die schriftliche Fixierung des Vorgesprächs und wird gemeinsam von Anleiter und Auszubildenden besprochen und ausgefüllt.

Rückmeldungsbogen											
Informationen vom Praxisanleiter an den Auszubildenden											
Einführung und Einarbeitung in den Gruppendiensten	Keine Bewertung möglich	1,0	1,5	2,0	2,5	3,0	3,5	4,0	4,5	5,0	5,5	6,0
Information zu den Pflegeempfängern	Keine Bewertung möglich	1,0	1,5	2,0	2,5	3,0	3,5	4,0	4,5	5,0	5,5	6,0
Informationen zur Praxiseinrichtung	Keine Bewertung möglich	1,0	1,5	2,0	2,5	3,0	3,5	4,0	4,5	5,0	5,5	6,0
Rahmenbedingungen und Regeln der Gruppenarbeit	Keine Bewertung möglich	1,0	1,5	2,0	2,5	3,0	3,5	4,0	4,5	5,0	5,5	6,0
Verabredungen für die fachpraktischen Unterweisungen	Keine Bewertung möglich	1,0	1,5	2,0	2,5	3,0	3,5	4,0	4,5	5,0	5,5	6,0
Die Informationsweitergabe erfolgte jeweils rechtzeitig	Keine Bewertung möglich	1,0	1,5	2,0	2,5	3,0	3,5	4,0	4,5	5,0	5,5	6,0
Anforderungen und Aufgabenstellungen des Praxisanleiters an den Auszubildenden											
Aufgaben entsprechend dem Ausbildungsjahr	Keine Bewertung möglich	1,0	1,5	2,0	2,5	3,0	3,5	4,0	4,5	5,0	5,5	6,0
Aufgaben entsprechend der biografischen Reife des Auszubildenden	Keine Bewertung möglich	1,0	1,5	2,0	2,5	3,0	3,5	4,0	4,5	5,0	5,5	6,0
Praktische Aufgabenstellung stehen im Zusammenhang mit den bisher gelernten theoretischen Inhalten	Keine Bewertung möglich	1,0	1,5	2,0	2,5	3,0	3,5	4,0	4,5	5,0	5,5	6,0
Begleitung der praktischen Arbeit durch den Praxisanleiter											
Umfang der Anleitung	Keine Bewertung möglich	1,0	1,5	2,0	2,5	3,0	3,5	4,0	4,5	5,0	5,5	6,0
Spielraum für ein freies Gestalten	Keine Bewertung möglich	1,0	1,5	2,0	2,5	3,0	3,5	4,0	4,5	5,0	5,5	6,0
Eigenverantwortliches Handeln ermöglicht	Keine Bewertung möglich	1,0	1,5	2,0	2,5	3,0	3,5	4,0	4,5	5,0	5,5	6,0
Vor- und Nachbearbeitung der praktischen Arbeit	Keine Bewertung möglich	1,0	1,5	2,0	2,5	3,0	3,5	4,0	4,5	5,0	5,5	6,0
Aufarbeitung von Fehlern des Auszubildenden	Keine Bewertung möglich	1,0	1,5	2,0	2,5	3,0	3,5	4,0	4,5	5,0	5,5	6,0
Aufarbeitung von Fehlern des Auszubildenden											
Bezüglich der Krankheitsbilder	Keine Bewertung möglich	1,0	1,5	2,0	2,5	3,0	3,5	4,0	4,5	5,0	5,5	6,0
Theoretische Hintergründe der praktischen Arbeit	Keine Bewertung möglich	1,0	1,5	2,0	2,5	3,0	3,5	4,0	4,5	5,0	5,5	6,0
Inhaltliche Gestaltung der Ausbildungsgespräche	Keine Bewertung möglich	1,0	1,5	2,0	2,5	3,0	3,5	4,0	4,5	5,0	5,5	6,0
Zielsetzung der Praxisstelle	Keine Bewertung möglich	1,0	1,5	2,0	2,5	3,0	3,5	4,0	4,5	5,0	5,5	6,0
Vorbildfunktion des Praxisanleiters (fachlich)											
Im Stations- bzw. Gruppenalltag	Keine Bewertung möglich	1,0	1,5	2,0	2,5	3,0	3,5	4,0	4,5	5,0	5,5	6,0
Einhalten von Absprachen	Keine Bewertung möglich	1,0	1,5	2,0	2,5	3,0	3,5	4,0	4,5	5,0	5,5	6,0
Pünktlichkeit	Keine Bewertung möglich	1,0	1,5	2,0	2,5	3,0	3,5	4,0	4,5	5,0	5,5	6,0
Arbeitshaltung	Keine Bewertung möglich	1,0	1,5	2,0	2,5	3,0	3,5	4,0	4,5	5,0	5,5	6,0
Umgang mit sozialen Regeln	Keine Bewertung möglich	1,0	1,5	2,0	2,5	3,0	3,5	4,0	4,5	5,0	5,5	6,0
Umgang mit Konflikten	Keine Bewertung möglich	1,0	1,5	2,0	2,5	3,0	3,5	4,0	4,5	5,0	5,5	6,0
Balance zwischen Anspannung und Gelassenheit	Keine Bewertung möglich	1,0	1,5	2,0	2,5	3,0	3,5	4,0	4,5	5,0	5,5	6,0
Selbstreflexion	Keine Bewertung möglich	1,0	1,5	2,0	2,5	3,0	3,5	4,0	4,5	5,0	5,5	6,0
Kommunikationsfähigkeit und Gesprächsbereitschaft des Praxisanleiters											
In den organisierten Ausbildungsgesprächen	Keine Bewertung möglich	1,0	1,5	2,0	2,5	3,0	3,5	4,0	4,5	5,0	5,5	6,0
Kommunikation im Gruppenalltag	Keine Bewertung möglich	1,0	1,5	2,0	2,5	3,0	3,5	4,0	4,5	5,0	5,5	6,0
Dialogfähigkeit im Gruppenalltag	Keine Bewertung möglich	1,0	1,5	2,0	2,5	3,0	3,5	4,0	4,5	5,0	5,5	6,0
Ermöglichung von Eigenverantwortlichkeit des Auszubildenden in den Gesprächen	Keine Bewertung möglich	1,0	1,5	2,0	2,5	3,0	3,5	4,0	4,5	5,0	5,5	6,0
Offenes Ohr für fachliche Anliegen des Auszubildenden	Keine Bewertung möglich	1,0	1,5	2,0	2,5	3,0	3,5	4,0	4,5	5,0	5,5	6,0
Offenes Ohr für persönliche Anliegen des Auszubildenden	Keine Bewertung möglich	1,0	1,5	2,0	2,5	3,0	3,5	4,0	4,5	5,0	5,5	6,0
Rückmeldung vom Praxisanleiter an den Auszubildenden											
Zeitnahe Rückmeldung	Keine Bewertung möglich	1,0	1,5	2,0	2,5	3,0	3,5	4,0	4,5	5,0	5,5	6,0
Regelmäßige Rückmeldung	Keine Bewertung möglich	1,0	1,5	2,0	2,5	3,0	3,5	4,0	4,5	5,0	5,5	6,0
Hilfreiche Rückmeldung	Keine Bewertung möglich	1,0	1,5	2,0	2,5	3,0	3,5	4,0	4,5	5,0	5,5	6,0
Thematisierung der Punkte des Beurteilungsbogens über das Jahr hinweg	Keine Bewertung möglich	1,0	1,5	2,0	2,5	3,0	3,5	4,0	4,5	5,0	5,5	6,0
Umfang des Lobes	Keine Bewertung möglich	1,0	1,5	2,0	2,5	3,0	3,5	4,0	4,5	5,0	5,5	6,0
Umfang von Kritik	Keine Bewertung möglich	1,0	1,5	2,0	2,5	3,0	3,5	4,0	4,5	5,0	5,5	6,0
Spiegelung der fachlichen Leistung des Auszubildenden	Keine Bewertung möglich	1,0	1,5	2,0	2,5	3,0	3,5	4,0	4,5	5,0	5,5	6,0
Ausbildung innerhalb des Teams (Das Bemühen des Praxisanleiters den Auszubildenden zu integrieren)											
Auszubildenden in die Arbeitsgestaltung einbezogen	Keine Bewertung möglich	1,0	1,5	2,0	2,5	3,0	3,5	4,0	4,5	5,0	5,5	6,0
Auszubildenden in Entscheidungen einbezogen	Keine Bewertung möglich	1,0	1,5	2,0	2,5	3,0	3,5	4,0	4,5	5,0	5,5	6,0
Praxisanleiter setzte sich für das Ausbildungsgeschehen ein	Keine Bewertung möglich	1,0	1,5	2,0	2,5	3,0	3,5	4,0	4,5	5,0	5,5	6,0
Teammitglieder in das Ausbildungsgeschehen einbezogen	Keine Bewertung möglich	1,0	1,5	2,0	2,5	3,0	3,5	4,0	4,5	5,0	5,5	6,0
Klarheit über Aufgabenteilung und Zuständigkeiten im Team	Keine Bewertung möglich	1,0	1,5	2,0	2,5	3,0	3,5	4,0	4,5	5,0	5,5	6,0
Soziale Kompetenzen des Praxisanleiters											
Kritikfähigkeit	Keine Bewertung möglich	1,0	1,5	2,0	2,5	3,0	3,5	4,0	4,5	5,0	5,5	6,0
Empathiefähigkeit	Keine Bewertung möglich	1,0	1,5	2,0	2,5	3,0	3,5	4,0	4,5	5,0	5,5	6,0
Partnerschaftlichkeit	Keine Bewertung möglich	1,0	1,5	2,0	2,5	3,0	3,5	4,0	4,5	5,0	5,5	6,0
Führungsfähigkeit	Keine Bewertung möglich	1,0	1,5	2,0	2,5	3,0	3,5	4,0	4,5	5,0	5,5	6,0
Bezug des Praxisanleiters zum Lernort Schule											
Überblick des Praxisanleiters über das Fachpraxiskonzept	Keine Bewertung möglich	1,0	1,5	2,0	2,5	3,0	3,5	4,0	4,5	5,0	5,5	6,0
Planungshilfe für fachpraktische Durchführungen	Keine Bewertung möglich	1,0	1,5	2,0	2,5	3,0	3,5	4,0	4,5	5,0	5,5	6,0
Interesse am Schulgeschehen	Keine Bewertung möglich	1,0	1,5	2,0	2,5	3,0	3,5	4,0	4,5	5,0	5,5	6,0
Interesse an theoretischen und fachlichen Inhalten	Keine Bewertung möglich	1,0	1,5	2,0	2,5	3,0	3,5	4,0	4,5	5,0	5,5	6,0
Bewusstsein über die Doppelbelastung des Auszubildenden durch Praxis und Lernort Schule	Keine Bewertung möglich	1,0	1,5	2,0	2,5	3,0	3,5	4,0	4,5	5,0	5,5	6,0

Abb. 10.3 Rückmeldung an den Anleiter. Auswertungsbogen für Rückmeldung des Auszubildenden.

10.2 Auswertungen der Fragebögen

10.2.1 Auswertung Fragebogen Anleiterrolle

Bitte vermerken Sie in ▶ Tab. 10.1 in der rechten Spalte, wie viele der jeweiligen Aussagen in ▶ Abb. 2.5 Sie mit „Ja" beantwortet haben. Der Anleitertyp mit den häufigsten zutreffenden Aussagen entspricht Ihrem Profil.

10.2.2 Auswertung Fragebogen Antreiber

Zählen Sie in der rechten Spalte von ▶ Tab. 10.2 die Punkte zusammen, mit denen Sie in ▶ Abb. 2.9 die jeweiligen Aussagen bewertet haben. Die entsprechenden Gesamtsummen zeigen Ihnen dann Ihr Profil. Mischformen sind die Regel, meist zeigen sich jedoch deutliche Betonungen.

Tab. 10.1 Auswertung Fragebogen: Beurteilung der Grundpositionen in der Beziehungsgestaltung.

Anleitertyp	Aussagen, die auf den jeweiligen Anleitertyp hinweisen.	Anzahl der Aussagen, die auf mich zutreffen
„der Elterntyp" (Typ E)	1, 9, 11, 18, 21, 26	
„der Partner" (Typ P)	4, 13, 16, 20, 24, 28	
„der Lehrer" (Typ L)	2, 10, 12, 17, 22, 27	
„der Chef" (Typ C)	5, 7, 14, 19, 23, 29	
„der Kumpel" (Typ K)	3, 6, 8, 15, 25, 30	

Tab. 10.2 Auswertung Fragebogen: Welche inneren Antreiber machen mich für Stress empfänglich?

Haltung	Frage Nr.	Gesamtsummen zum entsprechenden Antreiber
„Sei perfekt."	1, 5, 8, 18, 25	
„Mach schnell."	3, 7, 9, 14, 16	
„Streng dich an."	6, 13, 19, 21, 23	
„Mach es allen recht."	2, 10, 12, 20, 22	
„Sei stark."	4, 11, 15, 17 24	

10.3 Literaturverzeichnis

▸ Bücher, Zeitschriften, Fachartikel

[1] Arnold A. Lazarus in Psychologie Heute 1997; S. 37

[2] Bandura A. Lernen am Modell. Ansätze zu einer sozial-kognitiven Lerntheorie. Stuttgart: Klett; 1994

[3] Bamberger, G.G. Lösungsorientierte Beratung. Weinheim: Beltz; 2015

[4] Bauer H. G, Brater M, Büchele, U, Dufter-Weis A. et al. Lern (prozess)begleitung in der Ausbildung. Wie man Lernende begleiten und Lernprozesse gestalten kann. Bielefeld: wbv; 2010

[5] Berne E. Spiele der Erwachsenen: Psychologie der menschlichen Beziehung. 5. Aufl. Reinbek: Kindler-Rowohlt; 2002

[6] Berne E. Was sagen Sie, nachdem Sie „Guten Tag" gesagt haben? Psychologie des menschlichen Verhaltens. 19. Aufl. Frankfurt: Fischer; 2007

[7] Berne E. Transaktionsanalyse der Intuition: ein Beitrag zur Ich-Psychologie. 4. Aufl. Paderborn: Junfermann; 2005

[8] Birkenbihl, Vera F. Kommunikationstraining. Zwischenmenschliche Beziehungen erfolgreich gestalten. 39. Auflage, München: mvg-Verlag; 2019

[9] Birkenbihl, Vera F. Trotzdem lernen. 9. Aufl. München: mvg-Verlag; 2018

[10] Birkenbihl, Vera F. Trotzdem lehren. 7. Aufl. München: mvg-Verlag; 2017

[11] Bönsch M. Beurteilungsmöglichkeiten. Altenpflege 6 (1984) 344

[12] Büscher C. Lernbegleitung. Vom „Lernen machen" zum Lernen begleiten. Padua, 2006; 2: 10–16

[13] P. Ceelen. So wie ich bin. Gespräche mit Gott. 4. Auflage, Düsseldorf Patmos Verlag; 1984

[14] Darmann I. Kommunikative Kompetenz in der Pflege. Stuttgart: Kohlhammer; 2000

[15] Dietz K. M. Dialog. Die Kunst der Zusammenarbeit. 2. Aufl. Heidelberg: Menon Verlag; 2001

[16] Duden. Das Fremdwörterbuch, 11. Auflage, Berlin: Dudenverlag 2015

[17] Edelmann W. Lernpsychologie. Eine Einführung. 7. Aufl. Weinheim: Beltz Psychologie-Verlags-Union; 2012

[18] Fischer R. Transfer hat zwei Richtungen. Lernortkooperation auf curricularer Ebene. Padua 2006; 1: 29–32

[19] Görres S, Keuchel, Regina, Roes, M et al, Hrsg. Auf dem Weg zu einer neuen Lernkultur. Wissenstransfer in der Pflege. Bern: Huber; 2002

[20] Gudjons H. Handlungsorientiert Lehren und Lernen. 6. Aufl. Bad Heilbrunn: Klinkhardt; 2001

[21] Hardeland H. Lerncoaching und Lernberatung: Lernende in ihrem Lernprozess wirksam begleiten und unterstützen. Ein Buch zur (Weiter-)Entwicklung der theoretischen und praktischen (Lern-)Coachingkompetenz. 5. korrigierte Auflage. Baltmannsweiler: Schneider Verlag Hohengehren GmbH; 2016

[22] Haug, K Hrsg. Eigenverantwortlichkeit – Wege in der Ausbildung von Heilerziehungspflegerinnen. Freiburg: Lambertus 2002

[23] Heckhausen H. Motivation und Handeln. 3. Aufl. Berlin: Springer; 2006

[24] Hell, W. Alles Wissenswerte über Staat, Bürger, Recht. Staats- und Gesetzeskunde. Stuttgart: Thieme; 2018

[25] Huber J. Praxisbegleitung. Ein Lehrauftrag am Lernort Praxis. Padua 2006; 2: 30–33

[26] Kauffeldt S et al Psychologische Grundlagen der Altenarbeit: gerontologische Grundlagen, Handlungskompetenzen, aktuelle Spannungsfelder. 2. Aufl. Troisdorf: Bildungsverlag EINS; 2000

[27] Kiel-Hinrichsen M. Burn Long statt Burnout. Stuttgart: Aethera 2016

[28] Keuchel R. Miteinander statt nebeneinander. Stand und Perspektiven der Lernortkooperation. Padua 2006; 1: 6–12

[29] Lummer C. Praxisanleitung und Einarbeitung in der Altenpflege. 2. Aufl. Hannover: Schlütersche; 2005

[30] Magiera K. (Autor), Candea R. (Illustrator). Herr Zett. 1. Auflage Frankfurt am Main Verlag Josef Knecht; 1972.Mamerow R. Praxisanleitung in der Pflege. Heidelberg: Springer; 2016

[31] Mandl C, Hauser M, Mandl H. Die schöpferische Besprechung. Gevelsberg: EHP; 2008

[32] Martin E, Wawrinowski U. Beobachtungslehre: Theorie und Praxis reflektierter Beobachtung und Beurteilung. 5. Aufl. Weinheim: Juventa; 2006

[33] Mayer M, Bader K; Engel S; Gindele E et al. Praxisanleitung. Braunschweig: Westermann; 2011

[34] Quernheim G. Spielend anleiten und beraten. 5. Auflage. München: Elsevier; 2017

[35] Roes M. Wissenstransfer in der Pflege. Neues Lernen in der Pflegepraxis. Bern: Huber; 2004

[36] Rogers C, Stevens B. Möglichkeiten, sich und anderen zu begegnen. Wuppertal: Hammer; 2001

[37] Runde, A. Ideen und Werkzeuge. Instrumente und Methoden der Lernortkooperation. Padua 2006; 1: 24–28

[38] Sanders J.O. Geborgenheit und Wagnis. Basel und Gießen: Brunnen Verlag; 1961

[39] Schewior-Popp, S. Lernsituationen planen und gestalten. Stuttgart: Thieme; 2014

[40] Schulz von Thun, F. Klärungshilfe. Handbuch für Therapeuten, Gesprächshelfer und Moderatoren in schwierigen Gesprächen, 15. Aufl. Reinbek: Rowohlt; 2005

[41] Schulz von Thun, F. Miteinander reden. Bd. 1, 45. Aufl. Reinbek: Rowohlt; 2006

[42] Schulz von Thun, F. Miteinander reden. Bd. 2, 29. Aufl. Reinbek: Rowohlt; 2006

[43] Schulze-Kruschke, C, Paschko, F. Praxisanleitung in der Pflegeausbildung für die Aus-, Fort- und Weiterbildung. Berlin: Cornelsen 2017

[44] Süß, M. Gestaltung der praktischen Ausbildung in den Pflegeberufen. Handbuch für Ausbildende in der Krankenpflege, Kinderkrankenpflege und Altenpflege. Hagen: Brigitte-Kunz-Verlag; 2001

[45] van Houten, C. Erwachsenenbildung als Willenserweckung. Stuttgart: Verlag Freies Geistesleben, 2018

[46] Völkel, I. Praxisanleitung in der ambulanten und stationären Altenpflege. München: Urban & Fischer; 2005

[47] Weinberger, S. Klientenzentrierte Gesprächsführung. Eine Lern- und Praxisanleitung für helfende Berufe. Weinheim: Juventa; 2005

[48] Wingchen, J. Das Eckige muss in das Runde. Faktenlernen organisieren und strukturieren. Padua 2006; 2: 34–39

[49] Zenetti, L Texte der Zuversicht. Für den einzelnen und die Gemeinde. 2. Auflage, München: J. Pfeiffer; 1981

[50] Zimbardo, P. G. Psychologie. 16. Aufl. Berlin: Springer; 2004

▸ Internet-Quellen

[51] Bundesministerium für Gesundheit. E-Health – Digitalisierung im Gesundheitswesen. Im Internet: https://www.bun-

desgesundheitsministerium.de/e-health-initiative.html#c2849, Stand: 23.08.18

[52] Bundesministerium für Familie, Senioren, Frauen und Jugend (Hrsg.). Die praktische Altenpflegeausbildung. Ein Handbuch für ambulante und stationäre Pflegeeinrichtungen. Im Internet: https://www.bmfsfj.de/blob/93520/aecf73a1b7a7fd7d7772a2576e079d3d/die-praktische-atenpflegeausbildung-handbuch-data.pdf, Stand: 17.04.2019

[53] Bundesministerium für Familie, Senioren, Frauen und Jugend (Hrsg.). Die praktische Altenpflegeausbildung. Ein Handbuch für ambulante und stationäre Pflegeeinrichtungen. Im Internet: https://www.bmfsfj.de/blob/93516/5d236ad4b43835d63cfb6ce339c079dd/die-praktische-altenpflegeausbildung-arbeitshilfen-data.pdf, Stand 04.02.2019

[54] Deutscher Bildungsrat für Pflegeberufe, Hrsg. Pflegeausbildung vernetzend gestalten – ein Garant für Versorgungsqualität (03/2018). Im Internet: http://bildungsrat-pflege.de/wp-content/uploads/2014/10/broschuere-Pflegeausbildung-vernetzend-gestalten.pdf, Stand: 10.08.18

[55] Ministerium für Soziales und Integration Sport Baden-Württemberg, Ministerium für Kultus, Jugend und Sport Baden-Württemberg (Hrsg.). Rahmenplan für die praktische Ausbildung in der Altenpflege in Baden-Württemberg (2013). Im Internet: https://sozialministerium.baden-wuerttemberg.de/fileadmin/redaktion/m-sm/intern/downloads/Downloads_Gesundheits-_Pflegeberufe/Rahmenplan_Ausbildung_Altenpflege.pdf, Stand: 29.11.2018

[56] Ruhr-Universität Bochum (Hrsg.) Typen und Stufen von Lernzielen. Im Internet: https://dbs-lin.ruhr-uni-bochum.de/lehreladen/planung-durchfuehrung-kompetenzorientierter-lehre/lehr-und-lernziele/typen-und-stufen/, Stand: 05.09.2018

[57] ver.di. Gesundheit & Soziales, Hrsg. Durchbruch geschafft! Die neue Entgeltordnung für Gesundheitsberufe. /TVöD kommunal) (05/2016). Im Internet: http ://gesundheit-soziales.verdi.de/++file++58749e9e086c2602d82c4af3/download/EGO%20kommunal%202017 %20medium.pdf, Stand: 21.08.2018

[58] Wissenschaftsrat, Hrsg. Empfehlung zu hochschulischen Qualifikationen für das Gesundheitswesen (13.07.2012). Im Internet: https://www.wissenschaftsrat.de/download/archiv/2411-12.pdf, Stand: 29.11.2018

Sachverzeichnis

A

B

C

D

E

F

G

Q

R

S

T

U

V

W

Z